U0569963

普通高等教育"十三五"规划教材
全国高等院校医学实验教学规划教材

编审委员会主任委员　马晓健
编写委员会总主编　邹贤斌

# 诊断学基本技能与诊疗思维

主　编　李小琳　尹辉明
主　审　邹和群
副主编　谌梦奇　杨前生　秦　雄
编　委　（按姓氏笔画排序）

尹辉明　刘新岗　李小琳
李玉娴　李艳春　杨前生
肖湘云　张光辉　陈立军
周　婷　胡　柯　秦　雄
袁　克　黄友良　曹湘玉
谌梦奇　彭晓燕　谭艳辉

科学出版社
北　京

# 内 容 简 介

全书分五章，第一章为临床常见主要症状问诊及诊疗思维，分十节介绍了临床问诊技巧及常见症状的问诊内容、目的及相关的临床思维；第二章为检体诊断基本操作及诊疗思维，分八节介绍了检体诊断的基本内容、方法、临床意义及此部分基本知识涉及的诊疗思维；第三章为临床常用基本操作，分六节介绍基本操作步骤及临床操作中可能出现的并发症及处理方法，内容涉及更全面的临床知识；第四章为心电图操作及阅读，分三节介绍心电图机操作、心电图基本知识、常见心电图阅读及临床意义、临床处理，体现了从基础到临床的较为完整的诊疗过程；第五章为临床诊疗思维综合训练，分八节从不同的系统介绍了以问诊、检体诊断、辅助检查等基本知识为基础的诊疗思维在疾病诊疗中的体现。

本书适用于医学院校临床专业本科生和专科生，各级医院的内科医师，包括实习医师、规培医师、住院医师、全科医师、社区医师。

**图书在版编目（CIP）数据**

诊断学基本技能与诊疗思维 / 李小琳，尹辉明主编. —北京：科学出版社，2017.8

普通高等教育"十三五"规划教材·全国高等院校医学实验教学规划教材
ISBN 978-7-03-053527-6

Ⅰ. ①诊⋯ Ⅱ. ①李⋯ ②尹⋯ Ⅲ. ①诊断学–高等学校–教材 Ⅳ. ①R44

中国版本图书馆 CIP 数据核字（2017）第 135928 号

责任编辑：周　园 / 责任校对：郭瑞芝
责任印制：赵　博 / 封面设计：陈　敬

科 学 出 版 社 出版
北京东黄城根北街 16 号
邮政编码：100717
http://www.sciencep.com

北京市密东印刷有限公司　印刷
科学出版社发行　各地新华书店经销
＊
2017 年 8 月第 一 版　　开本：787×1092　1/16
2017 年 8 月第一次印刷　印张：14 1/2
字数：367 000
**定价：49.80 元**
（如有印装质量问题，我社负责调换）

# 全国高等院校医学实验教学规划教材
# 编审委员会

主任委员　马晓健
委　　员　（按姓氏笔画排序）
　　　　　田小英　向开祥　李　青　李树平
　　　　　饶利兵　蒋乐龙　谢日华

# 编写委员会

总 主 编　邬贤斌
编　　委　（按姓氏笔画排序）
　　　　　牛友芽　田玉梅　刘立亚　刘理静
　　　　　刘新岗　李　兵　李小琳　杨　渊
　　　　　杨懿农　陈立军　郑莉茗　胡昌军
　　　　　胡祥上　柳　洁　饶利兵　祝铭山
　　　　　唐根云　廖吾清
秘　　书　刘新岗　朱　宁

# 序

　　《诊断学基本技能与诊疗思维》是由湖南医药学院具有丰富临床和教学经验的临床医学专业老师编写的工具书和参考书，涵盖了内科临床各专业主要的诊断知识、诊断技能以及在诊断过程中需要具备的基本诊疗思维能力。阅读对象是医学院校临床专业的大学生及各级医院的内科医师，包括实习医师、规培医师、住院医师、全科医师、社区医师。本书的特色是将诊断学的基本知识、基本技能用"诊疗思维"这一基本能力与临床诊断紧密联系，更好地实现诊断学这一课程从基础到临床的桥梁作用。

　　本书内容丰富、图文并茂、涉及面广、实用便利、编辑严谨，临床诊疗思维综合训练直接由临床一线医师编写，其内容反映了国内外诊疗新进展，具有先进性，力求使疾病概念、分类或分期、诊断和治疗与国际接轨。

　　本书编写定义准确、概念清楚、结构严谨、层次分明，从临床专业医学生和初级医师的实际出发，重点突出诊断学的基础知识、基本技能与临床诊断联系起来的"诊疗思维"，易为医学生及初级医师掌握。

　　本书作者由湖南医药学院附属医院副教授以上以及有丰富临床经验的临床医学专业老师担任。本书编写过程中通过了各系统疾病稿件的分审和集体总审，历经编者的反复修改，以保证本书的质量。

　　由于临床上患者存在个体差异，且治疗方法和药物种类、剂量随现代医学快速发展而不断变化，因此本书在临床诊疗思维综合训练部分提供的资料仅供参考。

　　本书的编写工作得到了湖南医药学院、湖南医药学院第一附属医院的支持，秘书秦雄、刘新岗老师认真参与整个编写过程，在协调组织本书编写中做了重要贡献；此外，本书每个章节均由附属医院相应专科的临床一线医师协助处理文字及电子版工作，科学出版社给予《诊断学基本技能与诊疗思维》大力支持，保证了本书编写工作顺利完成，在此一并表示感谢。由于临床医学更新发展甚快，本书编写中难免会有疏漏不当之处，希望广大读者批评指正为幸！

中华医学会内科分委会委员　邹和群

2017 年 7 月

# 目　　录

# 第一章　临床常见主要症状问诊及诊疗思维

## 第一节　问诊技巧

**（一）一般情况的问诊技巧**

1. 问诊开始：从礼节性交谈开始，注重仪表、礼节和友善的举止，缩短医患之间的距离。

2. 尽可能让患者陈述自己的感受：询问一般从主诉开始，逐步深入，有目的、有层次、有顺序的进行。

3. 追溯首发症状的确切时间，直至目前演变的过程。

4. 在问诊的两个项目之间使用过渡性语言。

5. 根据具体情况采用不同类型的提问：即一般性提问和直接提问，避免暗示性提问和逼问，例如，"胸痛放射到左手吗？"

6. 提问要注意目的性和系统性　医生问诊时思想要集中，避免不必要的重复。

7. 询问病史每部分结束时要注意归纳小结

（1）唤起医生自己的记忆和理顺思路。

（2）让患者知道医生如何理解他的病史。

（3）提供机会核实患者所述的病情，使提供的信息确切、可靠。

8. 避免医学术语：如隐血、谵妄、里急后重等。

9. 注意及时核实患者陈述中不确切或有疑问的情况。

10. 注意仪表，礼仪和举止。

11. 恰当地运用一些评价、赞扬与鼓励性语言。

12. 询问患者的经济情况，关心患者有无来自家庭和工作单位的精神上的支持。

13. 了解患者就诊的目的和要求。

14. 了解患者的理解程度。

15. 回答患者的问题，不能应付患者，也不能不懂装懂。

16. 问诊结束时，应谢谢患者合作。

**（二）特殊情况的问诊技巧**

1. 缄默与忧伤：患者情绪难以控制，伤心、沉默或不愉快，哭泣。医生应安抚、等待、减慢问诊速度，待患者情绪稳定后继续叙述病史。

2. 焦虑与抑郁：鼓励焦虑患者讲出其感受，了解患者的主要问题并恰如其分的进行询问，按精神科要求采集病史。

3. 多话与唠叨：患者不停地讲，医生不易插话及提问。应做到：①提问限定在主要问题上；②根据初步诊断，巧妙地打断；③观察患者有无思维奔逸和混乱的情况，必要时需介绍至精神科。

4. 愤怒与敌意：医生不能发怒，要理解患者，用不卑不亢的态度，尽量发现患者的原因并与之说明。

5. 多种症状并存：要抓住其中主要的症状，在考虑功能性症状时必须先考虑器质性病变。

6. 说谎和对医生不信任。

7. 文化程度低下和语言障碍：问诊时，语言应通俗易懂，减慢提问速度，注意必要的重复和核对，或用体态语、手势等。

8. 危重、晚期患者：患者反应性差、慢、迟钝，不要催促，要等待。或经初步处理，病情稳定后再详细询问。

9. 残疾患者

（1）聋哑：书面交流和提问。

（2）盲人：关心患者并搀扶其就座。

10. 老年人：体力、视力、听力、记忆力下降，要耐心，慢速询问，要有礼貌。

11. 儿童：家长代述。

12. 精神病患者：对自己的疾病，缺乏自知力。要多方了解病情并仔细观察其行为。

常用英文单词

chief complaint 主诉，history of present illness 现病史，past history 过去史，review of systems 系统回顾，personal history 个人史，menstrual history 月经史，marital history 婚姻史，family history 家族史

（秦　雄　李小琳）

# 第二节　发　　热

## 【初步诊断思路及问诊目的】

发热是临床众多疾病的共有症状之一。正常人的体温受体温调节中枢所调控，并通过神经、体液因素使产热和散热过程呈动态平衡，保持体温在相对恒定的范围内。当体温调节中枢在致热源作用下或各种原因引起的调节功能障碍时，体温升高超出正常范围，称为发热（fever）。对发热患者，应从以下几个方面搜集辅助信息：

1. **评估发热的分度**　低热 37.3～38℃，中等度热 38.1～39℃，高热 39.1～41℃，41℃以上则为超高热。

2. **明确热程**　2 周以内为短程发热；2 周以上为长程发热；发热 3 周以上，体温高于 38℃，未明确诊断的发热，为未明热。

3. **明确热型**　热型为发热过程中体温曲线的变化规律，对疾病的诊断与鉴别有重要参考价值。常见的有：①稽留热：是指体温恒定地维持在 39～40℃以上的高水平，达数天或数周，24h 内体温波动范围不超过 1℃；②弛张热：体温常在 39℃以上，波动幅度大，24h 内波动范围超过 2℃，但都在正常水平以上；③间歇热：体温骤升达高峰后持续数小时，又迅速降至正常水平，无热期可持续 1 天至数天，如此高热期与无热期反复交替出现；④波状热：体温逐渐上升达 39℃或以上，数天后又逐渐下降至正常水平，持续数天后又逐渐升高，如此反复多次；⑤回归热：体温急剧上升至 39℃或以上，持续数天后又骤然下降至正常水平，高热期与无热期各持续若干天后规律性交替一次；⑥不规则热：体温曲线无一定规律。

4. **尽可能明确发热的原因**　临床上一般需区分感染性发热和非感染性发热。前者系感

染了各种病原体所致的发热，常见病原体为病毒、细菌、支衣原体、立克次体、螺旋体、真菌、寄生虫等；后者主要有下列几类原因：①无菌性坏死物质的吸收，常见于大手术后组织损伤、出血、烧伤、血管栓塞或血栓形成引起的脏器梗死或肢体坏死、肿瘤造成的组织坏死与细胞破坏；②抗原抗体反应，如风湿热、血清病、药物热、结缔组织病等；③内分泌与代谢疾病，如甲状腺功能亢进等；④皮肤散热减少，如广泛性皮炎、鱼鳞癣等；⑤体温调节中枢功能失常，如中暑、安眠药中毒、脑出血及震荡或颅骨骨折等；⑥自主神经功能紊乱，一般为低热。

## 【问诊的主要内容及目的】

应关注发热的起病情况（缓急）、病程、体温升高程度、热型、有无受凉，易感人群接触或基础疾病等诱因。此外，发热并非孤立的症状，往往伴随出现相关疾病的症状与体征，对诊断具有重大价值。

1. **寒战**　原因主要为感染性，由细菌内毒素所引起的寒战多出现在体温上升期。常见疾病有：大叶性肺炎、流行性脑膜炎、急性肾盂肾炎、败血症等。

2. **面容**　无表情见于伤寒，苦笑面容见于破伤风，惊恐貌见于狂犬病，醉酒貌见于流行性出血热，伴面部蝶形红斑见于系统性红斑狼疮（SLE），面色苍白见于急性白血病、再生障碍性贫血等，口唇疱疹见于疟疾、大叶性肺炎、流行性脑膜炎等。

3. **发疹见于很多发热性疾病，尤其是急性传染病**　口腔黏膜疹（科普利克斑）见于麻疹；充血性皮疹见于猩红热、麻疹、风疹、伤寒等；出血性皮疹见于白血病、再生障碍性贫血、流行性出血热、流行性脑膜炎、败血症、感染性心内膜炎等；面部蝶形红斑见于 SLE 等。

4. **结膜出血**　见于麻疹、流行性出血热、登革热、斑疹伤寒以及钩端螺旋体病等。

5. **出汗**　热程中或热退时出汗者见于疟疾、急性血吸虫病等，结核病的夜间盗汗为其特征性表现。

6. **淋巴结肿大**　见于淋巴结结核、淋巴瘤、艾滋病、传染性单核细胞增多症、恶性组织细胞病以及白血病等。

7. **肌痛**　见于皮肌炎、风湿热。

8. **关节疼痛**　见于类风湿关节炎、成人斯蒂尔病等。

9. **肝脾肿大**　见于血吸虫病、伤寒、黑热病、病毒性肝炎、败血症、淋巴瘤、白血病、恶性组织细胞病等。

10. **昏迷**　发热先于昏迷，常见于流行性乙型脑炎、斑疹伤寒、流行性脑脊髓膜炎、中毒性菌痢、中暑等；先昏迷后发热者，见于脑出血、巴比妥类药物中毒等。

## 【进一步的检查内容及目的】

实验室的相关检查有助于发热的诊断，尤其是感染性疾病的病原学检测是确诊的依据。常见的辅助检查见下：

1. **血液常规**　外周血的白细胞计数能反映出致病的因素，特别是感染的反应状态，不同疾病、同一疾病不同病情亦有不同反应。尤其是对未明原因发热可提供诊断线索。

（1）白细胞计数：增多一般指中性粒细胞增多，极度白细胞增多除见于白血病外，也见于严重感染所致的类白血病反应，如流行性出血热、败血症等。白细胞增多在化脓性细菌感染时较为显著，大部分病毒感染白细胞计数可无明显变化。

（2）嗜酸粒细胞计数：增多见于寄生虫感染，猩红热、过敏性疾病及药物热等。

（3）淋巴细胞：计数绝对性淋巴细胞增多见于传染性单核细胞增多症、淋巴细胞性白血病等，相对性淋巴细胞增多见于病毒感染、伤寒、副伤寒、布鲁菌病、再生障碍性贫血、恶性组织细胞病等。

红细胞、血红蛋白及血小板检测：对发热性疾病、血液病的诊断有重要意义。

**2. 红细胞沉降率**　加快见于炎症、结核（活动期）、肿瘤、风湿病等。

**3. 凝血功能**　对某些感染性疾病如败血症、感染性休克、重症肝炎、流行性出血热等，以及血液病的诊断和病情判断有重要意义。

**4. 尿常规**　检测尿液标本中的蛋白、细胞、管型等有助于肾盂肾炎、膀胱炎以及流行性出血热等发热性疾病的病因分析。

**5. 粪常规**　检测粪便的性状、颜色、气味、细胞及阿米巴原虫等，对发热伴消化道症状的疾病尤其是感染性腹泻的诊断有参考价值。

**6. 肝功能**　检测血液中 ALT、AST、胆红素、球蛋白、总胆固醇等，对发热伴有肝损害疾病的诊断有重要意义。

**7. 肾功能**　检测血液中尿素氮、肌酐等，对发热伴肾损害的疾病有诊断价值。

**8. 脑脊液（CSF）检查**　观察 CSF 颜色、性状、压力，检测其细胞数、蛋白质、葡萄糖等含量，有利于对中枢神经系统感染以及颅内出血等疾病的诊断分析。

**9. 骨髓检查**　为了明确骨髓的增生情况，对发热伴有外周血常规异常的疾病如白血病、恶性组织细胞病、淋巴瘤等可做常规检查，也可发现疟疾、黑热病等有关疾病的病原体。

**10. 病原体培养分离**　可采取血液、骨髓、尿液、粪便、浆膜腔液及炎症病灶分泌物，针对细菌、真菌、病毒、螺旋体等行病原体培养或动物接种等方法进行分离有助于明确病原体，以上为临床诊断发热性疾病的最基本方法。

**11. 病原体特异性抗原以及血清特异性抗体检测**　用免疫学方法检测血液、浆膜腔液或排泄物中的特异性抗原或血清中特异性抗体，有助于诊断。

**12. 影像检查**　行超声、X 线、CT、MRI 等对局部器官的检查，有助于明确病变的特征，为诊断提供线索。

（胡　柯　李小琳）

# 第三节　疼　痛

## 一、腹　痛

【初步诊断思路及问诊目的】

1. **定位诊断**　腹痛发生的部位与其所对应的器官系统。
2. **定性诊断**　腹痛的性质与其所对应的病因。
3. **明确腹痛的病因诊断**　引起腹痛的病因的确立。腹痛是临床常见的症状，多数由腹部脏器疾病引起，但腹腔外疾病及全身性疾病也可引起。腹痛的性质和程度，既受病变性质和刺激程度的影响，也受神经和心理因素的影响。由于原因较多，病机复杂，因此，必须认真了解病史，进行全面体格检查和必要的辅助检查，并联系病理生理改变，进行综合分析，才能作出正确诊断。所以应该围绕以上方面进行问诊，对于初步诊断的确立有帮助。

## 【问诊的主要内容及目的】

1. **腹痛与年龄、性别、职业的关系**　幼儿常见原因有先天畸形、肠套叠、蛔虫病等；青壮年以急性阑尾炎、胰腺炎、消化性溃疡等多见；中老年以胆囊炎、胆石症、恶性肿瘤、心血管疾病多见；育龄妇女要考虑卵巢囊肿扭转、宫外孕等；有长期铅接触史者要考虑铅中毒。

2. **腹痛起病情况**　有无饮食、外科手术等诱因，急性起病者要特别注意各种急腹症的鉴别，因其涉及内、外科处理的方向，应仔细询问、寻找诊断线索。缓慢起病者涉及功能性与器质性及良性与恶性疾病的区别，除注意病因、诱因外，应特别注意缓解因素。

3. **腹痛的部位**　腹痛的部位多代表疾病部位，对牵涉痛的理解更有助于判断疾病的部位和性质。熟悉神经分布与腹部脏器的关系对疾病的定位诊断有利。

4. **腹痛的性质和严重度**　腹痛的性质与病变性质密切相关。烧灼样痛多与化学性刺激有关，如胃酸的刺激；绞痛多为空腔脏器痉挛、扩张或梗阻引起，临床常见者有肠绞痛、胆绞痛、肾绞痛。持续性钝痛可能为实质脏器牵张或腹膜外刺激所致；剧烈刀割样疼痛多为脏器穿孔或严重炎症所致；隐痛或胀痛反映病变轻微，可能为脏器轻度扩张或包膜牵扯等所致。

5. **腹痛的时间**　特别是与进食、活动、体位的关系，如饥饿性疼痛，进食后缓解多考虑十二指肠溃疡。

6. **既往病史**　询问相关病史对于腹痛的诊断颇有帮助，如有消化性溃疡病史要考虑溃疡复发或穿孔；育龄妇女有停经史要考虑宫外孕；有酗酒史要考虑急性胰腺炎和急性胃炎；有心血管意外史要考虑血管栓塞。

## 【进一步的检查内容及目的】

1. **血常规检查**　血白细胞总数及中性粒细胞增高提示炎症病变。

2. **尿常规**　尿中出现大量红细胞提示泌尿系统结石、肿瘤或外伤；有蛋白尿和白细胞则提示泌尿系统感染。

3. **大便常规**　脓血便提示肠道感染，血便提示狭窄性肠梗阻、肠系膜血栓栓塞、出血性肠炎等。

4. **血液生化检查**　血清淀粉酶增高提示为胰腺炎，是腹痛鉴别诊断中最常用的血生化检查；血糖与血酮的测定可用于排除糖尿病酮症引起的腹痛；血清胆红素增高提示肝胆疾病；肝、肾功能及电解质的检查对判断病情亦有帮助。

5. **腹腔穿刺液的常规及生化检查**　腹痛诊断未明而发现腹腔积液时，必须做腹膜腔穿刺抽液检查。取得穿刺液后肉眼观察有助于对腹腔内出血、感染的诊断。穿刺所得液体应送常规及生化检查，必要时还需做细菌培养。

6. **X 线检查**　腹部 X 线平片检查在腹痛的诊断中应用最广。膈下发现游离气体则胃肠道穿孔可确诊；肠腔积气扩张、肠中多数液平则可诊断肠梗阻；输尿管部位的钙化影可提示输尿管结石；腰大肌影模糊或消失提示后腹膜炎症或出血；X 线钡餐造影或钡灌肠检查可以发现胃十二指肠溃疡、肿瘤等，但在疑有肠梗阻时应禁忌钡餐造影；胆囊、胆管造影，内镜下的逆行胰胆管造影及经皮穿刺胆管造影对胆系及胰腺疾病的鉴别诊断有帮助。

**7. 实时超声与 CT 检查**　对肝、胆、胰疾病的鉴别诊断有重要作用，必要时依超声检查定位做肝穿刺对肝脓肿、肝癌等有确诊价值。

**8. 内镜检查**　用于胃肠道疾病的鉴别诊断。

**9. B 超检查**　主要用于检查胆道和泌尿系结石、胆管扩张、胰腺及肝脾肿大等；对腹腔少量积液、腹内囊肿及炎性肿物也有较好的诊断价值。

**10. 心电图检查**　对年龄较大者，心电图检查可了解心肌供血情况，排除心肌梗死和心绞痛。

# 二、胸　痛

## 【初步诊断思路及问诊目的】

1. 明确是表浅性疼痛还是内脏性疼痛。

2. 如为表浅性疼痛，病因可从肌源性、神经源性或皮肤源性三个方面考虑；如为内脏性疼痛需进一步明确为心源性疼痛还是非心源性疼痛；

3. 心源性疼痛需进一步考虑病因为缺血性还是非缺血性，缺血性疼痛进一步明确是慢性冠脉病还是急性冠脉综合征，非缺血性疼痛需从心肌炎、心肌病及心包炎这几方面考虑；非心源性疼痛进一步从肺源性、消化道源性、主动脉、纵隔、精神源性这 5 个方面考虑。所以应该围绕胸痛强度、持续时间、部位、有无牵涉、有无因动作、体位而变化、因进食改变、对硝酸甘油反应等进行问诊，对于初步诊断的确立有帮助。

## 【问诊的主要内容及目的】

1. **一般资料包括发病年龄、发病急缓、诱因、加重与缓解的方式**　青壮年胸痛多考虑结核性胸膜炎、自发性气胸、心肌炎、心肌病、风湿性心瓣膜病，40 岁以上则须注意心绞痛、心肌梗死和支气管肺癌；心绞痛发作可在劳力或精神紧张时诱发，休息后或含服硝酸甘油或硝酸异山梨酯后于 1～2min 内缓解，而对心肌梗死所致疼痛服上述药无效；食管疾病多在进食时发作或加剧，服用抗酸剂和促动力药物可减轻或消失；胸膜炎及心包炎的胸痛可因咳嗽或用力呼吸而加剧。

2. **胸痛表现包括胸痛部位、性质、程度、持续时间及其有无放射痛**　大部分疾病引起的胸痛常有一定部位。例如，胸壁疾病所致的胸痛常固定在病变部位，且局部有压痛，若为胸壁皮肤的炎症性病变，局部可有红、肿、热、痛表现；带状疱疹所致胸痛，可见成簇的水疱沿一侧肋间神经分布伴剧痛，且疱疹不超过体表中线；肋软骨炎引起胸痛，常在第一、二肋软骨处见单个或多个隆起，局部有压痛、但无红肿表现；心绞痛及心肌梗死的疼痛多在胸骨后方和心前区或剑突下，可向左肩和左臂内侧放射，甚至达环指与小指，也可放射于左颈或面颊部，误认为牙痛；夹层动脉瘤引起疼痛多位于胸背部，向下放射至下腹、腰部与两侧腹股沟和下肢；胸膜炎引起的疼痛多在胸侧部；食管及纵隔病变引起的胸痛多在胸骨后；肝胆疾病及膈下脓肿引起的胸痛多在右下胸，侵犯膈肌中心部时疼痛放射至右肩部；肺尖部肺癌（肺上沟癌）引起疼痛多以肩部、腋下为主，向上肢内侧放射。胸痛的程度可呈剧烈、轻微和隐痛。胸痛的性质可多种多样。例如，带状疱疹呈刀割样或灼热样剧痛；食管炎多呈烧灼痛；肋间神经痛为阵发性灼痛或刺痛；心绞痛呈绞榨样痛并有重压窒息感；心肌梗死则疼痛更为剧烈并有恐惧、濒死感；气胸在发病初期有撕裂样疼痛；胸膜炎常呈隐痛、钝痛和刺痛；夹层动脉瘤常呈突然发生胸背部撕裂样剧痛或锥痛；肺梗死亦可突然发生胸部剧痛或绞痛，常伴呼吸困难与发绀。胸痛持续时间：平滑肌痉挛或血管狭窄缺血所致的疼痛为阵发性；炎症、肿瘤、栓塞或梗死所致疼痛呈持续性，如心绞痛发作时间短暂（持续 1~5min），而心肌梗死疼痛持续时间很长（数小时或更长）且不易缓解。

3. **伴随症状包括呼吸、心血管、消化系统及其他各系统症状和程度** 胸痛伴有咳嗽、咳痰和（或）发热常见于气管、支气管和肺部疾病；胸痛伴呼吸困难常提示病变累及范围较大，如大叶性肺炎、自发性气胸、渗出性胸膜炎和肺栓塞等；胸痛伴咯血主要见于肺栓塞、支气管肺癌；胸痛伴苍白、大汗、血压下降或休克多见于心肌梗死、夹层动脉瘤、主动脉窦瘤破裂和大块肺栓塞；胸痛伴吞咽困难多提示食管疾病，如反流性食管炎等。

## 【进一步的检查内容及目的】

1. **心电图** 是诊断缺血性胸痛的重要手段。所有因胸痛就诊的患者均需进行心电图检查，首份心电图应在接诊患者 10min 内完成。

2. **胸片** 适用于排查呼吸系统源性胸痛患者，可发现的疾病包括肺炎、纵隔与肺部肿瘤、肺脓肿、气胸、胸椎与肋骨骨折等；心脏与大血管的轮廓变化有时可提示患者主动脉夹层、心包积液等疾病，但缺乏特异性。

3. **$D$-二聚体** 可作为急性肺栓塞的筛查指标。$D$-二聚体 $<500\mu g/L$，可以基本排除急性肺血栓栓塞症。

4. **心肌损伤标志物** 传统心肌损伤标志物包括 cTn、CK-MB、肌红蛋白等一系列反映心肌细胞坏死的生物分子；近年来，多种新型生物标志物如缺血修饰蛋白、心型脂肪酸结合蛋白等也逐渐应用于临床。

5. **心脏负荷试验** 平板运动试验、负荷超声心动图、负荷心肌核素灌注显像。各类负荷试验均有助于协助排查缺血性胸痛，但是，对于存在血流动力学障碍、致命性胸痛及严重的主动脉瓣狭窄、梗阻性肥厚型心肌病等情况者，严禁选择心脏负荷试验。

6. **超声心动图** 是一项诊断胸痛患者的重要无创检查，如果发现新发的室壁矛盾运动、主动脉内出现游离内膜瓣、右心扩张并室间隔左移呈"D"字形等，可有助于急性心肌梗死、主动脉夹层及急性肺栓塞的诊断。对于其他非致命性胸痛，如应激性心肌病、心包积液等，超声心动图也具有重要的诊断价值。

# 三、头　痛

## 【初步诊断思路及问诊目的】

1. **区分是原发性或是继发性头痛** 原发性头痛多为良性病程，继发性头痛则为器质性病变所致，任何原发性头痛的诊断应建立在排除继发性头痛的基础之上。头痛病因复杂，在头痛患者的病史采集中应重点询问头痛的起病方式、发作频率、发作时间、持续时间、头痛的部位、性质、疼痛程度，有无前驱症状，及有无明确的诱发因素、头痛加重和减轻的因素等。

2. **明确头痛的病因及性质** 应全面了解患者年龄与性别、睡眠和职业状况、既往病史和伴随疾病、外伤史、服药史、中毒史和家族史等一般情况对头痛发病的影响。全面详尽的体格检查尤其是神经系统和头颅、五官的检查，有助于发现头痛的病变所在。适时恰当地选用神经影像学或腰穿脑脊液等辅助检查，能为颅内器质性病变提供诊断及鉴别诊断的依据。所以应该围绕以上方面进行问诊,对于初步诊断的确立有帮助。

## 【问诊的主要内容及目的】

**1. 了解头痛本身的特点**　如头痛的起因、病程、发生时间、部位、性质、程度以及加重和减轻的原因,以寻找诊断线索。发作性、一侧的搏动样头痛往往提示偏头痛;表浅的、针刺样、电击样锐痛、可能为神经痛;额部、颈枕部的紧缩痛、午后加重则常提示为紧张性头痛。

**2. 头痛为发作性还是持续性**　一旦明确为发作性,如果再了解发作的诱因,则可以大大缩小诊断的范围。与饮食、劳累、情绪波动等因素有关或诱因不明的发作性头痛,往往提示为偏头痛、丛集性头痛等;对受寒、体位不当、受伤后发生的短暂性、发作性的锐痛,多为神经痛;由体位改变而诱发的头痛,往往为低颅压、后颅凹病变,脑室系统的占位性病变等;早晨或夜间的头痛加重,常常为高血压、颅内占位、心功能不全、额窦炎等。

**3. 了解头痛的伴随症状**　如果头痛伴呕吐,应提高警惕,应注意排除颅内占位、中枢神经系统感染、颅内出血、青光眼等;高血压头痛、偏头痛亦可有呕吐,前者持续、后者短暂;头痛伴眩晕往往多见于后颅凹病变;偏头痛有视觉先兆,表现为闪光、暗点等;头痛伴癫痫样发作见于脑内占位性病变、脑部寄生虫、脑血管畸形等;头痛伴精神症状如紧张性及功能性头痛常伴失眠、焦虑,而额叶肿瘤可伴有记忆、定向、计算、判断力减退及情感淡漠等。

**4. 非初次发病者**　应询问既往的诊断、检查结果、治疗及疗效,以供参考。

**5. 注意病史的可靠性**　部分患者因头痛症状严重,或因颅内病变,可能存在轻微的意识改变,对医生的提问厌烦回答而随声附和存在理解与记忆障碍,可能导致病史失真。所以问诊时要注意避免过多或过于具体,更不要有暗示性的提问。

## 【进一步的检查内容及目的】

**1. 常规检查**　血、尿、便三大常规检查,以及某些生化、免疫学检查。血常规检查能对不同感染所致的头痛做出比较简单的直观的反应,如白细胞升高、中性粒细胞升高等,提示有细菌感染;如白细胞不高或者下降,淋巴细胞反而升高,提示有病毒感染的可能;血色素下降,提示有贫血或者失血可能;常规的生化检查如血糖检查,能明确诊断低血糖所致的头痛等。

**2. 脑脊液检查**　腰穿检查对头痛患者具有独特的诊断价值。脑脊液压力的高低,可以鉴别是高颅压还是低压性头痛;脑脊液是否血性可以立即判断出有无脑出血和蛛网膜下腔出血存在;脑脊液的生化、细胞学检查以及微生物检查能明确判断是否存在化脓性脑膜炎或结核性脑膜炎,还是病毒性或者囊虫等寄生虫感染;脑脊液的免疫学检查以及细胞学检查能判定是否存在颅内囊肿或者免疫性病变。

**3. X 线检查**　头颅平片能及早发现垂体肿瘤、颅内高压所致的头痛;鼻窦片能及时发现鼻窦炎引起的头痛,血管造影能及早发现颅动脉瘤及静脉畸形、脑肿瘤所致头痛。

**4. 脑电图**　能说明脑本身疾病所致的局部或者弥散性头痛的病理表现,对脑外疾病所引起的头痛也有诊断价值。

**5. 颅内超声波检查**　对脑出血、颅内肿瘤、外伤性颅内血肿、脑积水所致头痛的诊断有帮助。

6. **神经系统放射性同位素检查**　此种方法对颅内肿瘤的诊断符合率达 80% 左右，对于因颅内占位性病变所致的头痛，此法有独特的价值。

7. **肌电图检查**　肌电图记录神经和肌肉的电活动，借以判定神经和肌肉功能状态。对于部分神经性头痛、三叉神经痛、肌紧张收缩性头痛以及颈椎神经根病变引起的头痛有一定的临床价值。

8. **头部 CT**　CT 对于头痛者来说，比其他辅助检查更有优势，不仅能直观地定位，而且还能定性，对于各种脑瘤的诊断，从部位、大小、轮廓均可明确。另外对于脑血管病（如脑出血、蛛网膜下腔出血、脑血栓形成等）可以立即做出诊断。同时对脑挫裂伤合并颅内血肿、脑囊虫、颅内炎症以及硬膜外血肿，CT 均能明确诊断。

9. **磁共振成像（MRI）诊断**　除了具有 CT 相同的功能之外，能清楚显示脑的三种结构，对于颅内肿瘤及脊髓的病变以及大脑灰白质的变性病变具有独特的价值。

10. **正电子发射断层扫描（PET）**　能诊断人体生理生化性异常，如局部脑血流、局部血容、局部脑氧代谢及局部葡萄糖代谢等，对于因全身性生理变化及代谢紊乱所引起的头痛以及癫痫性头痛具有诊断价值。

（李玉娟　李小琳）

# 第四节　呕血与便血

## 一、呕　　血

### 【初步诊断思路及问诊目的】

上消化道（指屈氏韧带以上的消化道，包括食管、胃、十二指肠、肝、胆、胰疾病）或全身性疾病所致的上消化道出血，血液经口腔呕出，称之为呕血。通过问诊，至少需明确以下几方面内容：

1. **确定是呕血**　与口腔、鼻咽部出血和（或）咯血鉴别（具体区别见表 1-1）。

2. **呕出血的性状**　视出血量的多少、胃内停留时间以及出血的部位而不同。出血量多、在胃内停留时间短、出血位于食管则血色鲜红或混有凝血块，也可为暗红色；当出血量较少或在胃内停留时间长，则因血红蛋白与胃酸作用形成酸化正铁血红蛋白，呕吐物可呈咖啡渣样，为棕褐色。呕血的同时因部分血液经肠道排出体外，可形成黑便（melena）。

3. **呕血量的估计**　根据呕血、便血的量及性状，全身状况及实验室检查综合估计出血量，有利于指导治疗：①粪隐血试验阳性提示出血超过 5ml。②柏油样黑便，提示出血量已超过 60ml。③出现呕血提示胃内积血超过 200～300ml。④失血性循环衰竭：a. 轻度出血，失血小于 500ml（10%～15% 血容量）时，患者头晕，血压、脉搏均正常；b. 中度失血，失血量 800～1000ml（血容量 20%）可有口干、头晕、畏寒、烦躁、少尿等表现，脉搏增快；c. 重度出血，出血量大于 1500ml（30% 血容量以上），可有休克表现，如面色苍白、冷汗、心悸、脉搏细弱、血压下降、呼吸急促、收缩压低于 80mmHg，心率在 120 次/分以上；d. 失血超过 2000ml 时，出现意识模糊、昏迷，皮肤呈花斑样，发绀，呼吸困难，少尿或无尿，收缩压多在 60mmHg 以下。

4. **明确呕血的病因**　常见病因依次为消化性溃疡、食管或胃底静脉曲张破裂，急性糜烂性出血性胃炎和胃癌，考虑呕血的病因时，应首先考虑上述四种疾病。当病因未明时，也应考虑一些少见疾病，如血管畸形、血液系统疾病等。

表 1-1 咯血与呕血的鉴别

| | 咯血 | 呕血 |
|---|---|---|
| 病因 | 肺结核、支气管扩张、肺癌、肺炎、肺脓肿、心脏病等 | 消化性溃疡、肝硬化、急性胃黏膜病变、肠道出血、胃癌等 |
| 出血前症状 | 喉部痒感、胸闷、咳嗽等 | 上腹部不适、恶心、呕吐等 |
| 出血方式 | 咯出 | 呕出，可为喷射状 |
| 咯出血颜色 | 鲜红 | 暗红色、棕色、有时为鲜红色 |
| 血中混合物 | 痰、泡沫 | 食物残渣、胃液 |
| 酸碱反应 | 碱性 | 酸性 |
| 黑便 | 无，若咽下血液量较多时可有 | 有，可为柏油样便、呕血停止后仍可持续数日 |
| 出血后痰的性状 | 常有血痰 | 无痰 |

## 【问诊的主要内容及目的】

应关注呕出血的性状，评估呕血的量并注意以下伴随症状：

1. **上腹痛** 慢性反复发作的上腹痛，具有一定周期性与节律性，多为消化性溃疡；年龄偏大的慢性上腹痛，无明显规律性并伴有厌食、消瘦或贫血者，应警惕消化道肿瘤。

2. **肝脾大** 皮肤有蜘蛛痣、肝掌、腹壁静脉曲张或有腹水，化验有肝功能障碍，提示肝硬化门脉高压；肝区疼痛、肝大且质地偏硬、表面凹凸不平或有结节，血清甲胎蛋白（AFP）阳性者多为肝癌。

3. **黄疸** 黄疸、寒战、发热伴右上腹绞痛而呕血者，可能由胆道疾病所引起；黄疸、发热及全身皮肤黏膜有出血倾向者，见于某些感染性疾病，如败血症及钩端螺旋体病等。

4. **皮肤黏膜出血** 常与血液疾病及凝血功能障碍性疾病有关。

5. **其他** 近期服用非甾体类抗炎药物史、酗酒、大面积烧伤、颅脑手术、脑血管疾病和严重外伤伴呕血者，应考虑急性胃黏膜病变。

6. **头晕、黑蒙、口渴、冷汗** 以上提示因出血量大而并存血容量不足，体位变动时更为显著。

## 【进一步的检查内容及目的】

1. 体格检查方面，应注意有无门脉高压的体征，有无皮肤巩膜黄染、小出血点及左锁骨上淋巴结肿大。

2. 辅助检查方面，可考虑行血常规、肝肾功能，凝血功能，上消化道钡餐，胃镜检查（尽可能在症状出现后 48 小时内完成），超声检查等提供线索，明确呕血原因。

# 二、便 血

## 【初步诊断思路及问诊目的】

定义：便血指消化道出血，血液由肛门排出。如接诊便血患者，应从以下几个方面搜集信息：

1. **性状**　便血多为下消化道出血，可表现为急性大出血、慢性少量出血及间歇性出血。颜色可因出血部位、出向量以及血液在肠腔内停留时间的长短而异。如出血量多、速度快则呈鲜红色；若出血量小、速度慢，血液在肠道内停留时间较长，则可为暗红色。粪便可全为血液或混合有粪便，也可仅黏附于粪便表面或于排便后肛门滴血。消化道出血每日在5ml以下者，无肉眼可见的粪便颜色改变，称为隐血便，隐血便须用隐血试验才能确定。

2. **便血量**　可以作为估计失血量的参考，但由于受粪便量的影响，需结合患者全身表现才能大致估计失血量，因此要密切观察患者的一般情况以及生命体征。

3. **便血的诱因**　是否有饮食不节、进食生冷、辛辣刺激等情况，有否服药史或集体发病。

4. **便血的病因**　常见为下消化道疾病如小肠、结肠、直肠肛管疾病、血管病变，也可由上消化道疾病引起（见前述），血液系统疾病如白血病、血小板减少性紫癜、血友病、遗传性毛细血管扩张症等也可引起。

## 【问诊的主要内容及目的】

应注意发病年龄、季节，血便性状以及伴随症状等信息。

1. **年龄与季节**　小儿便血应考虑肠套叠、钩虫病、直肠息肉、急性出血坏死性肠炎等；青壮年便血考虑消化性溃疡、肠结核、伤寒、局限性肠炎；中老年人便血考虑结肠、直肠肿瘤，长期黑便考虑胃癌。夏秋季便血需考虑细菌性痢疾、阿米巴痢疾、伤寒、肠道传染病等。春初秋末呕血、黑便考虑消化道溃疡。

2. **血便性状**　肛门、痔或直肠出血，血色鲜红，黏附粪便表面或排便后有鲜血涌出。上消化道或小肠出血，如血液在肠内停留时间较长，红细胞破坏多，血红蛋白与硫化物结合形成硫化亚铁，使粪便呈黑色，更由于附有黏液而发亮，类似柏油，故又称柏油便。黑色便应与食用动物血、猪肝或铁剂、铂剂、炭粉及中药使粪便变黑相区别，后者一般为灰黑色、无光泽，最近推荐使用人血红蛋白单克隆抗体的免疫学检测来鉴别。

3. **伴随症状**

（1）腹痛：由上消化道疾病引起者见前述。腹痛时排血便或脓血便，便后腹痛减轻，见于细菌性或阿米巴痢疾或溃疡性结肠炎，还见于急性出血性坏死性肠炎、肠套叠、肠系膜血栓形成或栓塞、膈疝等。

（2）里急后重（tenesmus）：即肛门坠胀感。感觉排便未净，排便频繁，但每次排便量甚少，且排便后未感轻松，提示为肛门、直肠疾病，见于痢疾、直肠炎及直肠癌。

（3）发热：见于传染性疾病，如败血症、流行性出血热、钩端螺旋体病或部分恶性肿瘤，如肠道淋巴瘤、白血病等。

（4）全身出血倾向：伴皮肤黏膜出血者，见于急性传染性疾病及血液系统疾病。

（5）皮肤改变：有蜘蛛痣及肝掌者，便血可能与肝硬化门脉高压有关；有毛细血管扩张，提示可能存在遗传性毛细血管扩张症。

（6）腹部肿块：考虑肠道恶性淋巴瘤、结肠癌、肠结核、肠套叠及克罗恩病等。

## 【进一步的检查内容及目的】

1. 体格检查方面，应注意有无腹部肿块，有无门脉高压以及皮肤黏膜出血等体征，此外还应进行直肠指检。

**2. 实验室以及辅助检查**

（1）大便常规+隐血试验：明确大便性状以及是否存在出血。

（2）大便镜检：可发现粪便病理成分、寄生虫卵及细菌等。

（3）直肠、乙状结肠或结肠镜检查：能直接窥视病变，并做相应组织检查。

（4）如不能配合肠镜检查，可考虑全消化道钡餐检查。

（胡　柯　李小琳）

# 第五节　咳嗽咳痰

## 【初步诊断思路及问诊目的】

诊断思路：明确咳嗽咳痰的病因。咳嗽咳痰常见病因为心血管疾病、肺部疾病、胸膜疾病、中枢性的疾病、胃食管反流征等，肺支气管胸膜疾病所致者多见。应该详细询问病史，然后根据病史特征按照由简单到复杂的原则选择相应检查，先考虑常见病后考虑少见病。有时诊断条件不具备时，可以根据临床特征进行诊断性治疗，这也是明确病因的重要手段。经治疗，患者症状的缓解和消失有助于明确诊断，诊断和治疗可同步或顺序进行；当初治无效者，分析可能原因，并进行进一步检查，明确病因。

## 【问诊的主要内容及目的】

**1. 咳嗽的性质**

（1）干性咳嗽：指咳嗽无痰或痰量甚少，常见于急性咽喉炎、急性支气管炎初期、胸膜炎、轻症肺结核、肺癌等。

（2）湿性咳嗽：指带痰液的咳嗽，常见于慢性咽喉炎、慢性支气管炎、支气管扩张症、肺炎、肺脓肿、空洞型肺结核。

**2. 咳嗽出现的时间与节律**　突然发生的咳嗽，常见于吸入刺激性气体所致急性咽喉炎、气管与支气管异物；阵发性咳嗽见于支气管异物、支气管哮喘、支气管淋巴结结核、支气管肺癌、百日咳等；长期慢性咳嗽见于慢性支气管炎、支气管扩张、慢性肺脓肿、空洞型肺结核等；晨咳或夜间平卧时（即改变体位时）加剧并伴咳痰，常见于慢性支气管炎、支气管扩张和肺脓肿等疾病；左心衰竭、肺结核夜间咳嗽明显，可能和夜间肺淤血加重及迷走神经兴奋性增高有关。

**3. 咳嗽的音色**　声音嘶哑的咳嗽多见于声带炎、喉炎、喉癌，以及肺癌、扩张的左心房或主动脉瘤压迫喉返神经；犬吠样咳嗽多见于喉头炎症水肿或气管受压；带有鸡鸣样吼声常见于百日咳。

**4. 痰的性质与量**　痰的性质可分为黏液性、浆液性、脓性、黏液脓性、浆液血性、血性等。急性呼吸道炎症时痰量较少；支气管扩张、空洞型肺结核、肺脓肿等痰量常较多；支气管扩张与肺脓肿患者痰量多时，痰可出现分层现象：上层为泡沫，中层为浆液或浆液脓性，下层为坏死性物质。大叶性肺炎咯吐铁锈色痰，肺水肿时痰呈粉红色泡沫状。

**5. 伴随症状**

（1）伴发热：多见于呼吸道感染、胸膜炎、肺结核等。

（2）伴胸痛：见于累及胸膜的疾病，如肺炎、胸膜炎、支气管肺癌、自发性气胸等。

（3）伴哮喘：可见于支气管哮喘、喘息型慢性支气管炎、心源性哮喘、气管与支气管异物等。

（4）伴呼吸困难：见于喉头水肿、喉肿瘤、慢性阻塞性肺病、重症肺炎以及重症肺结核、大量胸腔积液、气胸、肺淤血、肺水肿等。

（5）伴咯血：常见于肺结核、支气管扩张、肺脓肿、支气管肺癌及风湿性二尖瓣狭窄等。

（6）伴杵状指（趾）：常见于慢性阻塞性肺病、支气管扩张症、肺脓肿、原发性支气管肺癌等。

6. **注意病人的年龄、职业，家族史** 有无粉尘与有害气体长期吸入史，有无大量吸烟史，有无心肺疾病史以及全身情况。

### 【进一步的检查内容及目的】

1. **显微镜检查** 先用肉眼观察，选择可疑的部分，如脓性干酪样或颗粒状痰块，进行涂片镜检阳性率高，再显微镜观察痰中的病原微生物，有利于病因的诊断。

2. **细菌培养** 鉴别病原菌，同时做药敏试验，以指导临床对抗生素的合理选择。

3. **器械检查**

（1）X线检查：是心肺疾病的重要诊断手段。肺部大片炎性阴影多为肺部炎症，若胸痛、急促、休克等症状明显，阴影呈扇形，基底部朝向胸膜时，应除外肺梗死；肺上部浸润性阴影首先考虑浸润型肺结核；肺上团块影应考虑肺癌、肺结核；肺部弥漫性阴影应考虑粟粒型肺结核，肺泡细胞癌、含铁血黄素沉着症、硅沉着病、肺转移癌等。对疑有支气管扩张者，可做支气管碘油造影或高分辨率CT以确定诊断及治疗方案。

（2）CT检查：能分辨出普通X线中不能显示的肺部结构，且经CT引导下进行经皮肺活检定位准确安全度大。

（3）纤维支气管镜检查：对怀疑肺癌者应做纤维支气镜检查，以观察病变，肺部感染者在纤维支气管下用双套管吸取或刷取肺深部细支气管的分泌物，做病原菌培养，避免口腔污染，阳性率高，必要时可行支气管肺泡灌洗，以了解肺部疾病的病因，明确诊断。

（4）支气管造影：可以直接诊断支气管扩张的部位、形态，也可以间接诊断支气管肺癌。

4. **其他检查** 应该结合病史、体征选择进行：如肺功能、支气管激发实验、心功能等。

（周　婷　李小琳）

## 第六节　呼　吸　困　难

### 【初步诊断思路及问诊目的】

1. **患者的确存在呼吸困难** 患者不仅有空气不足、呼吸困难的主观感受，还有呼吸运动用力等客观表现，并且可有呼吸频率、深度、节律的改变。

2. **呼吸困难病因的诊断** 导致呼吸困难的病因主要为呼吸系统疾病、循环系统疾病，其次为中毒、神经精神性疾病及血液病。呼吸系统疾病所致者称为肺源性呼吸困难，常见于气道阻塞、肺部疾病及胸壁、胸廓、胸膜腔疾病、神经肌肉疾病、膈运动障碍；循环系统疾病所致者常称为心源性呼吸困难，常见于左心衰竭和（或）右心衰竭；糖尿病酮症酸中毒、吗啡类药物中毒、有机磷杀虫药中毒、氰化物中毒、急性一氧化碳中毒等各种中毒可致中毒性呼吸困难；脑出血、脑外伤、脑肿瘤等颅脑疾病引起呼吸中枢功能障碍和焦虑症、癔症等精神因素可致神经精神性呼吸困难；血液病所致的血源性呼吸困难常见于重度贫血、高铁血红蛋白血症、硫化血红蛋白血症。

## 【问诊的主要内容及目的】

1. **呼吸困难发生的急缓**　突发性呼吸困难见于急性喉头水肿、气管异物、自发性气胸、大面积肺栓塞等；慢性的反复发作性的呼吸困难常见于支气管哮喘、心源性哮喘。

2. **呼吸困难的发生是否与外伤、中毒、感染、气候变化、环境变化、活动有关**　有头颅外伤史，伴有一定程度的意识障碍，考虑呼吸中枢功能障碍；有一氧化碳中毒、有机磷等中毒史考虑中毒性呼吸困难；肺炎、肺结核、肺脓肿等肺部感染所致多为肺源性呼吸困难；在冬春季节交替时出现咳嗽咳痰、呼吸困难常考虑慢性阻塞性肺疾病；与粉尘接触起病常考虑支气管哮喘；活动时呼吸困难出现或加重多为呼吸系统、循环系统疾病所致。

3. **呼吸困难的性质**　主要表现为吸气费力甚至出现"三凹征"，考虑为喉部、气管、大支气管的狭窄与阻塞所致；主要表现为呼气费力、呼气时间明显延长、伴有哮鸣音，常考虑慢性喘息性支气管炎、慢性阻塞性肺气肿、支气管哮喘、弥漫性泛细支气管炎等。

4. **呼吸困难缓解和加剧的因素**　活动时呼吸困难出现或加重，休息时减轻或消失，卧位明显，坐位或立位时减轻多为心源性呼吸困难。

5. **呼吸困难的发展与演变**　在呼吸困难的基础上突然感到剧烈的胸痛和加重的呼吸困难应考虑自发性气胸的可能；由劳力性呼吸困难逐渐进展出现端坐呼吸多为心源性呼吸困难。

6. **呼吸困难的特征性伴随症状**　发作性呼吸困难伴哮鸣音多见于支气管哮喘、心源性哮喘；呼吸困难伴发热多见于肺炎、肺脓肿、肺结核、胸膜炎、急性心包炎等；伴一侧胸痛见于大叶性肺炎、急性渗出性胸膜炎、肺栓塞、自发性气胸、急性心肌梗死、支气管肺癌等；伴咳嗽、咳痰见于慢性支气管炎、阻塞性肺气肿继发肺部感染、支气管扩张、肺脓肿等；伴大量泡沫痰可见于有机磷中毒；伴粉红色泡沫痰见于急性左心衰竭；伴意识障碍常见于脑出血、脑膜炎、糖尿病酮症酸中毒、尿毒症、肺性脑病、急性中毒、休克型肺炎等；出现潮式呼吸、间停呼吸或深长而规则的呼吸困难多为中毒性呼吸困难。

7. **既往史**　有无食物、药物过敏史。

## 【进一步的检查内容及目的】

1. **血常规检查**　白细胞计数增高、中性粒细胞增高多见于感染所致肺源性呼吸困难；嗜酸粒细胞计数增高多见于支气管哮喘等所致的呼吸困难。

2. **细菌培养、真菌培养**　痰中找到致病菌等对感染性疾病所致肺源性呼吸困难具有确诊价值。

3. **肺部 X 线、CT 检查**　对心肺疾病引起的呼吸困难有诊断意义。

4. **支气管造影**　对支气管扩张、支气管腺瘤和支气管腺癌诊断有帮助。

5. **心电图、超声心动图检查**　对心源性呼吸困难诊断有帮助。

6. **肺功能测定**　对慢性肺疾病如慢性阻塞性肺疾病（COPD）、支气管哮喘等所致肺源性呼吸困难有帮助。

7. **纤维支气管镜检查**　用于支气管肿瘤、狭窄、异物的诊断和治疗，肺穿刺活检对肺纤维化、肿瘤等意义重大。

（曹湘玉　李小琳）

# 第七节　咯　　血

## 【初步诊断思路及问诊目的】

**1. 首先要评估有无危及生命的大出血**　所有患者都要进行气道、呼吸、循环评估，以除外危及生命的大出血。大出血须立即救治，包括密切监测生命体征及防止窒息、失血性休克等。

**2. 明确是否为咯血**　与口腔、耳鼻喉及消化系统疾病所致呕血鉴别。

**3. 确定咯血病因**　咯血病因常见于呼吸系统及循环系统疾病，呼吸系统疾病常见病因为支气管扩张、肺癌、结核等，循环系统疾病常见病因为左心功能衰竭等。如果排除上述常见病因，还有其他少见病因：血液病（如白血病、血小板减少性紫癜、血友病、再生障碍性贫血等）、某些急性传染病（如流行性出血热、肺出血型钩端螺旋体病等）、风湿性疾病（如系统性红斑狼疮等）或气管、支气管子宫内膜异位症。

**4. 评估咯血量，指导治疗**　少量出血补充晶体液，出血量大则需输血治疗。

## 【问诊的主要内容及目的】

**1. 出血有无明显病因及前驱症状，出血方式，血液颜色，血中混杂物，出血后痰液性状，有无黑便**　呕血前常有上腹部不适、恶心、呕吐，咯血前常有喉痒、胸闷、咳嗽；呕血多随呕吐排出，咯血一般是咳嗽后吐出；呕血的颜色多为暗红色、棕褐色，时有鲜红色；咯血颜色多为鲜红；呕血时多混有食物残渣和胃液，咯血时则混有痰液；呕血后无痰，咯血后常有血痰数日；呕血患者常有柏油样便，呕血停止后仍可持续数日，咯血患者粪便正常，除非咽下血液量较多时可有黑便。

**2. 仔细询问发病年龄**　青壮年咯血常见于肺结核、二尖瓣狭窄、支气管扩张；老年人为肺癌可能性大。

**3. 询问伴随症状**　伴有发热、胸痛、咳嗽、咳痰首先考虑肺炎、肺结核、肺脓肿等；伴有刺激性干咳或呛咳、杵状指须考虑支气管肺癌。

**4. 出血的颜色**　急性左心衰竭时咯血为粉红色泡沫痰；支气管扩张咯血为鲜红色；典型大叶性肺炎咯血为铁锈色；二尖瓣狭窄合并肺淤血时咯血为鲜红色；肺栓塞时咳黏稠的暗红色血痰。

**5. 出血量**　每日咯血量 100ml 以内为小量；100～500ml 为中等量；500ml 以上或一次性咯血 100～500ml 为大量。

**6. 病史**　呕血患者多有胃、十二指肠、肝硬化等病史；而咯血患者一般有结核、支气管扩张、心肺疾病等；需问清有无结核病接触史、吸烟史、职业性粉尘接触史、生食海鲜史（肺寄生虫病）及月经史（子宫内膜异位症所致的咯血）等。

## 【进一步的检查内容及目的】

**1. 实验室检查**

（1）痰检查：有助于发现结核杆菌、真菌、细菌、癌细胞、寄生虫卵、心力衰竭细胞等。

（2）凝血功能检查：出血时间和血小板计数，纤维蛋白原（FIB），活化部分凝血活酶时间（APTT）和血浆凝血酶时间（TT），血小板计数等检查有助于出血性疾病诊断。

（3）血常规：红细胞计数与血红蛋白测定有助于推断出血程度，嗜酸粒细胞增多提示寄生虫病的可能性。

**2. 器械检查**

（1）X线检查：咯血患者均应做X线检查，胸部透视，胸部平片体层摄片，有必要时可做支气管造影协助诊断。

（2）CT检查：有助于发现细小的出血病灶。

（3）支气管镜检查：原因不明的咯血或支气管阻塞肺不张的患者应考虑支气管镜检查，如肿瘤、结核、异物等，同时取活体组织病理检查等。

（4）放射性核素镓检查：助于肺癌与肺部其他包块的鉴别诊断。

（周　婷　李小琳）

# 第八节　黄　疸

## 【初步诊断思路及问诊目的】

**1. 明确是不是黄疸**　血清胆红素正常，以皮肤黄染为特征，考虑为进食含胡萝卜素过多的食物及其他等所致的假性黄疸。血清胆红素升高为真性黄疸，包括血清胆红素为 $17.1\sim34.2\mu mol/L$、临床不易觉察的隐性黄疸；血清胆红素超过 $34.2\mu mol/L$，临床可见的黄疸。

**2. 明确黄疸的病因诊断**　黄疸常见病因为各种原因所致的溶血、肝细胞严重损害、胆汁淤积以及少见的先天性溶血性黄疸。溶血性黄疸常见于先天性的海洋性贫血、遗传性球形红细胞增多症及后天获得性自身免疫性溶血性贫血、新生儿溶血、不同血型输血后的溶血、蚕豆病、伯氨喹、蛇毒、毒蕈、阵发性睡眠性血红蛋白尿等；肝细胞性黄疸常见于病毒性肝炎、肝硬化、中毒性肝炎、钩端螺旋体病、败血症等；梗阻性黄疸见于肝内结石、癌栓、寄生虫病、药物性胆汁淤积、病毒性肝炎及胆总管结石、狭窄、水肿、肿瘤、蛔虫梗阻等；先天性非溶血性黄疸系肝细胞对胆红素摄取、结合和排泄缺陷。所以应该围绕以上方面进行问诊，对于初步诊断的确立有帮助。

## 【问诊的主要内容及目的】

**1. 黄疸何时出现，出现的急缓**　发病急骤多为急性肝炎，胆囊炎，胆石症及大量溶血；发病缓慢或呈波动性，多为癌性。在儿童及青少年时出现，多与先天性或遗传性因素有关；中年人梗阻性黄疸多见于胆道结石；老年人多为癌性。

**2. 黄疸最初如何出现，有无输血史，有无毒物接触史，有无服药史，有无肝炎接触史等病因或诱因**　在输血后出现多为溶血性黄疸；有四氯化碳等毒物接触史或肝炎接触史多为肝细胞性黄疸；有服用氯丙嗪、甲睾酮、避孕药等病史多为药物性胆汁淤积性黄疸。

**3. 黄疸的深浅，是持续性还是间歇性，是否伴有皮肤瘙痒症状**　呈浅柠檬色，不伴皮肤瘙痒多为溶血性黄疸；呈浅黄或深黄色，伴轻度皮肤瘙痒多为肝细胞性黄疸；呈暗黄色或深黄色甚至黄绿色，并有皮肤瘙痒多为胆汁淤积性黄疸。黄疸持续存在且进行性加重，常见于胰头癌所致胆汁淤积性黄疸；黄疸呈间歇性可见于遗传等原因所致的溶血性黄疸，如遗传性球形红细胞增多症。

**4. 是否伴有贫血，是否伴有表情、情绪、行为的异常，是否伴有疲乏腻油，是否伴有

**上腹疼痛症状** 伴有贫血常为溶血性黄疸；伴有表情、情绪、行为异常的新症状出现可能是肝硬化患者早期肝性脑病的表现；伴有疲乏腻油多为病毒性肝炎；伴有上腹疼痛，呈绞痛性质考虑胆道结石，钻顶样疼痛多为胆道蛔虫。

5. **是否做过检查和治疗** 通过了解之前的检查和治疗经过可以明确地排除一些可能导致黄疸的疾病，加之有异常检查的提示，可以更进一步针对性进行下一步检查。

6. **既往有何疾病，家族中是否类似患者** 考虑遗传相关性疾病。

### 【进一步的检查内容及目的】

1. **血常规** 溶血性黄疸常伴有红细胞及血红蛋白降低。

2. **血清胆红素测定** 间接胆红素升高常见于溶血性黄疸；直接胆红素升高常见于胆汁淤积性黄疸；直接和间接胆红素均升高常见于肝细胞性黄疸；先天性非溶血性黄疸间接胆红素升高、直接胆红素升高、直接和间接胆红素均升高三种情况均可出现。

3. **肝功能** 肝细胞性黄疸常有谷草转氨酶（AST）、谷丙转氨酶（ALT）不同程度升高，白蛋白（ALB）不同程度降低。

4. **肝炎全套** 为病毒性肝炎所致黄疸提供诊断依据。

5. **铜蓝蛋白** 协助诊断 Wilson 病。

6. **自身免疫性肝病全套** 为是否存在自身免疫性肝病提供依据。

7. **B 超、CT、MRI 检查** 可了解肝内、肝外胆管有无阻塞。

8. **ERCP**（经十二指肠镜逆行胰胆管造影）、**PTC**（经皮肝穿刺胆管造影） 直观了解胆管有无阻塞及阻塞部位、程度、范围。

9. **肝穿刺活检** 为先天性非溶血性黄疸提供诊断依据。

（李小琳　秦　雄）

## 第九节　水　　肿

### 【初步诊断思路及问诊目的】

1. **水肿是全身性还是局部性** 液体在体内组织间隙呈弥漫性分布时称为全身性水肿；液体在局部组织间隙积聚称为局部性水肿。

2. **明确水肿的病因诊断** 全身性水肿常见病因为心源性水肿、肾源性水肿、肝源性水肿、内分泌代谢疾病所致水肿、营养不良性水肿、妊娠性水肿、结缔组织疾病及变态反应、药物等所致水肿；局部性水肿常见病因为炎症性水肿、淋巴回流障碍性水肿、静脉回流障碍性水肿及血管神经性、局部黏液性水肿等。全身性水肿、中心源性水肿常见于右心衰竭、缩窄性心包炎、心包积液或积血等；肾源性水肿常见于各型肾炎和肾病等；肝源性水肿常见于肝硬化等；内分泌代谢疾病所致水肿常见于甲状腺功能减退症、甲状腺功能亢进症、原发性醛固酮增多症、库欣综合征、腺垂体功能减退症等；结缔组织疾病所致水肿常见于系统性红斑狼疮、硬皮病、皮肌炎等；大多数妇女在妊娠后期出现不同程度的妊娠性水肿；服药后出现药物过敏反应、药物性肾损害、药物所致内分泌紊乱等可引起药物性水肿。局部性水肿中炎症性水肿常见于蜂窝织炎、疖、痈、丹毒、高温及化学灼伤等；淋巴回流障碍性水肿常见于丝虫病、淋巴结切除后、非特异性淋巴管炎等；静脉回流障碍性水肿常见于静脉曲张，静脉血栓和血栓性静脉炎，上、下腔静脉阻塞综合征等。所以问诊应该围绕以上方面进行，有助于确立初步诊断。

**【问诊的主要内容及目的】**

1. **水肿出现时间，出现的急缓**　在儿童及青少年时期出现，且发展迅速，多为肾源性水肿；老年人多为心源性、肝源性水肿，且发展缓慢；血管神经性水肿多突然发生。

2. **水肿是全身性还是局部性**　心源性、肾源性、肝源性、营养不良性、内分泌代谢性水肿多为全身性水肿；静脉回流障碍、淋巴回流障碍、炎症性水肿、血管神经性水肿多为局部性水肿。

3. **水肿开始的部位**　心源性水肿多出现于下垂部位；肾源性水肿首发于眼睑、颜面部；肝源性水肿常以腹水为主要表现；营养不良性水肿常从足部开始逐渐蔓延至全身；黏液性水肿以颜面及下肢水肿明显。

4. **水肿是凹陷性还是非凹陷性**　甲状腺功能减退症多为非凹陷性水肿。

5. **水肿有无特征性的伴随症状**　水肿伴肝大者可为心源性、肝源性、营养不良性，同时伴有心悸、气短、颈静脉怒张者则为心源性水肿；伴皮肤黄染和出血倾向常为肝源性；伴重度蛋白尿者常为肾源性；伴呼吸困难与发绀常提示心源性、上腔静脉梗阻综合征等所致；伴怕冷、反应迟钝、便秘、心跳缓慢、血压偏低者常见于甲状腺功能减退症；伴消瘦、体重减轻者可见于营养不良。

6. **有无心、肝、肾、内分泌、自身免疫性疾病及过敏性疾病史，有无长期饮酒史**　心源性、肾源性、肝源性、内分泌代谢性、自身免疫性疾病所致水肿常有相应的心、肾、肝、内分泌、自身免疫性疾病病史；长期饮酒伴水肿考虑酒精性肝硬化所致。

7. **水肿与药物、饮食、月经、妊娠等有无关系**　使用解热镇痛药、磺胺类、某些抗生素、别嘌醇、雷公藤、胰岛素、钙离子拮抗剂等出现的水肿为药物所致水肿；食用某些食物后出现的水肿考虑变态反应性水肿；与月经周期明显相关者考虑经前期紧张综合征；出现在妊娠后期的水肿为妊娠性水肿，多数为生理性水肿，部分为病理性。

8. **诊疗经过**　是否做过相关检查及治疗，结果及效果如何，可以帮助诊断及鉴别诊断。

**【进一步的检查内容及目的】**

1. **血常规**　红细胞、血红蛋白降低可见于营养不良性水肿、肾源性水肿。

2. **尿常规**　蛋白尿、血尿常见于肾源性水肿。

3. **肾功能检查**　血清尿素氮、肌酐升高常见于肾源性水肿。

4. **肝功能**　白蛋白降低，胆红素、转氨酶升高常见于肝源性水肿。

5. **甲状腺功能检测**　可以根据 TSH、T3、T4 的检查结果明确存在甲状腺功能减退还是亢进。

6. **自身免疫性抗体检测**　可以了解是否存在系统性红斑狼疮等结缔组织疾病。

7. **肝脏 B 超检查**　可以明确是否存在肝纤维化、肝硬化。

8. **心脏超声检查**　可以了解心脏大小、功能，明确是否存在心源性水肿。

9. **血管超声检查**　可以明确是否存在局部血管血栓或阻塞。

10. **胸部 X 片、CT 检查**　上腔静脉阻塞综合征常由纵隔肿瘤、炎症等所致，胸部 X

线片、CT 检查可以明确。

（曹湘玉　刘新岗　李小琳）

# 第十节　意 识 障 碍

## 【初步诊断思路及问诊目的】

**1. 明确是否有意识障碍**（disturbance of consciousness）　意识障碍是指人对周围环境及自身状态的识别和觉察能力出现障碍。多由于高级神经中枢功能活动（意识、感觉和运动）受损所引起，可表现为嗜睡、意识模糊和昏睡，严重的意识障碍为昏迷。

**2. 明确意识障碍的程度或类型**　意识障碍可有下列不同程度的表现。

（1）嗜睡（somnolence）：最轻的意识障碍，是一种病理性嗜睡，患者陷入持续的睡眠状态，可被唤醒，并能正确回答和做出各种反应，但当刺激去除后很快又再入睡。

（2）意识模糊（confusion）：意识水平轻度下降，较嗜睡为深的一种意识障碍。患者能保持简单的精神活动，但对时间、地点、人物的定向能力发生障碍。

（3）昏睡（stupor）：接近于人事不省的意识状态。患者处于熟睡状态，不易唤醒。虽在强烈刺激下（如压迫眶上神经，摇动患者身体等）可被唤醒，但很快又再入睡。醒时答话含糊或答非所问。

（4）昏迷（coma）：严重的意识障碍，表现为意识持续中断或完全丧失。按其程度可分为三阶段。

1）轻度昏迷：意识大部分丧失，无自主运动，对声、光刺激无反应，对疼痛刺激尚可出现痛苦的表情或肢体退缩等防御反应。角膜反射、瞳孔对光反射、眼球运动、吞咽反射等可存在。

2）中度昏迷：对周围事物及各种刺激均无反应，对于剧烈刺激可出现防御反射。角膜反射减弱，瞳孔对光反射迟钝，眼球无转动。

3）深度昏迷：全身肌肉松弛，对各种刺激全无反应。深、浅反射均消失。

此外，还有一种以兴奋性增高为主的高级神经中枢急性活动失调状态，称为谵妄（delirium）。临床上表现为意识模糊、定向力丧失、感觉错乱（幻觉、错觉）、躁动不安、言语杂乱。谵妄可发生于急性感染的发热期间，也可见于某些药物中毒（如颠茄类药物中毒、急性酒精中毒）、代谢障碍（如肝性脑病）、循环障碍或中枢神经疾患等。由于病因不同，有些患者可以康复，有些患者可发展为昏迷状态。

**3. 明确意识障碍的病因诊断**　意识障碍常见病因为重症急性感染，如败血症、肺炎、中毒型菌痢、伤寒、斑疹伤寒、恙虫病和颅脑感染（脑炎、脑膜脑炎、脑型疟疾）等；颅脑非感染性疾病，如①脑血管疾病，脑缺血、脑出血、蛛网膜下腔出血、脑栓塞、脑血栓形成、高血压脑病等；②脑占位性疾病，如脑肿瘤、脑脓肿；③颅脑损伤，脑震荡、脑挫裂伤、外伤性颅内血肿、颅骨骨折等；④癫痫；内分泌与代谢障碍，如尿毒症、肝性脑病、肺性脑病、甲状腺危象、甲状腺功能减退、糖尿病性昏迷、低血糖、妊娠中毒症等；水、电解质平衡紊乱，如低钠血症、低氯性碱中毒、高氯性酸中毒等；外源性中毒，如安眠药、有机磷杀虫药、氰化物、一氧化碳、酒精和吗啡等中毒；物理性及缺氧性损害，如高温中暑、日射病、触电、高山病等。

所以应该围绕以上方面进行问诊，对于初步诊断的确立有帮助。

## 【问诊的主要内容及目的】

1. 意识障碍的起病时间、发病前后情况、诱因、病程、程度。

2. 有无发热、头痛、呕吐、腹泻、皮肤黏膜出血及感觉与运动障碍等相关伴随症状

（1）伴发热：先发热然后有意识障碍，可见于重症感染性疾病；先有意识障碍然后有发热，见于脑出血、蛛网膜下腔出血、巴比妥类药物中毒等。

（2）伴呼吸缓慢：是呼吸中枢受抑制的表现，可见于吗啡、巴比妥类、有机磷杀虫药等中毒、银环蛇咬伤等。

（3）伴瞳孔散大：可见于颠茄类、酒精、氰化物等中毒以及癫痫、低血糖状态等。

（4）伴瞳孔缩小：可见于吗啡类、巴比妥类、有机磷杀虫药等中毒。

（5）伴心动过缓：可见于颅内高压症、房室传导阻滞以及吗啡类、毒蕈等中毒。

（6）伴高血压：可见于高血压脑病、脑血管意外、肾炎尿毒症等。

（7）伴低血压：可见于各种原因的休克。

（8）伴皮肤黏膜改变：出血点、淤斑和紫癜等可见于严重感染和出血性疾病；口唇呈樱红色提示一氧化碳中毒。

（9）伴脑膜刺激征：见于脑膜炎、蛛网膜下腔出血等。

3. 有无急性感染休克、高血压、动脉硬化、糖尿病、肝肾疾病、肺源性心脏病、癫痫、颅脑外伤、肿瘤等病史。

4. 有无服毒及毒物接触史。

## 【进一步的检查内容及目的】

1. **血常规**　感染所致意识障碍常伴有白细胞及中性粒细胞百分比升高。

2. **静脉血**（如肝肾功能、电解质、凝血功能、酮体等）　明确患者肝肾功能、电解质、凝血功能、酮体等。

3. **尿常规**　明确患者泌尿系统有无感染。

4. **肛门指检**　明确有无消化道出血。

5. **胃内容物检查**　明确有无食物中毒或农药中毒等。

6. **胸部 X 线片**　明确患者肺部状态。

7. **心电图及心脏彩超**　明确患者心电生理及心功能状态。

8. **超声检查**（如腹部彩超等）　明确肝脏、肾脏等有无结构形态改变。

9. **脑脊液检查**　明确颅内压力及有无颅内感染。

10. **头颅 CT、MRI**　明确颅内有无出血、梗死或感染。

（李玉娴　陈立军）

# 第二章　检体诊断基本操作及诊疗思维

## 第一节　基本检查法

### 一、体格检查注意事项

1. 以患者为中心，关爱患者，体现高度的责任感和良好的医德修养。
2. 检查患者时光线充足，室内温暖，环境安静。
3. 医生仪表端庄，举止大方，态度诚恳和蔼。
4. 检查前要对患者做自我介绍，说明检查的原因、目的和要求，以便取得患者的密切配合。检查结束应对患者的配合与协作表示感谢。
5. 检查中避免交叉感染，必要时可穿隔离衣，戴口罩和手套。
6. 医师一般站在患者右侧，检查手法规范轻柔。
7. 全身体格检查时应全面，避免反复翻动患者，力求建立规范的检查顺序：生命体征、一般检查、头、颈、胸、腹、脊柱、四肢、神经系统，必要时进行生殖器、肛门、直肠检查。
8. 注意左右及相邻部位的对照检查。
9. 注意保护患者隐私，依次充分暴露各部检查部位，检查完该部位后即行遮蔽。
10. 应根据病情变化及时进行复查，有助于了解病情、补充和修正诊断。

### 二、体格检查基本方法

1. **视诊**　医生用眼睛观察患者全身或者局部表现的诊断方法。主要包括以下三方面：
（1）全身视诊。
（2）局部视诊。
（3）特殊视诊。
2. **触诊**　医生通过手接触患者部位时的感觉来进行判断的一种方法。
（1）浅部触诊
1）适用范围：适用于体表潜在病变，如关节、软组织、浅部动脉、静脉、神经、阴囊、精索等。腹部浅部触诊可触及的深度约为 1cm，可检查腹部有无压痛、抵抗感、搏动、包块和某些肿大脏器等。
2）方法：将一手放在患者部位，用掌指关节和腕关节的协同动作以旋转或滑动方式轻压触摸。检查时，用右手并拢的手指尺侧部分或指腹，避免用指尖猛戳腹壁。
（2）深部触诊法（deep palpation）：适用范围，用于检查和评估腹腔病变和脏器情况。深度常在 2cm 以上，有时可达 4～5cm。
1）深部滑行触诊（deep slipping palpation）。方法：嘱患者张口平静呼吸，放松腹肌，右手并拢的二、三、四指平放在腹壁上，以手指末端逐渐向腹腔的脏器或包块做上下左右滑动触摸。适用范围：常用于腹腔深部包块和胃肠病变的检查。
2）双手触诊法（bimanual palpation）。方法：左手掌置于患者脏器或包块的背后部，右手中间三指并拢置于腹壁患者部位，左手掌向右手方向托起，使患者的脏器或包块位于双手之间。适用范围：肝、脾、肾和腹腔肿物的检查。

3）深压触诊法（deep press palpation）。方法：1 个或者 2～3 个并拢的手指逐渐深压腹壁患者部位。反跳痛的检查：在手指深压的基础上稍停 2～3s，迅速将手抬起，并询问患者是否感觉疼痛加重或者查看面部是否出现痛苦表情。适用范围：探测腹腔深在病变的部位或者确定压痛点，阑尾压痛点、胆囊压痛点、输尿管压痛点。

4）冲击触诊法（ballottement）。方法：右手并拢的示指、中指、环指三个手指并拢取 70°～90°，放置于腹壁拟检查的相应部位，做数次急速而有力的冲击动作。在冲击腹壁时指端会有腹腔脏器或包块浮沉的感觉。适用范围：大量腹水时肝、脾及腹腔包块难以触及者。

（3）掌握触诊注意事项

1）检查前：告知患者检查目的，取得患者配合。

2）检查过程中：手应温暖，手法轻柔，观察患者表情。

3）患者体位：采取适当体位，仰卧位、双腿屈曲，腹肌放松。

4）触诊下腹部：应排空膀胱。

5）触诊时：医生应手脑并用，边检查边思索。

**3. 叩诊（percussion）**　医生用手指叩击身体表面某一部位，使之震动而产生音响，根据震动和声响的特点来判断患者部位的脏器有无异常的一种方法。

（1）间接叩诊法

1）方法：医生左手中指第二指节紧贴于叩诊部位，其他手指稍抬起，勿与体表接触，右手指自然弯曲，用中指指端叩击左手中指末端关节或第二指骨远端，叩击方向应与叩诊部位体表垂直，叩击后右手中指应立即抬起。叩击应以腕关节与掌指关节的活动为主，避免肘关节和肩关节参与运动。叩击动作要灵活、短促、富有弹性。在同一部位叩诊可连续叩击 2～3 下，避免不间断地连续快速叩击。

2）适用范围：肺部、心脏叩诊。

3）肝区和肾区叩痛：医生左手手掌平置于患者部位，右手握成拳状，并用其尺侧叩击左手手背。

（2）直接叩诊法

1）方法：医生右手中间三指并拢，用其掌面直接拍击患者部位，借助于拍击的反响和指下的震动感来判断病变情况。

2）适用范围：胸部和腹部范围较广泛的病变，如胸膜粘连或增厚、大量胸腔积液、腹水及气胸等。

（3）不同叩诊音特点及出现部位

1）清音（resonance）：正常肺部的叩诊音。它是一种频率为 100～128 次/秒，振动持续时间较长，音响不甚一致的非乐性叩诊音。提示肺组织的弹性、含气量、致密度正常。

2）浊音（dullness）：是一种音调较高，音响较弱，振动持续时间较短的非乐性叩诊音。除音响外，板指所感到的振动也较弱。浊音为叩击被少量含气组织覆盖的实质脏器时产生，如叩击心或肝被肺段边缘所覆盖的部分，或在病理状态下如肺炎（肺组织含气量减少）的叩诊音。

3）鼓音（tympany）：如同击鼓声，是一种和谐的乐音，音响比清音更强，持续时间也较长，在叩击含有大量气体的空腔脏器时出现。正常情况下可见于胃泡区和腹部，病理情况下可见于肺内空洞、气胸、气腹等。

4）实音（flatness）：是一种音调较浊音更高、音响更弱、振动持续时间更短的一种非乐性音，如叩击心和肝等实质脏器所产生的音响。在病理状态下可见于大量胸腔积液或肺实变等。

5）过清音（hyperresonance）：介于鼓音与清音之间，是属于鼓音范畴的一种变音，音调较清音低，音响较清音强，为一种类乐性音，是正常人不会出现的一种病态叩击音。临床上常见于肺组织含气量增多、弹性减弱时，如肺气肿。正常儿童可叩出相对过清音。

不同叩诊音及其特点见表 2-1。

表 2-1 叩诊音及其特点

| 叩诊音 | 音响强度 | 音调 | 持续时间 | 正常可出现的部位 |
| --- | --- | --- | --- | --- |
| 清音 | 强 | 低 | 长 | 正常肺 |
| 浊音 | 较强 | 较高 | 较短 | 心、肝被肺缘覆盖的部分 |
| 鼓音 | 强 | 高 | 较长 | 胃泡区和腹部 |
| 实音 | 弱 | 高 | 短 | 实质脏器部分 |
| 过清音 | 更强 | 更低 | 更长 | 正常成人不出现，可见于肺气肿时 |

（4）叩诊注意事项

1）环境应安静，以免影响叩诊音判断。

2）叩诊部位不同，患者所采取的体位亦有变化。

3）叩诊应注意对称部位的比较与鉴别。

4）注意叩诊音响的变化，还要注意不同病灶的震动感差异。

5）操作应规范，叩击力量要均匀适当。

4. 听诊 医生根据患者身体各部分活动时发出的声音判断正常与否的一种检查方法。

（1）间接听诊法（indirect auscultation）：用听诊器进行听诊的一种检查方法。此法方便，可以在任何体位听诊时应用，听诊效果好。

适用范围：应用于心、肺、腹的听诊及身体其他部分发出的声音，如血管音、皮下气肿音、肌束颤动音、关节活动音、骨折面摩擦音等。

（2）直接听诊法（direct auscultation）：医生将耳直接贴附于患者的体壁上进行听诊，目前也只有在某些特殊和紧急情况下才会采用。

（3）听诊注意事项

1）听诊环境要安静，避免干扰；要温暖、避风，以免患者由于肌束颤动而出现的附加音。

2）切忌隔着衣服听诊。

3）应根据病情和听诊的需要，嘱患者采取适当的体位。

4）要正确使用听诊器。

a. 听诊器（stethoscope）长度应与医生手臂长度相适应。听诊前应注意检查耳件方向是否正确，硬管和软管管腔是否通畅。

b. 钟形体件适用于听取低调声音，如二尖瓣狭窄的舒张期隆隆样杂音，使用时应轻触体表患者部位，但应注意避免体件与皮肤摩擦而产生的附加音。

c. 膜形体件适用于听取高调声音，如主动脉瓣关闭不全的杂音及呼吸音、肠鸣音等，使用时应紧触体表患者部位。

5）听诊时注意力要集中，听肺部时要摒除心音的干扰，听心音时要摒除呼吸音的干扰，必要时嘱患者控制呼吸配合听诊。

**5. 嗅诊**    医生利用嗅觉来判断发自患者的异常气味与病症之间关系的一种诊断方法。方法：嗅诊时用手将患者散发的气味扇向自己鼻部，然后仔细判别气味的特点与性质。

（1）酸性汗液：风湿热，长期服用水杨酸、阿司匹林等药物的患者。

（2）痰液恶臭：支气管扩张症或者肺脓肿。

（3）脓液恶臭：气性坏疽或厌氧菌感染。

（4）呕吐物酸味：幽门梗阻。

（5）呕吐物粪便味：长期剧烈呕吐或肠梗阻。

（6）粪便腥臭：细菌性痢疾。

（7）呼气刺激性蒜味：有机磷中毒。

（8）呼气烂苹果味：糖尿病酮症酸中毒。

（9）尿液有浓烈氨味：膀胱炎。

### 常用英文单词

Physical examination 体格检查，physical diagnosis 检体诊断，inspection 视诊，palpation 触诊，percussion 叩诊，auscultation 听诊，percussion sound 叩诊音，resonance 清音，dullness 浊音，tympany 鼓音，flatness 实音，hyperresonance 过清音，olfactory examination 听诊

（李小琳　秦　雄）

# 第二节　一般检查

概述检查注意事项：为整个体格检查过程中的第一步，是对患者全身状态的概括性观察，项目较多，以视诊为主，配合触诊、听诊和嗅诊进行检查。

## 一、全身状态检查

**1. 性别**

**2. 年龄**

**3. 生命体征**

（1）体温：有三种测量方式。

【体位】    根据测量方法不同可选择坐位、侧卧位、仰卧位。

【操作方法】

1）口测法

【方法】    将消毒后的体温计置于患者舌下，让其紧闭口唇，5分钟后读数。

【正常】    36.3～37.2℃。

2）肛测法

【方法】    婴幼儿及神志不清者可用此法。让患者取侧卧位，将肛门体温计头端涂以润滑剂后，徐徐插入肛门内达体温计长度的一半为止，5分钟后读数。

【正常】    36.5～37.7℃。

3）腋测法

【方法】 最常用,将体温计头端置于患者腋窝深处,嘱患者用上臂将体温计夹紧,10min后读数。

【正常】 36~37℃。

【异常】 体温超出正常值的 0.5℃以上。

【临床意义】 体温过高见第一章第二节发热部分;体温过低常见于危重状态、休克,环境寒冷等。

【根据异常体征进一步检查的内容及目的】 第一章第二节发热部分。

（2）呼吸

【体位】 患者一般取仰卧位。

【操作方法】 视诊观察呼吸节律、呼吸频率、呼吸运动。

【正常】 呼吸运动稳定,呼吸频率 12~20 次/分,节律均匀整齐。

【异常】 详见本章第四节胸部检查部分。

【临床意义】 详见本章第四节胸部检查部分。

【根据异常体征进一步检查的内容及目的】 详见本章第四节胸部检查部分。

（3）脉搏

【体位】 患者取仰卧位或坐位。

【操作方法】 主要为触诊,检查时可选择桡动脉、肱动脉、股动脉或颈动脉,了解脉率、脉律。

【正常】 脉率 60~100 次/分,脉律规则。

【异常】 脉率增快或减慢,脉律不规则。

【临床意义】 参见本章第五节心脏及血管检查部分。

【根据异常体征进一步检查的内容及目的】 参见本章第五节心脏及血管检查部分。

（4）血压

【体位】 患者一般取坐位,也可卧位,半卧位测量。

【操作方法】 间接测量（袖带加压）法测量血压。受检者半小时内禁烟、咖啡,安静环境下在有靠背的椅子安静休息至少 5 分钟。患者上肢裸露伸直并轻度外展,肘部置于心脏同一水平,将气袖均匀紧贴皮肤缠于上臂,使其下缘在肘窝以上 2~3cm,气袖之中央位于肱动脉表面。医生触及肱动脉搏动后,将听诊器体件置于搏动处准备听诊。然后,向袖带内充气,边充气边听诊,待肱动脉搏动声消失,再升高 30mmHg 后,缓慢放气,双眼随汞柱下降,平视汞柱表面。根据 Korotkoff 5 期法,首先听到的响亮拍击声代表收缩压,最终声音消失的血压值为舒张压。

【正常】 90mmHg≤收缩压≤140 mmHg,60mmHg≤舒张压≤90mmHg。

【异常】 高血增高为收缩压≥140 mmHg 和（或）舒张压≥90mmHg。

【临床意义】 参见本章第五节心脏及血管检查部分。

【根据异常体征进一步检查的内容及目的】 参见本章第五节心脏及血管检查部分。

**4. 发育与体型**

**5. 营养状态**

**6. 意识状态** 详见本书第一篇第十节意识障碍部分。

**7. 语调与语态**

**8. 面容与表情**

【体位】　可根据患者病情需要选择不同体位。

【操作方法】　视诊。

【正常】　表情自然，神态安怡。

【异常】　临床上常见的典型面容改变及临床意义、进一步检查如下。

（1）急性病容：面色潮红，兴奋不安，鼻翼扇动，口唇疱疹，表情痛苦。

【临床意义】　见于急性感染性疾病，如肺炎球菌肺炎、疟疾、流行性脑脊髓膜炎等。

【根据异常体征进一步检查的内容及目的】　血常规，胸部 X 线片可明确肺部感染病变；病史询问结合血疟疾虫检测有助于疟疾诊断；病史询问、神经系统检查并结合腰椎穿刺术脑脊液检查有助于流行性脑脊髓膜炎诊断。

（2）慢性病容：面容憔悴，面色晦暗或苍白无华，目光暗淡。

【临床意义】　见于慢性消耗性疾病，如恶性肿瘤、肝硬化、严重结核病等。

【根据异常体征进一步检查的内容及目的】　肿瘤相关标志物检测、肝功能及肝脏超声检查、痰结核杆菌检测、胸部 X 线片检查有助于上述疾病诊断。

（3）贫血面容：面色苍白，唇舌色淡，表情疲惫。

【临床意义】　见于各种原因所致的贫血。

【根据异常体征进一步检查的内容及目的】　血清铁检查、叶酸及维生素 $B_{12}$ 测定分别有助于缺铁性贫血及巨幼细胞性贫血诊断，骨髓穿刺细胞学检查对于白血病、再生障碍性贫血等各种原因所致贫血有鉴别诊断意义。

（4）肝病面容：面色晦暗，额部、鼻背、双颊有褐色色素沉着。

【临床意义】　见于慢性肝脏疾病。

【根据异常体征进一步检查的内容及目的】　肝炎病毒检查，肝功能检测和肝脏超声，必要时可做肝活检明确肝脏病变性质。

（5）肾病面容：面色苍白，眼睑、颜面水肿，舌色淡、舌缘有齿痕。

【临床意义】　见于慢性肾脏疾病。

【根据异常体征进一步检查的内容及目的】　尿常规、肾功能检测及肾脏超声检查，必要时肾脏活检结合病史可全面了解肾脏病变情况。

（6）甲状腺功能亢进面容：面容惊愕，眼裂增宽，眼球凸出，目光炯炯，兴奋不安，烦躁易怒。

【临床意义】　见于甲状腺功能亢进症。

【根据异常体征进一步检查的内容及目的】　甲状腺功能检测，相关免疫抗体检测（TSAB、TPO-AB、Tg-AB 等），甲状腺超声检查，必要时细针穿刺细胞学检查结合病史有助甲状腺疾病诊断。

（7）黏液性水肿面容：面色苍黄，颜面水肿，睑厚面宽，目光呆滞，反应迟钝，眉毛、头发稀疏，舌色淡、肥大。

【临床意义】　见于甲状腺功能减退症。

【根据异常体征进一步检查的内容及目的】　同甲状腺功能亢进面容。

（8）二尖瓣面容：面色晦暗、双颊紫红、口唇轻度发绀。

【临床意义】　见于风湿性心瓣膜病二尖瓣狭窄。

【根据异常体征进一步检查的内容及目的】　病史结合有无发热、风湿结节及心脏杂音，心脏超声检查可进一步明确。

（9）肢端肥大症面容：头颅增大，面部变长，下颌增大、向前突出，眉弓及两颧隆起，唇舌肥厚，耳鼻增大。

【临床意义】　见于肢端肥大症。

【根据异常体征进一步检查的内容及目的】　血生长激素测定有助于诊断。

（10）苦笑面容：牙关紧闭，面肌痉挛，呈苦笑状。

【临床意义】　见于破伤风。

【根据异常体征进一步检查的内容及目的】　有外伤深部感染病史，典型临床表现结合破伤风毒素检查可明确。

（11）满月面容：面圆如满月，皮肤发红，常伴痤疮和胡须生长。

【临床意义】　见于 Cushing 综合征及长期应用糖皮质激素者。

【根据异常体征进一步检查的内容及目的】　血皮质醇检查、外源性糖皮质激素使用病史可以明确。

**9. 体位**　指一般状态下患者身体所处的状态，其改变对某些疾病的诊断具有一定的意义。

【正常】　自主体位，身体活动自如，不受限制。

【异常】　临床上常见的有意义的体位及其临床意义如下。

【被动体位】　患者不能自己调整或变换身体的位置。

【临床意义】　见于极度衰竭或意识丧失。

【强迫体位】　指患者为减轻痛苦，被迫采取某种特殊的体位。临床上常见以下几种。

（1）强迫仰卧位：患者仰卧，双腿蜷曲，借以减轻腹部肌肉的紧张程度。

【临床意义】　见于急性腹膜炎。

【根据异常体征进一步检查的内容及目的】　病史结合血、尿淀粉酶测定，胰腺超声或 CT 检查可明确。

（2）强迫俯卧位：俯卧位可减轻脊背肌肉的紧张程度。

【临床意义】　见于脊柱疾病。

【根据异常体征进一步检查的内容及目的】　脊柱 X 线，CT，MRI 检查可以明确。

（3）强迫侧卧位：有胸膜疾病的患者多采取患侧卧位，可限制患侧胸廓活动而减轻疼痛和有利于健侧代偿呼吸。

【临床意义】　见于一侧胸膜炎和大量胸腔积液的患者。

【根据异常体征进一步检查的内容及目的】　胸部 X 线片、CT 检查可明确，胸腔穿刺抽液进行胸腔积液检查可明确胸腔积液性质，有助于病因诊断。

（4）强迫坐位：亦称端坐呼吸，患者坐于床沿上，以两手置于膝盖或扶持床边。

【临床意义】　该体位便于辅助呼吸肌参与呼吸运动，加大膈肌活动度，增加肺通气量，并减少回心血量和减轻心脏负担。见于心、肺功能不全者。

【根据异常体征进一步检查的内容及目的】　病史结合胸部 X 线片、CT，心脏超声检查了解心脏形态结构、心脏功能有助于诊断。

（5）强迫蹲位：患者在活动过程中，因呼吸困难和心悸而停止活动并采用蹲踞位或膝胸位以缓解症状。

【临床意义】　见于先天性发绀型心脏病。

【根据异常体征进一步检查的内容及目的】　可行心脏超声检查明确心脏形态结构是否有改变。

（6）强迫停立位：在步行时心前区疼痛突然发作，患者常被迫立刻站住，并以右手按抚心前部位，待症状稍缓解后才继续行走。

【临床意义】　见于心绞痛。

【根据异常体征进一步检查的内容及目的】　有冠心病病史，发作时心电图有明显心肌缺血改变，必要时冠状动脉造影检查可明确。

（7）辗转体位：指辗转反侧，坐卧不安。

【临床意义】　见于胆石症、胆道蛔虫症、肾绞痛等。

【根据异常体征进一步检查的内容及目的】　肝、胆、肾超声检查可明确。

（8）角弓反张位：患者颈及脊背肌肉强直，出现头向后仰，胸腹前凸，背过伸，躯干呈弓形。

【临床意义】　见于破伤风及小儿脑膜炎。

【根据异常体征进一步检查的内容及目的】　破伤风有明确皮肤外伤深部感染史，破伤风毒素检测有助诊断；小儿脑炎可行头颅 CT，腰椎穿刺术进行脑脊液检查进一步明确。

**10. 姿势**

**11. 步态**

【操作方法】　指走动时所表现的姿态，主要以视诊评估。

【正常】　健康人的步态因年龄、机体状态和所受训练而不同，小儿喜急行或小跑，青壮年矫健快速，老年人小步慢走。

【异常】　典型异常步态有以下几种。

（1）蹒跚步态：走路时身体左右摇摆似鸭行。

【临床意义】　见于佝偻病、大骨节病、进行性肌营养不良或先天性双侧髋关节脱位等。

【根据异常体征进一步检查的内容及目的】　血钙、血磷、碱性磷酸酶测定，掌指骨、腕骨、距跟骨和跖趾骨、髋关节 X 线片检查有助于对佝偻病、大骨节病、先天性双侧髋关节脱位的鉴别诊断，肌肉萎缩、基因检测有助于对进行性肌营养不良的诊断。

（2）醉酒步态：指行走时躯干重心不稳，步态紊乱、不准确如醉酒状。

【临床意义】　见于小脑疾病、酒精及巴比妥中毒。

【根据异常体征进一步检查的内容及目的】　有服用酒精及巴比妥病史，小脑疾病可进行头颅 CT 或 MRI 检查明确。

（3）共济失调步态：指起步时一脚高抬，骤然垂落，且双目向下注视，两脚间距很宽，以防身体倾斜，闭目时则不能保持平衡。

【临床意义】　见于脊髓痨患者。

【根据异常体征进一步检查的内容及目的】　有结核感染中毒症状，结合脊髓 MRI 检查可进一步明确。

（4）慌张步态：指起步后小步急速趋行，身体前倾，有难以止步之势。

【临床意义】　见于震颤麻痹患者。

【根据异常体征进一步检查的内容及目的】　腰椎穿刺术脑脊液高香草酸测定、多巴胺抗体测定或头颅 PET-CT 检测有助于诊断。

（5）跨阈步态：由于踝部肌腱、肌肉弛缓，患足下垂，行走时必须抬高下肢才能起步。

【临床意义】　见于腓总神经麻痹。

【根据异常体征进一步检查的内容及目的】　肌电图检查有助于明确。

（6）剪刀步态：由于双下肢肌张力增高，尤以伸肌和内收肌张力增高明显，移步时下肢内收过度，两腿交叉呈剪刀状。

【临床意义】 见于脑性瘫痪与截瘫患者。

【根据异常体征进一步检查的内容及目的】 病史结合头颅CT、头颅及脊髓MRI检查可以明确病变。

（7）间歇性跛行：步行中，因下肢突发性酸痛乏力，患者被迫停止行进，需稍休息后方能继续行进。

【临床意义】 见于动脉粥样硬化患者。

【根据异常体征进一步检查的内容及目的】 多见于老年患者，多有高血压、糖尿病病史，血脂检查提示高脂血症、血管超声、必要时血管造影可以明确血管病变。

# 二、皮肤检查

一般以视诊为主，配合触诊进行检查。

## 1. 颜色

【体位】 患者取坐位或卧位。

【操作方法】 自然光线下观察皮肤的颜色。

【正常】 与种族遗传有关，在不同生理状态及环境下有变化。

【异常】 可见皮肤苍白、发红、发绀、黄染、色素脱失（白癜风为多形性大小不等的色素脱失斑片，发生后可逐渐扩大；白斑为圆形或椭圆形色素脱失斑片，面积一般不大，常发生于口腔黏膜及女性外阴部，部分白斑可发生癌变；白化症为全身皮肤和毛发色素脱失）等。

【临床意义】 皮肤苍白：可由贫血、末梢毛细血管痉挛或充盈不足所致；发红：生理情况下见于运动、饮酒后，病理情况下见于发热性疾病以及一氧化碳中毒等；发绀：指皮肤呈青紫色，见于由缺氧、血液淤滞所导致的还原血红蛋白增多或异常血红蛋白血症；黄染可由黄疸、过多食用胡萝卜、南瓜、橘子、橘子汁等可引起血中胡萝卜素增高、长期服用含有黄色素的药物所致；色素沉着明显加深见于慢性肾上腺皮质功能减退，其他如肝硬化、晚期肝癌、肢端肥大症、黑热病、疟疾以及使用某些药物如砷剂和抗肿瘤药物等情况；色素脱失见于白癜风，偶见于甲状腺功能亢进、肾上腺皮质功能减退所致白癜风，也见于遗传性疾病，先天性酪氨酸酶合成障碍所致白化病。

【根据异常体征进一步检查的内容及目的】 血常规、碳氧血红蛋白、胆红素、皮质醇、肝功能、甲状腺功能检测等有助于诊断。

## 2. 湿度

【体位】 患者取坐位或卧位。

【操作方法】 以视诊和触诊相结合的方法检查皮肤的润泽度。

【正常】 皮肤湿度与汗腺分泌功能有关，出汗多者皮肤比较湿润，出汗少者比较干燥。

【异常】 病理情况下，可发生出汗增多或无汗。

【临床意义】 多汗见于风湿病、布氏杆菌病、甲状腺功能亢进、佝偻病、脑炎后遗症等；少汗或无汗见于硬皮病；夜间盗汗见于结核病。

【根据异常体征进一步检查的内容及目的】 类风湿因子、甲状腺功能、血钙、血磷、碱性磷酸酶测定，细菌学检测，自身免疫全套检测，结核杆菌检测，胸部X线片能够有助诊断。

### 3. 弹性

【体位】　患者取坐位或卧位。

【操作方法】　选择手背或上臂内侧部位，以拇指和示指将皮肤提起。

【正常】　松手后皮肤皱褶迅速平复。

【异常】　皮肤皱褶平复缓慢，提示弹性减退。

【临床意义】　皮肤弹性与年龄、营养状态、皮下脂肪及组织间隙所含液体量有关。弹性减退见于长期消耗性疾病或严重脱水。

【根据异常体征进一步检查的内容及目的】　病史，体质指数、血压测定，24 小时尿量或每小时尿量检查，血电解质、渗透压检测有助于诊断。

### 4. 皮疹

【体位】　患者取坐位或卧位。

【操作方法】　以视诊和触诊相结合的方法检查，应仔细观察和记录其出现与消失的时间、发展顺序、分布部位、形态大小、颜色及压之是否褪色、平坦或隆起、有无瘙痒及脱屑等，出现的规律和形态有一定的特异性有助于诊断。

【正常】　无皮疹。

【异常】　有皮疹。临床常见皮疹：斑疹表现为局部皮肤发红，一般不凸出皮肤表面；荨麻疹指隆起皮肤表面的苍白或红色的局限性水肿，为速发性皮肤变态反应；丘疹病灶凸出皮肤表面，伴有局部颜色改变；斑丘疹指丘疹周围有皮肤发红的底盘包围；玫瑰疹为鲜红色圆形斑疹，直径 2~3mm，拉紧附近皮肤或以手指按压可使皮疹消退，松开时又复出现，多出现于胸腹部（图 2-1）。

【临床意义】　斑疹见于斑疹伤寒、丹毒、风湿性多形性红斑等；玫瑰疹为伤寒和副伤寒的特征性皮疹；丘疹见于药物疹、麻疹及湿疹等；斑丘疹见于风疹、猩红热和药物疹等；荨麻疹见于各种过敏反应。

【根据异常体征进一步检查的内容及目的】　血培养、骨髓培养有助于伤寒确诊；病史询问及血常规检测嗜酸粒细胞增高见于过敏反应等。

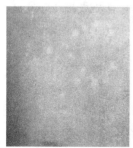 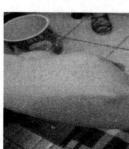 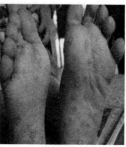 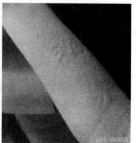

斑疹　　　　　　丘疹　　　　　　斑丘疹　　　　　　荨麻疹

图 2-1　各种皮疹的外观

### 5. 脱屑

【体位】　患者取坐位或卧位。

【操作方法】　以视诊和触诊相结合的方法检查。

【正常】　正常皮肤表层不断角化和更新，但由于数量很少，一般不易察觉。

【异常】　病理状态下可见大量皮肤脱屑。

【临床意义】　米糠样脱屑见于麻疹；片状脱屑见于猩红热；银白色鳞状脱屑见于银

屑病。

【根据异常体征进一步检查的内容及目的】　发热、麻疹黏膜斑结合早期鼻咽部分泌物多核巨细胞或血清麻疹抗体检测有助于麻疹诊断；有猩红热或咽峡炎患者接触史，血常规中性粒细胞增多，咽拭子、脓液培养获得 A 组链球菌有助猩红热诊断；银屑病为遗传性疾病，尽早就诊皮肤科。

### 6. 皮下出血

【体位】　患者取坐位或卧位。

【操作方法】　以视诊和触诊相结合的方法检查，根据其直径大小及伴随情况分为以下几种：淤点小于 2mm；紫癜 3～5mm；淤斑大于 5mm；血肿为片状出血并伴有皮肤显著隆起。

【正常】　无皮下出血。

【异常】　存在皮下出血。

【临床意义】　常见于造血系统疾病、重症感染、某些血管损害性疾病以及毒物或药物中毒。

【根据异常体征进一步检查的内容及目的】　骨髓穿刺术、骨髓细胞学检查、血培养、骨髓培养、血常规检测的问诊有无毒物或药物中毒史可以明确。

### 7. 蜘蛛痣与肝掌

【体位】　患者取坐位或卧位。

【操作方法】　观察皮肤小动脉末端分支有无扩张所形成的血管痣，形似蜘蛛，多出现于上腔静脉分布的区域内，如面、颈、手背、上臂、前胸和肩部等处，其大小不等。用棉签或火柴杆压迫蜘蛛痣的中心，其辐射状小血管网立即消失，去除压力后又复出现。观察手掌大、小鱼际处有无发红、加压后褪色。

【正常】　无蜘蛛痣、肝掌。

【异常】　有蜘蛛痣、肝掌

【临床意义】　见于急、慢性肝炎或肝硬化。

【根据异常体征进一步检查的内容及目的】　查肝功能、肝脏 B 超可以明确肝脏疾病。

### 8. 水肿

【体位】　患者取坐位或卧位。

【操作方法】　以视诊和触诊相结合的方法检查。

【正常】　无水肿。

【异常】　异常表现可分为轻，中，重三度。轻度：仅见于眼睑、眶下软组织、胫骨前、踝部皮下组织，指压后可见组织轻度下陷，平复较快。中度：全身组织均见明显水肿，指压后可出现明显的或较深的组织下陷，平复缓慢。重度：全身组织严重水肿，身体低位皮肤张紧发亮，甚至有液体渗出。此外，胸腔、腹腔等浆膜腔内可见积液，外阴部亦可见严重水肿。

【临床意义】　详见第一章第九节。

【根据异常体征进一步检查的内容及目的】　进行肝、肾、甲状腺功能检测，心脏超声进行心功能测定，局部血管超声检查了解有无血管阻塞、栓塞等明确病因。

### 9. 皮下结节

【体位】　患者取坐位或卧位。

【操作方法】　以视诊和触诊相结合的方法检查，注意其大小、硬度、部位、活动度及有无压痛等。

【正常】　无皮下结节。

【异常】　存在皮下结节。

【临床意义】　风湿小结见于风湿热和类风湿等疾病；痛风结节为痛风特征性病变；结节性红斑常见于溶血性链球菌感染、自身免疫性疾病等。

【根据异常体征进一步检查的内容及目的】　类风湿因子检查、红细胞沉降率、C-反应蛋白、血尿酸、血细菌学、自身免疫性抗体检测有助于鉴别。

### 10. 瘢痕

【体位】　患者取坐位或卧位。

【操作方法】　以视诊和触诊相结合的方法检查，指皮肤外伤或病变愈合后结缔组织增生形成的斑块。

【正常】　无瘢痕。

【异常】　存在瘢痕。

【临床意义】　是否有手术、外伤史，是否有皮肤、浅表淋巴结病变等病史。

【根据异常体征进一步检查的内容及目的】　通过问诊可明确曾患某些疾病。

### 11. 毛发

【体位】　患者取坐位或卧位。

【操作方法】　观察其多少及分布变化。

【正常】　无毛发的增多、减少、脱落。

【异常】　毛发增多、毛发减少或病理性脱落。

【临床意义】　毛发增多见于内分泌功能紊乱，如库欣综合征以及长期使用肾上腺皮质激素及性激素者；毛发减少或病理性脱毛见于脂溢性皮炎、螨寄生、斑秃、使用抗肿瘤药物以及内分泌系统疾病。

【根据异常体征进一步检查的内容及目的】　通过病史询问、内分泌激素水平测定等可明确病因。

## 三、浅表淋巴结检查

**1. 体位**　患者取坐位或卧位。

**2. 操作方法**

（1）耳前、耳后、乳突区及枕骨下区淋巴结检查

【操作方法】　站于患者前面或后面，用示指、中指指腹缓慢、仔细、滑动触诊耳前、耳后、乳突区及枕骨下区。

（2）颌下、颏下淋巴结检查

【操作方法】　检查颏下淋巴结时，嘱患者头放低，屈曲手指于颏下中线处触诊；检查颌下淋巴结时，嘱患者头放低而偏向检查侧，屈曲手指于颌下触诊。

（3）颈部淋巴结检查

【操作方法】　患者头稍低并偏向检查侧，颈前淋巴结于胸锁乳突肌前缘表浅处触诊，颈后淋巴结于胸锁乳突肌后缘以后浅表处触诊。

（4）锁骨上、下窝淋巴结检查

【操作方法】　患者头前屈偏向检查侧，以左手检查右侧，右手检查左侧，分别检查锁

骨上、下窝淋巴结。

（5）腋窝淋巴结检查

【操作方法】 检查右侧时，右手握住受检者右腕部并向外上方屈肘、抬肩，以左手指并拢，指腹紧贴右侧胸壁向上逐渐达腋窝顶部，滑动触诊腋窝顶部、后壁、内侧壁、前壁以及外侧壁淋巴结。以同样方法在相反的方向检查左侧腋窝淋巴结。

（6）滑车上淋巴结检查

【操作方法】 拖住患者左腕部，屈肘90°，以右手示指抵在肱骨内上髁，示指、中指、环指并拢在肱二头肌与肱三头肌肌间沟中纵行，横行触诊。以同样方法检查对侧。

（7）腹股沟淋巴结检查

【操作方法】 右手中间三指津贴腹股沟皮肤，横行滑动触诊检查腹股沟横组淋巴结，纵行滑动触诊检查腹股沟纵组淋巴结。

**3. 检查顺序**

（1）头颈部淋巴结检查顺序：耳前、耳后、枕部、颌下、颏下、颈前、颈后、锁骨上。

（2）上肢淋巴结的检查顺序：腋窝淋巴结、滑车上淋巴结。

（3）腋窝淋巴结应按尖群、中央群、胸肌群、肩胛下群和外侧群的顺序进行。

（4）下肢淋巴结的检查顺序：腹股沟部、腘窝部。

【正常】 不能触到淋巴结或触到的淋巴结较小，直径为0.2~0.5cm，质地柔软，表面光滑，与毗邻组织无粘连，一般不易触及，亦无压痛。

【异常】 有淋巴结肿大，应注意其部位、大小、数目、硬度、压痛、活动度、有无粘连，局部皮肤有无红肿、瘢痕、瘘管等。同时注意寻找引起淋巴结肿大的原发病灶。

【临床意义】 局限性淋巴结肿大可见于非特异性淋巴结炎、淋巴结结核或恶性肿瘤淋巴结转移；全身性淋巴结肿大常见于传染性单核细胞增多症，血液系统疾病或结缔组织病。

【根据异常体征进一步检查的内容及目的】 肿大淋巴结B超检查，必要时淋巴结活检明确病因。

## 常用英文单词

vital sign 生命征，obesity 肥胖，consciousness 意识，gait 步态，macula 斑疹，roseola 玫瑰疹，papules 丘疹，urticaria 荨麻疹，petechia 淤点，purpura 紫癜，ecchymosis 淤斑，hematoma 血肿，edema 水肿

（胡 柯 刘新岗）

# 第三节 头颈部检查

## 一、头 部 检 查

头部主要采用视诊的方法检查，部分结合触诊的方法。

### （一）头发与头皮

【体位】 患者取坐位。

【操作方法】 观察头发颜色、疏密度、是否脱发；观察头皮颜色、有无头皮屑、头癣，外伤、血肿及瘢痕。

【正常】 无脱发，无头癣，无外伤、血肿及瘢痕。

【异常】 常见异常有脱发，有头癣。

【临床意义】 脱发可由甲状腺功能低下、斑秃等疾病引起，也可由放射治疗和抗癌药物等物理化学因素引起；头癣提示真菌感染。

【根据异常体征进一步检查的内容及目的】 进行甲状腺功能测定确定甲状腺功能状态，斑秃和免疫有关，头癣可行真菌检查。

## （二）头颅

【体位】 患者取坐位。

【操作方法】 观察大小、形态、运动；触诊有无压痛，异常隆起。头围测量操作：以软尺自眉间绕到枕骨粗隆一周。

【正常】 头颅大小正常，无畸形，活动自如，无异常运动，无压痛及异常隆起。

【异常】 形态大小异常可表现为小颅、巨颅、方颅、尖颅、变形颅；运动异常可表现为活动受限，不自主颤动，与颈动脉搏动一致的点头运动（Musset 征）。

【临床意义】 小颅见于囟门早闭，巨颅见于脑积水，方颅见于佝偻病、先天性梅毒，尖颅见于巨人症，变形颅见于 Paget 病；活动受限见于颈椎病，不自主颤动见于帕金森病，与颈动脉搏动一致的点头运动见于严重主动脉瓣关闭不全。

【根据异常体征进一步检查的内容及目的】 可进行头颅 CT、MRI 等检查明确脑积水、帕金森病所致脑萎缩等颅脑疾病；血清碱性磷酸酶、血钙、血磷、25-（OH）$D_3$、1，25-（OH）$_2D_3$ 的测定可以协助佝偻病诊断；生长激素测定等明确巨人症；颈部 X 线、CT 检查明确颈椎病；心脏超声检查了解主动脉瓣关闭不全情况等。

## （三）颜面及其器官

1. 眼（包括视功能、外眼、眼前节、内眼的检查）

（1）视功能：视力（远视力和近视力）、视野见第二章第八节、色觉、立体视觉（略）。

（2）外眼检查

1）眼睑

【体位】 患者取坐位。

【操作方法】 观察有无睑内翻、沙眼、上眼睑下垂、闭合障碍、水肿。

【正常】 无睑内翻、沙眼、上睑下垂、闭合障碍及水肿。

【异常】 存在睑内翻，沙眼，上眼睑下垂，闭合障碍或水肿。

【临床意义】 睑内翻见于沙眼；双侧上眼睑下垂见于先天性上睑下垂、重症肌无力，单侧上睑下垂见于动眼神经麻痹；双侧眼睑闭合障碍见于甲亢，单侧闭合障碍见于面神经麻痹；眼睑水肿常见于肾炎，慢性肝病，营养不良，贫血，血管神经性水肿等。

【根据异常体征进一步检查的内容及目的】 新斯的明试验帮助诊断重症肌无力；肌电图、神经传导速度的检测有助于周围神经病变的诊断；甲状腺功能测定明确甲状腺功能；肾功能、肝功能、血常规等检测有助于肾炎、肝病及营养不良、贫血的诊断。

2）泪囊

【体位】 患者取坐位。

【操作方法】 请患者向上看，医生用双手拇指轻压患者双眼内眦下方，挤压泪囊，同时观察有无分泌物或泪液自上下泪点溢出（有急性炎症时避免做此项检查）。

【正常】 无分泌物或泪液自上下泪点溢出。

【异常】 有黏液脓性分泌物流出。

【临床意义】 考虑慢性内囊炎。

【根据异常体征进一步检查的内容及目的】 血常规明确感染的程度和性质；内囊分泌物的细菌培养及药物敏感试验明确感染的性质及致病菌的种类并指导用药。

3）结膜（睑结膜、穹隆部结膜、球结膜）

【体位】 患者取坐位。

【操作方法】 上睑结膜检查时，右手检查患者左眼，左手检查右眼，用示指和拇指捏住上睑中外 1/3 交界处的边缘，嘱患者向下看，此时轻轻向前下方牵拉，然后示指向下压迫睑板上缘，并与拇指配合将睑缘向上捻转即可将眼睑翻开。检查后，轻轻向前下牵拉上睑，同时嘱患者往上看，即可使眼睑恢复正常。

【正常】 粉红色，无充血水肿，苍白，发黄，出血点，结膜下出血。

【异常】 充血水肿，苍白，发黄，出血点，结膜下出血。

【临床意义】 充血见于结膜炎、角膜炎；颗粒与滤泡见于沙眼；苍白见于贫血；发黄见于黄疸；散在出血点可见于感染性心内膜炎；大片结膜下出血可见于高血压、动脉粥样硬化。

【根据异常体征进一步检查的内容及目的】 血常规确诊贫血；血清胆红素检测明确黄疸；血培养及心脏超声检查有助于感染性心内膜炎的诊断；血压测定明确高血压；血脂、血液流变学、血管超声检查有助于动脉粥样硬化诊断。

4）眼球

【体位】 患者取坐位。

【操作方法】 观察眼球有无突出、下陷。眼球运动的检查方法：医师用棉签或手指置于眼前 30～40cm 处，按左→左上→左下→右→右上→右下 6 个方向的顺序进行。眼球震颤检查方法：嘱患者头部不动，眼球随医生手指所示方向垂直、水平运动数次，观察眼球是否出现一系列有规律的快速往返运动。

【正常】 无突出、下陷、运动受限及眼球震颤。

【异常】 有突出、下陷、运动受限及眼球震颤。

【临床意义】 单侧突出见于局部炎症或框内占位病变、甲亢，双侧突出见于甲亢；单侧眼球下陷见于 Honer 综合征，双侧下陷见于严重脱水；眼球震颤见于耳源性眩晕、小脑疾患和视力严重低下等。

【根据异常体征进一步检查的内容及目的】 眶后 B 超或 CT 检查明确眼球突出性质；甲状腺功能测定明确甲状腺功能状态；胸部 CT 明确有无胸部疾患压迫副交感神经出现 Honer 综合征；听力检查、头颈部影像学检查甚至脑血管造影对耳源性眩晕、小脑疾患诊断有帮助。

5）甲亢眼征

a. Stellwag 征：瞬目减少。

b. Graefe 征：眼球下转时上眼睑不能下垂。

c. Mobius 征：目标由远处逐渐移近眼球时，两侧眼球不能适度内聚。

d. Joffroy 征：上视时无皱纹。

（3）眼前节检查

1）角膜

【体位】 患者取坐位。

【操作方法】　观察有无角膜薄翳、白斑、溃疡、角膜软化、血管增生、老年环、Kayser-Fleischer 环，检查时用斜照光更易观察其透明度。

【正常】　无角膜薄翳、白斑、溃疡及角膜软化、血管增生，无 Kayser-Fleischer 环。

【异常】　有角膜薄翳、白斑、溃疡及角膜软化，Kayser-Fleischer 环。

【临床意义】　角膜薄翳、白斑、溃疡为炎症所致；角膜周边血管新生可能为严重沙眼所致；Kayser-Fleischer 环见于肝豆状核变性。

【根据异常体征进一步检查的内容及目的】　裂隙灯检查明确角膜病变；血铜检测、肝功能检测明确肝豆状核变性。

2）巩膜

【体位】　患者取坐位。

【操作方法】　观察有无黄染。

【正常】　无黄染。

【异常】　黄染。

【临床意义】　血液中黄色色素成分增多，如胡萝卜素、米帕林等；黄疸。

【根据异常体征进一步检查的内容及目的】　检测血清胆红素可明确。

3）虹膜

【体位】　患者取坐位。

【操作方法】　观察有无纹理模糊、裂孔。

【正常】　无纹理模糊、裂孔。

【异常】　纹理模糊，有裂孔。

【临床意义】　纹理模糊或消失见于虹膜炎、水肿和萎缩；形态异常或有裂孔见于虹膜后粘连、外伤、先天性虹膜缺损。

【根据异常体征进一步检查的内容及目的】　裂隙灯等检查。

4）瞳孔

【体位】　患者取坐位。

【操作方法】　观察有无形状大小异常，双侧是否等圆等大，对光反射、集合反射是否存在。直接对光反射检查方法：用手电筒直接照射瞳孔并观察其反应，正常人当受到光线刺激后瞳孔立即缩小，移开光源后瞳孔迅速复原；间接对光反射检查方法：指光线照射一眼时，用一手挡住光线，另一眼瞳孔立即缩小，移开光线，瞳孔扩大；集合反射检查方法：嘱患者注视 1m 外的目标（通常是医生的指尖），然后将目标逐渐移近眼球（距眼球 5～10cm），正常人此时可见双眼内聚，瞳孔缩小，称为集合反射；近反射检查方法：以双眼内聚、瞳孔缩小和晶状体的调节三者称近反射；眼底检查：需借助检眼镜才能检查眼底。

【正常】　直径 3～4mm 圆形，双侧等大；对光反射灵敏，集合反射存在。

【异常】　瞳孔大小异常，双侧不等大；对光反射迟钝或消失；集合反射消失。

【临床意义】　瞳孔缩小见于中毒、药物反应；瞳孔扩大见于外伤、失明、药物阿托品作用等；瞳孔大小不等见于颅内病变、伴对光反射减弱提示中脑功能损害；对光反射迟钝或消失见于昏迷；集合反射消失见于眼运动神经损害、眼肌麻痹。

【根据异常体征进一步检查的内容及目的】　特殊毒物检测明确是否为中毒所致；头颅 CT 明确是否为颅内病变所致。

**2. 耳**（外耳、中耳、乳突、听力）

【体位】　患者取坐位。

【操作方法】　观察耳郭外形、大小、位置和对称性，外耳道皮肤是否正常，有无溢液；鼓膜是否穿孔、溢脓；乳突区皮肤是否红肿，是否有压痛、瘘管或瘢痕。听力检查方法：在静室内嘱患者闭目坐于椅子上，并用手指堵塞一侧耳部，医生持机械表或以拇指与示指相互摩擦，自 1m 以外逐渐移近至患者耳部，直到患者听到声音为止，测量距离，同样方法检查另一耳。比较两耳的测试结果并与医生的听力进行比较。正常人一般在 1m 处可闻见机械表声或捻手指声。

【正常】　耳郭对称、无畸形，外耳道无溢脓，鼓膜无穿孔，乳突区无红肿，无压痛，听力无减退。

【异常】　外耳道溢液，鼓膜穿孔、溢脓，乳突区红肿、有压痛、瘘管或瘢痕，听力下降。

【根据异常体征进一步检查的内容及目的】　五官科专科详细检查。

**3. 鼻**

【体位】　患者取坐位。

【操作方法】　观察鼻的皮肤颜色和鼻外形改变（色素沉着、酒渣鼻、鞍鼻等），有无鼻翼扇动，鼻中隔有无偏曲，有无鼻出血，有无鼻腔黏膜充血、肿胀、萎缩，有无鼻腔分泌物，有无鼻窦压痛。鼻窦压痛的检查方法：①上颌窦，位于左右颊部，检查时双手固定患者的两侧耳后，将拇指分置于左右颧部按压。也可以用右手中指指腹叩击颧部，并询问有否叩击痛。②额窦，位于眼眶上缘内侧，检查时一手扶持患者枕部，用另一拇指或示指置于眼眶上缘内侧用力向后、向上按压。或以两手固定头部，双手拇指置于眼眶上缘内侧向后、向上按压，询问有无压痛，两侧有无差异。也可以用中指叩击该区，询问有无叩击痛。③筛窦，鼻根部与眼内眦之间，检查时双手固定患者两侧耳后，双侧拇指分别置于鼻根部与内眦之间向后方按压。④蝶窦，不能在体表进行检查。

【正常】　无皮肤色素沉着，无酒渣鼻、鞍鼻，无鼻翼扇动，鼻中隔无偏曲，无鼻出血，鼻腔内无异常分泌物，鼻窦无压痛。

【异常】　皮肤色素沉着，有酒渣鼻、鞍鼻；存在鼻翼扇动；双侧、单侧鼻腔出血；鼻腔黏膜充血、肿胀、萎缩；鼻腔分泌物黏稠发黄或发绿；鼻窦区压痛。

【临床意义】　黑褐色斑点或斑片为日晒或慢性肝脏疾病所致；鼻梁部出现红色斑块见于系统性红斑狼疮；酒渣鼻为慢性炎症；鞍鼻见于鼻骨折、鼻骨发育不良；鼻翼扇动为心肺疾病所致呼吸困难表现；鼻出血常见于外伤、鼻腔出血、鼻咽癌、血液系统疾病、肝脏疾病等；鼻窦区压痛常见于相应鼻窦炎症。

【根据异常体征进一步检查的内容及目的】　血常规，骨髓穿刺有助于血液系统疾病诊断；肝功能、肝脏超声检查有助于肝脏疾病诊断；自身免疫全套可以协助诊断系统性红斑狼疮；鼻部 CT 检查可以明确有无鼻窦炎、鼻咽癌、鼻骨骨折等病变，必要时进行活检。

**4. 口唇、口腔内器官和组织以及口腔气味**

【体位】　患者取坐位。

【操作方法】　观察口唇颜色、口角、溃疡、疱疹；口腔黏膜颜色，有无溃疡、出血点、淤斑；有无龋齿、残根、缺牙、义齿等；有无牙龈出血、牙槽溢脓（慢性牙周炎、牙龈瘘管）、铅线；舌有无感觉、运动、形态异常；有无失音；口腔有无特殊气味。

咽部和扁桃体检查：嘱患者头略后仰，口张大发"啊"音，此时医生用压舌板在舌板的前 2/3 与后 1/3 交界处迅速下压，此时软腭上抬。在照明灯的配合下即可以见软腭、腭垂、软腭弓、扁桃体、咽后壁等。

【正常】　口唇红润光泽，口腔黏膜粉红色、光洁；牙龈粉红色，无出血溢脓；舌无感觉、运动、形态异常；发音正常；口腔无特殊气味；咽部无充血红肿；扁桃体无肿大。

【异常】　口唇苍白，口腔黏膜色素沉着，有出血点，淤斑；牙龈红肿出血溃疡；舌感觉运动形态异常；口腔存在异常气味；咽部充血红肿；扁桃体肿大。

【临床意义】　口唇苍白见于贫血；渴感见于尿崩症、糖尿病；舌痛见于损伤、溃疡、全身疾病，干燥舌见于鼻部疾患、吸烟、放疗后，舌体增大见于舌炎、舌肿瘤，地图舌见于核黄素缺乏，裂纹舌见于梅毒，草莓舌见于猩红热、长期发热，牛肉舌见于糙皮病，镜面舌见于贫血、萎缩性胃炎，毛舌见于真菌感染；震颤见于甲亢，伸舌偏斜见于舌下神经麻痹；急性失音见于急性炎症，慢性失音见于喉癌；口腔腥臭味见于齿槽脓肿，血腥味见于齿龈出血，烂苹果味见于糖尿病酮症酸中毒，尿味见于尿毒症，肝臭味见于肝坏死、肝脓肿，大蒜味见于有机磷中毒。

【根据异常体征进一步检查的内容及目的】　血常规可以明确贫血；肝功能、肾功能、血糖、糖化血红蛋白、甲状腺功能检测明确肝脏疾病、肾脏疾病、糖尿病、甲亢；口腔内容物病变进行口腔专科检查。

扁桃体肿大分度：Ⅰ度，扁桃体肿大不超过咽腭弓；Ⅱ度，超过咽腭弓；Ⅲ度，肿大达咽后壁中线。

### 5. 腮腺

【体位】　患者取坐位。

【操作方法】　观察耳屏、下颌角、颧弓所构成的三角区内有无肿大腮腺，腮腺导管口有无分泌物。

【正常】　不能触及。

【异常】　腮腺肿大。

【临床意义】　腮腺肿大见于急性流行性腮腺炎、急性化脓性腮腺炎、腮腺肿瘤等。

【根据异常体征进一步检查的内容及目的】　血常规检测，血清和尿淀粉酶测定、腮腺 CT 检查或病理检查有助于明确病变性质。

常用英文单词

Skull 头颅，visual acuity 视力，visual fields 视野，eyelids 眼睑，color sensation 色觉，conjunctiva 结膜，exophthalmos 眼球突出，cornea 角膜，auricle 耳郭，mastoid 乳突，auditory acuity 听力，nasal sinus 鼻窦，nasal pharynx 鼻咽，parotid gland 腮腺

# 二、颈部检查

## （一）颈部外形及分区

**1. 颈前三角**　胸锁乳突肌内缘、下颌骨下缘、前正中线之间。

**2. 颈后三角**　胸锁乳突肌后缘、锁骨上缘、斜方肌之间。

## （二）颈部姿势与运动

观察是否有头不能抬起、斜颈、颈部运动受限、颈部强直。

### （三）颈部皮肤与包块

#### 1. 颈部皮肤

【体位】　患者取坐位。

【操作方法】　观察有无蜘蛛痣，感染，瘢痕，瘘管，银屑病。

【正常】　无蜘蛛痣，感染，瘢痕，瘘管，银屑病。

【异常】　存在蜘蛛痣，感染，瘢痕，瘘管，银屑病。

【临床意义】　蜘蛛痣常见于肝硬化。

【根据异常体征进一步检查的内容及目的】　肝功能检测及肝脏超声检查有助于肝硬化诊断。

#### 2. 颈部包块

【体位】　患者取坐位。

【操作方法】　检查有无包块，有包块要了解部位、数目、大小、质地、活动性、与邻近器官的关系、有无压痛等。

【正常】　无包块。

【异常】　有包块。

【临床意义】　肿大包块可能为非特异性淋巴结炎、恶性肿瘤转移、血液系统疾病所致淋巴结肿大、囊状瘤、囊肿、甲状腺来源包块等。

【根据异常体征进一步检查的内容及目的】　肿块超声检查可明确性质，必要时进行肿块活检明确病变性质。

### （四）颈部血管检查

#### 1. 颈静脉

【体位】　患者取坐位。

【操作方法】　观察患者坐位或者半坐位（45°）时静脉充盈度。

【正常】　立位或坐位不显露；平卧仅见于锁骨上缘至下颌角距离的下 2/3 以内。

【异常】　患者坐位或者半坐位（45°）时静脉充盈度超过正常水平（明显充盈、怒张和搏动）。

【临床意义】　颈静脉充盈、怒张和搏动常见于右心衰竭、缩窄性心包炎、心包积液，上腔静脉阻塞综合征等。

【根据异常体征进一步检查的内容及目的】　心脏超声检查可了解心功能、心脏形态结构大小、心包有无病变；静脉血管超声、血管造影等检查了解血管病变、有无阻塞等情况。

#### 2. 颈动脉

【体位】　患者取坐位。

【操作方法】　观察颈动脉的搏动。

【正常】　正常安静时看不到颈动脉的搏动。

【异常】　搏动增强。

【临床意义】　见于主动脉瓣关闭不全、高血压、甲亢、严重贫血等。

【根据异常体征进一步检查的内容及目的】　心脏超声可以了解瓣膜病变；血压的测量有助确诊高血压；甲状腺功能的测定可以明确是否存在甲亢；血常规检测可以明确有无贫血等。

### 3. 血管杂音

【体位】 患者取坐位。

【操作方法】 用钟形听诊器听诊，如发现杂音，注意其部位、强度、性质、音调传导方向和出现时间、患者姿势和呼吸对杂音的影响。

【正常】 无血管杂音。

【异常】 一般无血管杂音。

【临床意义】 在颈部大血管区听到血管杂音，应考虑颈动脉或椎动脉狭窄；颈静脉杂音常见于右侧颈下部，如在右锁骨上窝听到低调、柔和、连续性杂音是生理性的，用手指压迫颈静脉后即可消失。

【根据异常体征进一步检查的内容及目的】 可以进行血管 B 超检查或是血管造影了解血管狭窄部位及程度。

## （五）甲状腺检查

【体位】 患者取坐位。

### 1. 视诊

【操作方法】 检查时嘱患者做吞咽动作，可见甲状腺随吞咽动作向上移位，如不易辨认，再嘱咐患者两手放于枕后，头向后仰，再行观察。

### 2. 触诊

【操作方法】

（1）甲状腺峡部触诊：站于患者前面，用拇指或站于患者后面用示指从胸骨上切迹向上触摸，同时请患者吞咽，判断有无增厚、肿块。

（2）甲状腺侧叶触诊

1）前面触诊法：一手拇指施压于一侧甲状腺软骨，将气管推向对侧，另一手示指、中指在对侧胸锁乳突肌后缘向前推挤甲状腺侧叶，拇指在胸锁乳突肌前缘触诊，配合吞咽动作，重复检查。可触及被推挤的甲状腺。用同样方法检查另一侧甲状腺。

2）后面触诊法：站在患者后面，一手示指、中指施压于一侧甲状腺软骨，将气管推向对侧，另一手拇指在对侧胸锁乳突肌后缘推挤甲状腺，示指、中指在其前缘触诊甲状腺，配合吞咽动作，重复检查。同样方法，检查另一侧甲状腺。

### 3. 听诊

【操作方法】 用钟形听诊器直接放在肿大的甲状腺上，看是否听到连续性静脉"翁鸣"声或者收缩期动静脉杂音。

【正常】 正常甲状腺位于甲状腺软骨下方和两侧，15～25g，表面光滑，不易触及，无血管杂音。

【异常】 可看到或触到肿大，闻及血管杂音。

【临床意义】 甲状腺肿大常见于甲状腺功能亢进、单纯性甲状腺肿、甲状腺癌、慢性淋巴性甲状腺炎、甲状旁腺腺瘤。

【根据异常体征进一步检查的内容及目的】 进行甲状腺功能检测了解甲状腺的功能状态，甲状腺 B 超检查明确肿大的性质。

### 4. 甲状腺肿大分度

（1）Ⅰ度：能触不能见。

（2）Ⅱ度：能触不能见，在胸锁乳突肌以内。

（3）Ⅲ度：超过胸锁乳突肌外缘。

## （六）气管检查

【体位】　患者取坐位或者仰卧位。

【操作方法】　医生示指与环指分别置于胸锁关节上，然后将中指置于气管之上，观察中指是否在示指与环指中间，或以中指置于气管与两侧胸锁乳突肌之间的间隙，距两侧间隙是否等宽来判断气管有无偏移。

【正常】　位于颈前正中。

【异常】　气管偏移。

【临床意义】　根据气管偏移的方向可以判断病变的性质，如大量胸腔积液、积气纵隔肿瘤以及单侧甲状腺肿大可将气管推向健侧，而肺不张、肺硬化、胸膜粘连可将气管拉向患侧。

【根据异常体征进一步检查的内容及目的】　胸部 X 线片、CT 检查胸肺部、纵隔病变部位及性质。

### 常用英文单词

hepatojugular reflux sign 肝-颈静脉回流征，thyroid 甲状腺，giantism 巨人症，midgets 侏儒症，cretinism 呆小症，rickets 佝偻病，malnutrition 营养不良，emanation 消瘦，cachexia 恶病质，somnolence 嗜睡，confusion 意识模糊，stupor 昏睡，coma 昏迷，delirium 谵妄，orthopnea 端坐呼吸，spider angioma 蜘蛛痣

（李小琳　谭艳辉）

# 第四节　胸　部　检　查

胸部检查注意事项：

（1）室内环境舒适温暖，光线充足柔和。

（2）医生衣帽穿戴整齐，清洁洗手；准备听诊器等器械，站于患者的右侧进行检查，操作手法轻柔，手部温暖，按视、触、叩、听诊的顺序进行。

（3）患者一般采取坐位或者仰卧位，脱去上衣，充分暴露胸部。

## 一、胸部体表标志

骨骼标志：胸骨上切迹、胸骨柄、胸骨角、剑突、腹上角（又称胸骨下角）、肋骨、肋间隙、肩胛骨、脊柱棘突。

垂直线标志：前正中线、胸骨线、胸骨旁线、锁骨中线、腋前线、腋后线、腋中线、后正中线、肩胛线。

自然陷窝和解剖区域：腋窝、胸骨上窝、锁骨上窝、肩胛上区、肩胛下区、肩胛区、肩胛间区。

## 二、胸壁、胸廓及乳房

### 1. 胸壁视诊

【体位】　患者取坐位或者仰卧位。

【操作方法】　用视觉观察胸壁皮肤颜色、静脉、肋间隙。

【正常】　胸壁皮肤无异常，无明显静脉可见，肋间隙无凹陷或膨隆。

【异常】　胸壁静脉充盈或曲张；肋间隙狭窄；肋间隙膨隆。

【临床意义】　胸壁静脉充盈或曲张见于上腔静脉或下腔静脉阻塞；肋间隙狭窄提示呼吸道阻塞，肋间隙膨隆见于大量胸腔积液、张力性气胸或严重肺气肿等。

【根据异常体征进一步检查的内容及目的】　胸部 X 线或 CT 检查可明确病变部位、性质。

　2. 胸壁触诊　压痛、皮下气肿。

【体位】　患者取坐位或者仰卧位。

【操作方法】　压痛，手掌前部分别触压胸壁，从前胸到侧胸，再到背胸部，拇指按压胸骨柄及胸骨体的中下部，并询问有无压痛。皮下气肿，以手按压胸壁皮肤，体会有无捻发感或握雪感。

【正常】　胸壁及胸骨无压痛，无皮下气肿。

【异常】　胸壁或胸骨有压痛，按压皮下气肿的皮肤可有捻发感或握雪感。

【临床意义】　胸壁压痛见于肋间神经炎、肋软骨炎、胸壁软组织及肋骨骨折。胸骨压痛常见于白血病；皮下气肿见于肺、气管、胸膜受损、偶见于局部产气杆菌感染。

【根据异常体征进一步检查的内容及目的】　完善胸部 X 线、CT 等进一步确定胸部病变部位、性质；胸骨压痛可行血常规及骨髓穿刺检查。

　3. 胸廓视诊

【体位】　患者取坐位或者仰卧位。

【操作方法】　观察胸廓外形和对称性，测量胸廓前后径与左右径之比。

【正常】　外观无畸形，两侧对称，胸廓前后径与左右径之比为 1 : 1.5。

【异常】　常见扁平胸、桶状胸、佝偻病胸、漏斗胸、一侧变形、局部隆起、脊柱畸形等。

【临床意义】　扁平胸，见于瘦长体型，慢性消耗性疾病如肺结核等；桶状胸，见于婴幼儿、老年或矮胖体型者，肺气肿或哮喘发作期；佝偻病胸，多见于儿童，肋骨串珠状、肋膈沟、鸡胸；漏斗胸，多为先天性；一侧变形，①膨隆见于大量胸腔积液、气胸、一侧严重代偿性气肿、巨大肺囊肿、肿瘤、膈疝等。②平坦或下陷见于肺不张、肺纤维化、广泛性胸膜增厚和粘连等；局部隆起：①皮肤肿块见于神经纤维瘤、脂肪瘤、肋骨结核寒性脓肿、带状疱疹等；②肋软骨隆起见于肋软骨炎、软骨肿瘤。肋骨串珠见于佝偻病；③肋骨肿块见于肋骨骨折、肿瘤、结核、化脓性骨髓炎、嗜酸性肉芽肿和先天性畸形等；④胸骨柄或胸骨上凹隆起可能为主动脉瘤。心前区隆起多见于先天性心脏病、心脏肥大、心包积液等；脊柱畸形见于先天性畸形，脊柱外伤和结核等。

【根据异常体征进一步检查的内容及目的】　完善胸部 X 线、B 超、CT 等进一步确定胸部病变部位、性质。

　4. 乳房视诊

【体位】　患者取坐位或者仰卧位。

【操作方法】　观察大小、形状、对称性、乳头皮肤颜色及表面特征。

【正常】　乳房对称，皮肤无发红、水肿、回缩，乳头大小正常，无内陷，未见分泌物，乳晕无扩大及色素异常沉着。

【异常】　一侧乳房明显增大或缩小、乳头回缩、乳头异常分泌物、皮肤溃疡瘢痕或色素沉着等。

【临床意义】　一侧明显增大见于先天畸形、囊肿、炎症或肿瘤等；一侧明显缩小多为发育不全；表现：①局部皮肤发红考虑炎症或乳腺癌。②皮肤水肿见于炎症或癌肿。③皮肤局部回缩见于外伤、炎症或乳腺癌早期。乳头：①回缩自幼发生为发育异常；回缩近期发生则可能为癌变或炎症。②血性分泌物常见于乳腺癌。③清亮黄色分泌物常见于慢性囊性乳腺炎。乳晕：颜色变深可见于服用避孕药或怀孕、肾上腺皮质功能减退。观察腋窝和锁骨上窝有无红肿、包块、瘘管和瘢痕。

【根据异常体征进一步检查的内容及目的】　乳腺钼靶摄片及 B 超、乳腺导管内视镜检查、取病理组织活检、分子分型测定（雌激素、孕激素、HER-2 受体水平）进一步明确病变的原因、性质等。

**5. 乳房触诊**

【体位】　患者取坐位或者仰卧位。

【操作方法】　先查健侧，后查患侧。由外上象限开始，左侧顺时针，右侧逆时针，由浅入深触诊检查四个象限。然后触诊乳头乳晕处，每侧乳头均应以轻柔的力量挤压，注意有无肿块或分泌物。若检查有压痛或肿块处，先轻触诊，后深触诊，并记录其特征。最后检查两侧的腋窝及锁骨上下组淋巴结群。

【正常】　乳头无溢乳，乳房皮肤柔韧感，无压痛，未触及包块。

【异常】　硬度增加和弹性消失、乳房压痛、触及包块、腋窝及锁骨上下淋巴结肿大等。

【临床意义】　硬度增加和弹性消失，提示皮下组织被炎症或新生物所浸润；压痛，提示炎症。月经期亦较敏感，乳癌甚少出现压痛。触及包块则注意以下特征：①部位，所在象限，与乳头的距离；②大小，以厘米记录包块的长度、横劲和厚度；③数目，乳腺癌多为单个。乳腺囊性增大或乳腺纤维癌可有多个；④外形，良性大多光滑规整，恶性凹凸不平，不规则。边缘多固定；⑤硬度，良性多呈柔软或囊性感觉，坚硬者多提示恶性病变，也可炎症后硬结引起；⑥压痛，炎性常表现为中、重度压痛，恶性病变压痛大多数不明显；⑦活动度，大多数良性肿瘤活动度较大，炎性病变则较固定，恶性包块固定度明显；⑧伴腋窝及锁骨上下淋巴结肿大常为乳腺癌浸入淋巴管转移所致。

【根据异常体征进一步检查的内容及目的】　乳腺钼靶摄片及 B 超、乳腺导管内视镜检查、取病理组织活检、分子分型测定（雌激素、孕激素、HER-2 受体水平）进一步明确病变的原因、性质等。

# 三、肺和胸膜检查

## （一）视诊

**呼吸运动视诊**

【体位】　患者取坐位或者仰卧位。

【操作方法】　嘱患者自然状态呼吸，观察呼吸类型、呼吸频率、呼吸节律及深度等。

【正常】　呼吸运动：两侧对称，女性胸式呼吸为主，男性及儿童以腹式呼吸为主；呼吸频率：测量1分钟，至少30秒。正常成人静息状态下，呼吸为12～20 次/分，呼吸与脉搏之比为 1：4；呼吸节律和幅度规则、均匀。

【异常】　呼吸类型改变、呼吸频率异常、呼吸节律、幅度及深度异常等。

【临床意义】　①呼吸类型改变：胸式呼吸减弱而腹式呼吸增强见于广泛肺炎、肺水肿、重症肺结核、大量胸腔积液和气胸、肋间神经瘤和肋骨骨折等。腹式呼吸减弱而胸式呼吸增强见于腹膜炎、大量腹水、肝脾极度肿大、腹腔内巨大肿瘤及妊娠晚期。胸腹矛盾呼吸见于膈肌麻痹或疲劳时。呼吸困难见于吸气性、呼气性或混合性呼吸困难。②呼吸频率异常：呼吸过速见于发热、疼痛、贫血、甲状腺功能亢进及心力衰竭。一般体温每升高 1℃，呼吸大约增加 4 次/分。呼吸过缓见于麻醉剂或镇静剂过量或颅内压增高等。③呼吸节律和幅度异常：潮式呼吸（Cheyne-Stokes 呼吸）见于中枢系统的疾病（脑炎、脑膜炎、脑出血、脑脓肿、脑肿瘤、脑外伤、脑血管痉挛、脑栓塞等）、尿毒症、糖尿病酮症酸中毒和巴比妥中毒等，轻度潮式呼吸可见于老年人睡眠时，正常人在空气稀薄的环境也可出现。间停呼吸（比奥呼吸）病情更严重，多在呼吸完全停止出现。抑制性呼吸见于急性胸膜炎、胸膜恶性肿瘤、肋骨骨折及胸部严重外伤。叹息性呼吸多为功能性，见于神经衰弱、精神紧张或抑郁症。④呼吸深度异常：呼吸变浅见于呼吸中枢压抑或呼吸肌无力（麻醉剂或镇静剂过量、吉兰-巴雷综合征），严重鼓肠、腹水和肥胖以及肺部疾病（广泛肺炎、肺水肿、大量胸腔积液和气胸）。呼吸变深见于剧烈运动、情绪激动或过度紧张时，糖尿病酮症酸中毒和尿毒症酸中毒时，呼吸加深（Kussmaul 呼吸）。

【根据异常体征进一步检查的内容及目的】　完善胸部 X 线、B 超、CT 等进一步确定胸部病变部位、性质。必要时行腹部或头部的相关检查。

### （二）触诊

#### 1. 胸廓扩张度触诊

【体位】　患者取坐位或者仰卧位。

【操作方法】　触诊前胸：双拇指分别沿两侧肋缘指向剑突，拇指尖在正中线两侧对称部位，指间留一块松弛的皮褶，指间距约 2.0cm，两手掌及其余四指紧贴于两侧前胸下侧。触诊背部：两手掌面贴于肩胛下区第 10 肋骨水平，两拇指对称放于后正中线两侧数厘米处，同样使两拇指之间流出松弛的皮褶，其余四指并拢对称置于胸廓两侧。前胸和后胸检查都应嘱咐患者做深呼吸观察呼吸运动的范围及两侧呼吸运动是否对称。

【正常】　胸廓扩张度两侧对称。

【异常】　胸廓扩张度一侧增强、减弱，或两侧均增强、减弱等。

【临床意义】　一侧增强见于对侧肺部扩张受限，如对侧膈肌麻痹、肺不张或肋骨骨折。一侧减弱见于大量胸腔积液、胸腔积气、胸膜增厚和肺不张等。两侧均增强多由吸气时膈肌向下运动障碍、使腹式呼吸减弱所致，如腹水、肝脾肿大、腹内巨大肿瘤、急性腹膜炎、膈下脓肿等。两侧均减弱见于中枢神经系统病变或周围神经病变，呼吸肌无力或广泛肺部病变等。

【根据异常体征进一步检查的内容及目的】　完善胸部 X 线、B 超、CT 等进一步确定胸部病变部位、性质。

#### 2. 语音震颤触诊

【体位】　患者取坐位或者仰卧位。

【操作方法】　医生将左、右手掌的尺侧缘轻放于患者两侧胸壁的对称部位，嘱咐患者发长音"yi"，操作顺序自上至下，从内到外比较两侧相应部位。检查从前胸部、侧胸部到背部，而且双手要在左右对称部位进行交叉对比。

【正常】　双侧语音震颤对称，无明显增强或减弱。

【异常】　语音震颤增强或减弱。

【临床意义】 加强见于：①肺炎实变期、大片肺梗死等；②空洞型肺结核、肺脓肿等；③压迫性肺不张。减弱或消失见于：①肺水肿；②阻塞性肺不张；③大量胸腔积液或气胸；④胸膜高度增厚粘连；⑤胸壁皮下气肿。

【根据异常体征进一步检查的内容及目的】 完善胸部 X 线、B 超、CT 等进一步确定胸部病变部位、性质。

### 3. 胸膜摩擦感触诊

【体位】 患者取坐位或者仰卧位。

【操作方法】 患者反复做深慢呼吸运动，医生将手掌小鱼际平放于医生前下侧胸部或腋中线第 5、6 肋间隙，并感觉是否有两层胸膜互相摩擦的感觉。吸气末呼气初更明显。

【正常】 无胸膜摩擦感。

【异常】 触及胸膜摩擦感。

【临床意义】 见于急性胸膜炎症。

【根据异常体征进一步检查的内容及目的】 完善胸部 X 线、B 超、CT 等进一步确定胸部病变部位、性质。

## （三）叩诊

### 1. 肺野的比较叩诊

【体位】 患者取坐位或者仰卧位。

【操作方法】 自肺尖部开始，自上而下、由外向内进行叩诊，叩诊前胸、侧胸再到后胸，自锁骨上窝开始，然后从第 1 肋间隙逐一向下叩诊，每个肋间隙进行叩诊，比较两侧对称部位的叩诊音。叩诊前胸及两侧时，扳指应与肋骨或肋间隙平行，叩诊背部时，肩胛骨不能叩诊，肩胛间区扳指与脊柱平行，肩胛骨以下，扳指仍保持与肋骨或肋间隙平行，叩诊过程中注意两侧叩诊音的比较和改变。

【正常】 叩诊呈清音。

【异常】 叩诊出浊音、实音、鼓音及过清音等。

【临床意义】 异常浊音或实音见于肺炎、肺不张、肺结核、肺梗死、肺囊肿、肺肿瘤、肺水肿、肺硬化和肺包虫等。还见于胸腔积液、胸膜增厚等。过清音见于肺气肿等。鼓音见于肺结核巨大空洞、肺囊肿、肺脓肿、气胸、膈疝等。

【根据异常体征进一步检查的内容及目的】 完善胸部 X 线、B 超、CT 等进一步确定胸部病变部位、性质。

### 2. 肺上界叩诊

【体位】 患者取坐位或者仰卧位。

【操作方法】 从斜方肌前缘中点开始向外侧叩诊，由清音变浊音处标记，再从原来的中点向内侧叩诊，由清音变浊音处标记，测出肺上界宽度，左、右侧均需操作。

【正常】 肺上界即肺尖宽度，正常人为 4～6cm，右侧较左侧稍窄。

【异常】 肺上界变窄、增宽。

【临床意义】 变窄见于肺结核浸润、纤维性变及萎缩。增宽见于肺气肿、气胸、肺尖部的肺大疱等。

【根据异常体征进一步检查的内容及目的】 完善胸部 X 线、B 超、CT 等进一步确定胸部病变部位、性质。

### 3. 肺下界叩诊

【体位】 患者取坐位或者仰卧位。

【操作方法】 患者平静呼吸，医生扳指贴于肋间隙，沿锁骨中线、腋中线及肩胛线自上而下叩诊，逐个肋间进行叩诊，叩诊音由清音变为浊音或实音，翻转扳指做标记，计数肋间隙并做记录。

【正常】 平静呼吸时两肺下界位于锁骨中线第 6 肋间隙，腋中线第 8 肋间隙，肩胛线第 10 肋间隙。

【异常】 肺下界降低或上升。

【临床意义】 降低见于肺气肿、腹腔内脏下垂。上升见于肺不张、腹内压升高使横膈上升，如鼓肠、腹水、气腹、肝脾肿大、腹腔内巨大肿瘤及膈肌麻痹等。

【根据异常体征进一步检查的内容及目的】 完善胸部 X 线、B 超、CT 等进一步确定胸部病变部位、性质。

### 4. 肺下界移动度叩诊

【体位】 患者取坐位。

【操作方法】 先叩平静呼吸时的肺下界，然后嘱患者深吸气并屏住气，同时向下叩诊，由清音转为浊音处做一标记。待患者恢复平静呼吸后再嘱其深呼气并屏住气，再由上而下，由清音转为浊音处做一标记，测量深吸气至深呼气两个标记的距离，即为肺下界移动度。

【正常】 肺下界移动度叩诊范围为 6~8cm。

【异常】 肺下界移动度减小或消失。

【临床意义】 肺下界移动度减小见于肺气肿、肺不张、肺纤维化、肺水肿、肺部炎症、胸膜粘连。肺下界移动度消失见于膈神经麻痹。

【根据异常体征进一步检查的内容及目的】 完善胸部 X 线、B 超、CT 等进一步确定胸部病变部位、性质。

## （四）听诊

### 1. 肺野听诊

【体位】 患者取坐位或者仰卧位。

【操作方法】 听诊的顺序由肺尖开始，自上而下，分别检查前胸部、侧胸部、背部，而且要在上、下、左、右对称部位进行对比。注意各种呼吸音的特点和分布比较两侧呼吸音有无异常改变。每个听诊部位至少听诊一个呼吸周期。听诊器体件贴紧听诊部位皮肤，不能隔衣物。

【正常】 双肺呼吸音清晰，未闻及干、湿啰音。

三种正常呼吸音听诊特点：①支气管呼吸音特点为呼气的时相较吸气时相长、音响强且音调高，声音类似于将舌根部抬高而呼气所发出的"哈"音。听诊部位在喉部、胸骨上窝、背部第 6~7 颈椎及第 1~2 胸椎附近。②肺泡呼吸音特点为声音清晰，吸气时相比呼气时相长，且音响强、音调高，类似以上齿轻咬下唇向内吸气时发的"夫"音。正常人除支气管呼吸音及支气管肺泡呼吸音分布的部位外，其余肺部均可听到肺泡呼吸音。③支气管肺泡呼吸音是肺泡呼吸音与支气管呼吸音的混合声音，吸气的时相类似于肺泡呼吸音的吸气音，但音响稍强、音调稍高；呼气的时相类似于支气管呼吸音的呼气音，但音响稍弱、音调稍高。听诊部位在胸骨角、背部肩胛间区上部第 3~4 胸椎水平。

【异常】 闻及异常呼吸音、干湿性啰音。

【临床意义】

（1）异常呼吸音

1）异常肺泡呼吸音：①肺泡呼吸音减弱或消失，支气管阻塞、胸廓活动受限、呼吸肌疾病、压迫性肺膨胀不全、大量腹水、腹部巨大肿瘤等；②肺泡呼吸音增强，机体需氧量增加、缺氧兴奋呼吸中枢、酸中毒刺激呼吸中枢等；③呼气音延长，慢性支气管炎、支气管哮喘、肺气肿等；④断续性呼吸音（齿轮呼吸音），肺炎、肺结核；⑤粗糙性呼吸音，支气管或肺部炎症的早期。

2）异常支气管呼吸音（管样呼吸音）：①肺组织实变，大叶性肺炎的实变期；②肺内大空腔，肺脓肿或空洞性肺结核；③压迫性肺不张，胸腔积液。

3）异常支气管肺泡呼吸音：支气管肺炎、肺结核、大叶性肺炎初期或在胸腔积液上方肺膨胀不全的区域。

（2）啰音

1）湿啰音（水泡音）

a. 强度：①响亮性，见于肺炎、肺脓肿或空洞性肺结核；②非响亮性，由于病变周围有较多的正常肺泡组织，声音传导减弱。

b. 性质：①粗湿啰音（大水泡音），见于支气管扩张、肺水肿及肺结核或脓肿空洞；②中湿啰音（中水泡音），见于支气管炎和支气管肺炎等；③细湿啰音（小水泡音），见于细支气管炎、支气管肺炎、肺淤血和肺梗死等；④捻发音，见于肺淤血、肺炎早期、肺泡炎等。

c. 部位：①局部性湿啰音，局部病灶如肺炎、肺结核、支气管扩张症等；②两侧肺底部湿啰音，见于肺淤血、支气管肺炎等；③双肺野满布湿啰音，见于急性肺水肿、严重支气管肺炎等。

d. 时间：吸气后期湿啰音见于肺炎和弥漫性肺间质纤维化；吸气早期湿啰音见于慢性阻塞性肺病；充血性心力衰竭吸气早期和后期湿啰音都可闻及。

2）干啰音：①弥漫性见于慢性支气管炎、支气管哮喘、阻塞性肺气肿和心源性哮喘等；②局限性见于支气管内膜结核、肺癌和支气管异物等。

【根据异常体征进一步检查的内容及目的】　完善胸部 X 线、B 超、CT、纤维支气管镜等进一步确定胸部病变部位、性质。

**2. 语音共振听诊**

【体位】　患者取坐位或者仰卧位。

【操作方法】　嘱患者发 "yi" 或耳语声调发 "1、2、3"，医生用听诊器胸件听诊，操作顺序自上至下，从内到外，比较两侧相应部位。检查从前胸部、侧胸部到背部。注意强度和性质变化。

【正常】　气管、大支气管附近，语音共振较强且清楚，右胸上部较左胸上部强，其他部位则较弱且含糊，肺底最弱。

【异常】　语音共振减弱、增强或性质发生改变等。

【临床意义】　减弱见于支气管阻塞、胸腔积液、胸膜增厚、胸壁水肿、肥胖及肺气肿等疾病；增强见于肺炎实变期、空洞型肺结核、肺脓肿、压迫性肺不张；支气管语音见于肺实变；胸语音见于大范围的肺实变区域；羊鸣音见于中等量胸腔积液上方肺受压的区域，亦可在肺实变伴有少量胸腔积液的部位听及；耳语音增强见于肺实变。

【根据异常体征进一步检查的内容及目的】　完善胸部 X 线、B 超、CT 等进一步确定胸部病变部位、性质。

### 3. 胸膜摩擦音听诊

【体位】 患者取坐位或者仰卧位。

【操作方法】 嘱患者深呼吸，在前下侧胸壁听诊有无胸膜摩擦音。深呼吸及听诊器加压时可增强。

【正常】 无。

【异常】 闻及胸膜摩擦音。

【临床意义】 见于纤维素性胸膜炎、肺梗死、胸膜肿瘤、尿毒症等。

【根据异常体征进一步检查的内容及目的】 完善胸部 X 线、B 超、CT 等进一步确定胸部病变部位、性质。

## 常用英文单词

Sternal angle 胸骨角, three depression sign 三凹征, barrel chest 桶状胸, Cheyne-stokes breath 潮式呼吸, biot respiration 比奥呼吸, vocal fremitus 语音震颤, Tactile fremitus 触觉语颤, pleural friction 胸膜摩擦音, mediate percussion 间接叩诊, immediate percussion 直接叩诊

（曹湘玉　李小琳）

# 第五节　心脏及血管检查
# 一、心脏检查

心脏检查注意事项：

（1）在进行心脏检查时，需有一个安静、光线充足的环境。

（2）患者多取卧位，也可取坐位检查。

（3）心脏检查时，一方面注意采取视、触、叩、听诊依次进行，以全面地了解心脏情况；另一方面在确定某一异常体征时，也可同时交替应用两种以上的检查方法加以判断。

## （一）心脏视诊

### 1. 心前区隆起

【体位】 患者取仰卧位。

【操作方法】 医生站立在患者右侧，面向光源。对微弱的搏动，医生的双眼应与患者胸部表面平齐或稍高，也就是在切线上观察。

【正常】 心前区前后径、横径基本对称。

【异常】 心前区不对称，存在局部隆起。

【临床意义】 胸骨下段及胸骨左缘第 3～5 肋间的局部隆起常由先天性心脏病如法洛四联症、肺动脉瓣狭窄等的右心室肥大所引起；胸骨右缘第 2 肋间及其附近局部隆起多为主动脉弓动脉瘤或升主动脉扩张所致。

### 2. 心尖冲动

【体位】 患者取仰卧位。

【操作方法】 同"心前区隆起"视诊。

【正常】 成人心尖冲动位于第 5 肋间，左锁骨中线内侧 0.5～1.0cm，搏动范围以直径计算为 2.0～2.5cm。

【异常】 心尖冲动移位、增强或减弱，搏动范围扩大或缩小，存在负性心尖冲动。

【临床意义】 ①心尖冲动移位：生理情况下，仰卧时心尖冲动略上移；左侧卧位时心尖冲动可向左移；肥胖体型、妊娠时，横膈位置较高，使心脏呈横位，心尖冲动向上外移，可在第 4 肋间左锁骨中线外；体型瘦长可使横膈下移，心脏呈垂位，心尖冲动移向内下，可达第 6 肋间。病理情况下见于心脏增大或纵隔、横膈位置改变。②增强或减弱，搏动范围扩大或缩小：生理情况下，胸壁肥厚、乳房悬垂或肋间隙狭窄时心尖冲动较弱，搏动范围也缩小；胸壁薄或肋间隙增宽时心尖冲动相应增强，范围也较大；剧烈运动与情绪激动时，心尖冲动增强。病理情况下，高热、严重贫血、甲状腺功能亢进、左心室肥厚使搏动增强；扩张型心肌病、急性心肌梗死、心包积液、缩窄性心包炎，以及肺气肿、左侧大量胸腔积液或气胸等使搏动减弱。③负性心尖冲动：见于粘连性心包炎或心包与周围组织广泛粘连；重度右室肥大所致心脏顺进针方向转位，从而左心室向后移位也可引起负性心尖冲动。

### 3. 心前区异常搏动

【体位】 患者取仰卧位。

【操作方法】 同"心前区隆起"视诊。

【正常】 无异常搏动。

【异常】 存在异常搏动。

【临床意义】 不同部位的异常搏动提示不同的疾病，胸骨左缘第 3～4 肋间搏动多见于先天性心脏病所致的右心室肥厚；剑突下搏动可由肺源性心脏病右心室肥大或者腹主动脉瘤引起；

胸骨左缘第 2 肋间（肺动脉瓣区）搏动提示肺动脉扩张或肺动脉高压；胸骨右缘第 2 肋间（主动脉瓣区）搏动，提示主动脉弓动脉瘤或升主动脉扩张。

【根据异常体征进一步检查的内容及目的】 以上视诊的异常可考虑进一步结合触诊检查，并完善胸片、胸部血管 CTA 或心脏彩超等相关检查，进一步明确心脏以及血管结构是否有改变，以助下一步诊治。

## （二）心脏触诊

心脏触诊的方法为：医生先用右手全手掌开始检查，置于心前区，然后逐渐缩小到用手掌尺侧（小鱼际）或示指和中指指腹并拢同时触诊，必要时也可单指指腹触诊。此操作除可进一步确定心尖冲动的位置外，也可判断心尖或心前区的抬举性搏动、异常搏动、震颤或心包摩擦感。

### 1. 心尖冲动

【体位】 患者取仰卧位。

【操作方法】 医生先用右手全手掌开始检查，从左侧锁骨中线外侧开始逐渐由外往内触诊，触到搏动后，逐渐缩小到用手掌尺侧（小鱼际）或示指和中指指腹并拢同时触诊，必要时也可单指指腹触诊即可触到心尖冲动最强位置。

【正常】 无抬举性心尖冲动。

【异常】 存在抬举性心尖冲动。

【临床意义】 提示左室肥厚。

### 2. 震颤

【体位】　患者取仰卧位。

【操作方法】　医生先用右手全手掌开始检查，置于心前区，然后逐渐缩小到用手掌尺侧（小鱼际）或示指和中指指腹并拢同时触诊各瓣膜区，必要时也可单指指腹触诊。

【正常】　无震颤。

【异常】　存在震颤。

【临床意义】　凡触及震颤均可认为心脏有器质性病变。发现震颤后应首先确定部位及来源（瓣膜、大血管或间隔缺损），其次确定其处于心动周期中的时相（收缩期、舒张期或连续性），具体见表2-2。

表2-2　震颤出现部位、时期及意义

| 部位 | 时相 | 常见病变 |
| --- | --- | --- |
| 胸骨右缘第2肋间 | 收缩期 | 主动脉狭窄 |
| 胸骨左缘第2肋间 | 收缩期 | 肺动脉狭窄 |
| 胸骨左缘第3~4肋间 | 收缩期 | 室间隔缺损 |
| 胸骨左缘第2肋间 | 连续性 | 动脉导管未闭 |
| 心尖区 | 舒张期 | 二尖瓣狭窄 |
| 心尖区 | 收缩期 | 重度二尖瓣关闭不全 |

### 3. 心包摩擦感

【体位】　患者取仰卧位。

【操作方法】　医生用右手全手掌置于心前区，或用手掌尺侧（小鱼际）置于胸骨左缘第3、4肋间触诊。

【正常】　无心包摩擦感。

【异常】　存在心包摩擦感。

【临床意义】　见于各种原因所起的急性心包炎。

【根据异常体征进一步检查的内容及目的】　以上触诊的异常可考虑进一步结合胸片、胸部血管CTA或心脏彩超等相关检查明确心脏以及血管结构病变情况，以助下一步诊治。

### （三）心脏叩诊

【体位】　患者取仰卧位。

【操作方法】　通常的顺序是先叩左界，后叩右界。左侧在心尖冲动外2~3cm处开始，由外向内，逐个肋间向上，直至第2肋间。右界叩诊先叩出肝上界，然后于其上一肋间由外向内，逐一肋间向上叩诊，直至第2肋间。对各肋间叩得的声音由清变浊处做出标记，并测量其与胸骨中线间的垂直距离。

【正常】　心浊音界大小正常。

【异常】　心浊音界改变。

【临床意义】　①心脏以外因素：心界移向健侧见于一侧大量胸腔积液或气胸；心界移向病侧见于一侧胸膜粘连、增厚与肺不张等；心界向左增大见于大量腹水或腹腔巨大肿瘤使横膈抬高、心脏呈横位。②心脏本身病变：左心室增大，心界向左下增大，心腰加深，心界似靴形，见于主动脉瓣关闭不全；右心室增大，心界向左侧增大或左右两侧均增大，见于肺源性心脏病；左、右心室增大，心浊音界向两侧增大，且左界向左下增大，称普大心，见于扩张型心肌病；左心房增大或合并肺动脉段扩大，胸骨左缘第 3 肋间心界增大，心腰消失，或左房与肺动脉段均增大，胸骨左缘第 2、3 肋间心界增大，心腰更为丰满，心界如梨形，见于二尖瓣狭窄；主动脉扩张，胸骨右缘第 1、2 肋间浊音界增宽；心包积液，心界两侧增大，并随体位而改变，坐位时心界称三角形烧瓶样，卧位时心底部浊音增宽。

【根据异常体征进一步检查的内容及目的】　对于叩诊所证实心界异常可考虑进一步结合心脏彩超检查来明确心脏扩大程度以及病因。

### （四）心脏听诊

听诊内容包括心率、心律、心音、附加音、心脏杂音和心包摩擦音。患者多取卧位或坐位。然而，对于不同心脏器质性疾患可考虑采取不同体位，宜取得更精准信息。注意环境安静，并且不能隔着衣服进行心脏听诊。听诊顺序：心尖区→肺动脉瓣区→主动脉瓣区→主动脉瓣第二听诊区→三尖瓣区。

**1. 心率**

【体位】　患者取仰卧位。

【操作方法】　听诊器放于任一瓣膜区听诊一分钟并计数。

【正常】　60～100 次/分。

【异常】　心率＞100 次/分，心动过速；心率＜60 次/分，心动过缓。

【临床意义】　可由多种生理性、病理性或药物性因素引起。

【根据异常体征进一步检查的内容及目的】　完善动态心电图检查评估心率变化特征以及平均心率，必要时进一步完善心脏电生理等检查以明确病因。

**2. 心律**

【体位】　患者取仰卧位。

【操作方法】　听诊器放于任一瓣膜区听诊至少一分钟并注意节律。

【正常】　正常人心律基本规则。

【异常】　节律不规则，听诊最常见的心律失常有期前收缩、心房颤动

【临床意义】　常见原因有二尖瓣狭窄、高血压病、冠心病和甲状腺功能亢进症等。

【根据异常体征进一步检查的内容及目的】　心电图检查可以明确心律失常类型，并进行心脏彩超检查明确心脏形态结构变化及心功能状态、血压测量明确是否存在高血压病、甲状腺功能检测了解甲状腺功能等进一步明确病因。

**3. 心音**

【体位】　患者取仰卧位。

【操作方法】　听诊器放于瓣膜区听诊仔细分辨第一、二心音。

【正常】　通常情况下，只能听到第一、二心音（S1、S2），第三心音（S3）可在部分青少年中闻及，如听到第四心音（S4），属病理性。第一心音音调较低钝，强度较响，历时较长（持续约 0.1s），与心尖冲动同时出现，在心尖部最响。第二心音音调较高而脆，强度较 S1 弱，在心底部最响。无心音分裂。

【异常】　第一、二心音强度性质改变，存在心音分裂；可闻及病理性第三、四心音。

【临床意义】　第一心音增强见于二尖瓣狭窄高热、贫血、甲状腺功能亢进等，减弱见于二尖瓣关闭不全、心肌炎、心肌病、心肌梗死或心力衰竭等，强弱不等见于心房颤动和完全性房室传导阻滞；第二心音增强见于肺源性心脏病、左向右分流的先天性心脏病、二尖瓣狭窄伴肺动脉高压等，减弱见于低血压、主动脉瓣或肺动脉瓣狭窄等；心音出现"钟

摆律"或"胎心律"性质改变见于大面积急性心肌梗死和重症心肌炎等。S1 分裂见于完全性右束支传导阻滞，机械活动延迟见于肺动脉高压；S2 分裂临床上较常见，生理性分裂青少年更常见，多为正常，病理性分裂常见于二尖瓣狭窄伴肺动脉高压、肺动脉瓣狭窄、二尖瓣关闭不全、室间隔缺损、先天性心脏病房间隔缺损、完全性左束支传导阻滞等。

【根据异常体征进一步检查的内容及目的】 进行心电图检查明确有无心律失常、心肌缺血，进行心脏彩超检查明确有无心脏房室及瓣膜结构异常，以及了解心功能情况等可以明确病因。

### 4. 额外心音

【体位】 患者取仰卧位。

【操作方法】 听诊器放于瓣膜区听诊，仔细分辨正常第一、二心音之外是否还有附加心音（额外心音）。

【正常】 无额外心音。

【异常】 可闻及额外心音。

【临床意义】 多数为病理性，大部分出现在 S2 之后，与原有心音 S1、S2 构成三音律，如奔马律、开瓣音和心包叩击音等；也可出现在 S1 之后即收缩期，如收缩期喷射音，少数可出现两个附加心音，构成四音律。奔马律是心肌严重损害的体征，如心肌病、心力衰竭等；开瓣音见于二尖瓣狭窄而瓣膜尚柔软时，是二尖瓣分离术适应证的重要参考条件；心包叩击音见于缩窄性心包炎；肺动脉收缩期喷射音见于肺动脉高压、原发性肺动脉扩张、轻中度肺动脉瓣狭窄和房间隔缺损、室间隔缺损等疾病；主动脉收缩期喷射音见于高血压、主动脉瘤、主动脉瓣狭窄、主动脉瓣关闭不全与主动脉缩窄等。收缩中、晚期喀喇音见于二尖瓣脱垂。

医源性额外音主要指人工瓣膜音和人工起搏音。

【根据异常体征进一步检查的内容及目的】 完善心脏彩超检查了解瓣膜形态以及各房室结构形态大小，心包超声检查有无病变等检查结合病史明确附加音产生原因。

### 5. 心脏杂音

【体位】 患者取仰卧位。

【操作方法】 听诊器按瓣膜区听诊顺序放于各个瓣膜区听诊。

【正常】 各瓣膜区无杂音。

【异常】 可闻及杂音。

【临床意义】 可由多种生理性、病理性因素引起。有杂音不一定有心脏病，有心脏病也可无杂音。根据产生杂音的心脏部位有无器质性病变可分为器质性与功能性杂音，根据杂音的临床意义又可以分为病理性和生理性杂音，生理性杂音只限于心脏收缩期，心脏无增大，杂音柔和、吹风样、无震颤。应根据杂音的部位、时相、性质、形态、强度、传导方向、与呼吸及体位变化的关系结合病史综合判断引起心脏杂音可能的原因。

【根据异常体征进一步检查的内容及目的】 心脏彩超等检查可以明确各心腔大小、各瓣膜形态结构，必要时考虑进行心室以及大血管造影检查明确有无心脏器质性病变。

### 6. 心包摩擦音

【体位】 患者取仰卧位。

【操作方法】 听诊器放于心前区或胸骨左缘第 3、4 肋间听诊，坐位前倾及呼气末更明显。

【正常】 无心包摩擦音。

【异常】　可闻及心包摩擦音（质粗糙、高音调、搔抓样、比较表浅，类似纸张摩擦的声音）。

【临床意义】　见于各种感染性心包炎，也见于急性心肌梗死、尿毒症、心脏损伤后综合征和系统性红斑狼疮等非感染性情况。

【根据异常体征进一步检查的内容及目的】　进行心脏心包彩超、胸部 X 线摄影或 CT、必要时行心包穿刺进行积液性质分析，以明确病因。

# 二、血管检查

### 1. 脉搏

【体位】　患者取坐位或仰卧位。

【操作方法】　用示指、中指、环指 3 个手指指腹触诊，两侧对比。可选择桡动脉、肱动脉、股动脉、颈动脉及足背动脉等，应注意脉搏脉率、节律、紧张度和动脉壁弹性、强弱和波形变化。紧张度与动脉壁状态检查：将两个手指指腹置于桡动脉上，近心端手指用力按压阻断血流，使远心端手指触不到脉搏，通过施加压力的大小及感觉的血管壁弹性状态判断脉搏紧张度。

【正常】　正常成人脉率在安静、清醒的情况下为 60～100 次/分，老年人偏慢，女性稍快，儿童较快；脉律规则；血管壁弹性良好；脉搏无增强及减弱。

【异常】　脉率过快、过缓；脉律不规则；血管壁缺乏弹性；脉搏有增强或减弱。

【临床意义】　脉率过快见于发热、贫血、甲状腺功能亢进、心功能不全等，过缓见于病态窦房结综合征，Ⅱ度以上房室传导阻滞、颅内压增高、胆汁淤积性黄疸、甲状腺功能减退等；脉律不规则，常见于窦性心律不齐、心房颤动以及期前收缩等；如动脉压紧后远端手指触不到动脉搏动，但可触及条状动脉的存在，并且硬而缺乏弹性似条索状、迂曲或结节状，提示动脉硬化；脉搏强弱与心搏出量、脉压和外周血管阻力有关，增强且振幅大见于高热、甲状腺功能亢进、主动脉瓣关闭不全等；减弱而振幅低见于心力衰竭、主动脉瓣狭窄与休克等。

### 2. 异常脉波

【体位】　患者取坐位或仰卧位。

（1）水冲脉

【检查方法】　握紧患者手腕掌面，将其前臂高举过头部，两侧对比。

【性质】　感知桡动脉犹如水冲样的急促而有力的脉搏冲击。

【产生原理】　由于周围血管扩张或存在分流、反流所致。

【临床意义】　常见于甲状腺功能亢进、严重贫血、主动脉瓣关闭不全、动静脉瘘等。

（2）交替脉

【检查方法】　用示指、中指、环指 3 个手指指腹触诊桡动脉，两侧对比。

【性质】　系节律规则而强弱交替的脉搏。

【产生原理】　一般认为系左室收缩力强弱交替所致。

【临床意义】　见于高血压性心脏病、急性心肌梗死和主动脉瓣关闭不全等诱发左心衰竭的疾病。

（3）奇脉

【检查方法】　用示指、中指、环指 3 个手指指腹触诊桡动脉，两侧对比。

【性质】　指吸气时脉搏明显减弱或消失。

【产生原理】　正常人脉搏强弱不受呼吸周期影响。当心脏压塞或心包缩窄时,吸气时一方面由于右心舒张受限,回心血量减少而影响右心排血量,右心室排入肺循环的血量减少,另一方面肺循环受吸气时胸腔负压的影响,肺血管扩张,致使肺静脉回流入左心房血量减少,因而左室排血也减少。这些因素形成吸气时脉搏减弱,甚至不能触及。

（4）无脉

【检查方法】　用示指、中指、环指3个手指指腹触诊桡动脉、肱动脉、股动脉、颈动脉及足背动脉等,两侧对比。

【性质】　脉搏消失。

【产生原理】　心搏出量减少或某一部位动脉闭塞。

【临床意义】　多见于严重休克及多发性大动脉炎。

【根据异常体征进一步检查的内容及目的】　以上脉搏检查异常可进行血常规了解有无贫血、甲状腺功能检测明确有无甲状腺功能亢进或减退,心脏超声可了解心脏形态、大小、结构有无变化及心功能是否正常,血管超声可明确血管有无狭窄或阻塞等进一步明确原因。

3. 血压

【体位】　患者取坐位或仰卧位。

【操作方法】　详见第二章第二节中“全身状态检查”相关部分。

血压标准:《中国高血压防治指南（2015年修订版）》的标准见表2-3。

表2-3　血压水平的定义和分类

| 类别 | 收缩压（mmHg） | 舒张压（mmHg） |
| --- | --- | --- |
| 正常血压 | <120 | <80 |
| 正常高值 | 120～139 | 80～89 |
| 高血压: | | |
| 1级高血压（轻度） | 140～159 | 90～99 |
| 2级高血压（中度） | 160～179 | 100～109 |
| 3级高血压（重度） | ≥180 | ≥110 |
| 单纯收缩期高血压 | ≥140 | <90 |

注:若患者的收缩压与舒张压分属不同级别时,则以较高的分级为准。

【异常】　高血压指在安静、清醒的条件下采用标准测量方法,至少3次非同日血压值达到或超过收缩压140mmHg和（或）舒张压90mmHg水平,如果仅收缩压达到标准则称为单纯收缩期高血压;低血压指血压低于90/60mmHg;正常双侧上肢血压差别达5～10mmHg,超过此范围则属异常;下肢血压常高于上肢血压达20～40mmHg,如下肢血压低于上肢血压则属异常。正常收缩压和舒张压之差（脉压）为30～50mmHg,低于或高于此范围属异常。

【临床意义】　高血压绝大多数是原发性高血压,约5%继发于其他疾病,称为继发性或症状性高血压,如慢性肾炎等;低血压见于休克、心肌梗死、急性心脏压塞等;低血压也可有体质的原因,患者自诉一贯血压偏低,一般无症状;体位性低血压是患者平卧5分钟以上后站立1分钟,其收缩压下降20mmHg以上,并伴有头晕或晕厥,称为直立性低血压。双侧上肢血压差别显著见于多发性大动脉炎或先天性动脉畸形等;如下肢血压低于上肢应考虑主动脉缩窄或胸腹主动脉型大动脉炎等；脉压增大见于甲状腺功能亢进、主动脉瓣关闭不全和动脉硬化等；减小见于主动脉瓣狭窄、心包积液及严重心力衰竭。

【根据异常体征进一步检查的内容及目的】 以上血压水平异常均考虑完善动态血压检查以明确血压波动规律以及平均血压水平，为明确血压异常诊断以及治疗方案提供依据；完善主动脉或下肢动脉彩超，必要时血管造影检查；完善心脏超声检查了解瓣膜、心包、心功能情况。

**4. 血管杂音**

【体位】 患者取仰卧位。

【操作方法】 主要采用听诊检查，将听诊器放于血管走行部位听诊。

【正常】 一般无动、静脉杂音。颈静脉营营声低调、柔和、连续性杂音，坐位及站立明显，系颈静脉血液快速回流入上腔静脉所致，常在颈根部近锁骨处闻及，一般无病理意义。

【异常】 可闻及血管杂音。

【临床意义】 脐周或上腹部的连续性静脉营营声可能由肝硬化门静脉高压引起；动脉杂音常见于多发性大动脉炎、肾动脉狭窄以及肺动静脉瘘等疾病。

【根据异常体征进一步检查的内容及目的】 肝功能、门静脉压力测定明确是否存在肝硬化门脉高压；血管超声，必要时血管造影可以明确血管病变部位。

**5. 周围血管征**

【体位】 患者取坐位或仰卧位。

【操作方法】

（1）枪击音：在外周较大动脉表面（常为股动脉）轻放听诊器膜件时可闻及的与心跳一致短促如射枪样的声音。

（2）杜氏双重杂音：在听诊器件置于股动脉之上稍加压力，可闻及收缩期与舒张期双期吹风样杂音。

（3）毛细血管搏动征：用手指轻压患者指甲末端或以玻片轻压患者口唇黏膜，使局部发白，伴随心脏搏动时发白的局部边缘规律出现红、白交替改变的现象。

【正常】 无枪击音，无杜氏双重杂音，毛细血管搏动征阴性。

【异常】 可闻及枪击音、杜氏双重杂音，毛细血管搏动征阳性。

【临床意义】 凡发现上述体征或水冲脉可统称周围血管征阳性，见于主动脉瓣重度关闭不全、甲状腺功能亢进和严重贫血。

【根据异常体征进一步检查的内容及目的】 血常规明确有无贫血，甲状腺功能检测明确有无甲状腺功能亢进，心脏超声检查可了解心脏功能情况等进一步明确原因。

## 常用英文单词

water-hammer pulse 水冲脉，heart rate 心率，pulsus alternans 交替脉，cardiac rhythm 心律，paradoxical pulse 奇脉，pistol shot sound 枪击音，Duroziez murmur 杜氏双重杂音，splitting of heart sounds 心音分裂，capillary pulsation sign 毛细血管搏动征，gallop rhythm 奔马律，pericardial effusion 心包积液，cardiac murmurs 心脏杂音

（胡 柯 秦 雄 李小琳）

# 第六节　腹部检查

腹部检查注意事项：腹部检查按视诊→听诊→触诊→叩诊顺序进行，以免触诊、叩诊影响听诊结果。

## （一）腹部视诊

### 1. 腹部外形

【体位】　患者取仰卧位。

【操作方法】　医生站在患者右侧，视线与腹部呈切线观察。

【正常】　腹部平坦，低平或饱满。

【异常】　腹部膨隆或凹陷。

【临床意义】　全腹膨隆可因生理状况如肥胖、妊娠，或病理状况如腹水、腹内积气、巨大肿瘤等引起，因情况不同又可表现为腹腔积液、腹腔积气、腹内巨大肿块；局部膨隆视诊时应注意膨隆的部位、外形，是否随呼吸而移位或随体位而改变，有无搏动等；腹部凹陷全腹凹陷见于恶病质。

【根据异常体征进一步检查的内容及目的】　腹部超声、CT检查即可明确腹腔内病变。

### 2. 呼吸运动

【体位】　患者取仰卧位。

【操作方法】　医生站在患者右侧，视线与腹部呈切线位观察腹壁上下起伏。

【正常】　正常人可以见到呼吸时腹壁上下起伏，吸气时上抬，呼气时下陷，即为腹式呼吸运动，男性及小儿以腹式呼吸为主，而成年女性则以胸式呼吸为主，腹壁起伏不明显。

【异常】　腹式呼吸减弱、消失或增强。

【临床意义】　腹式呼吸减弱常因腹膜炎症、腹水、急性腹痛、腹腔内巨大肿物或妊娠等；腹式呼吸消失常见于胃肠穿孔所致急性腹膜炎或膈肌麻痹等；腹式呼吸增强不多见，常为癔症性呼吸或胸腔疾病（大量积液等）。

【根据异常体征进一步检查的内容及目的】　胸、腹部CT可以明确胸腹部病变。

### 3. 腹壁静脉

【体位】　患者取仰卧位。

【操作方法】　视诊及触诊方法相结合检查，如有静脉曲张，血流方向检查可选择一段没有分支的腹壁静脉，医生将右手示指和中指并拢压在静脉上，然后一只手指紧压静脉向外滑动，挤出该段静脉内血液，至一定距离后放松该手指，另一手指紧压不动，看静脉是否充盈，如迅速充盈，则血流方向是从放松的一端流向紧压手指的一端。再同法放松另一手指，观察静脉充盈速度，即可看出血流方向。

【正常】　无静脉曲张，腹壁静脉正常血流方向为，脐水平线以上的腹壁静脉血流自下向上经胸壁静脉和腋静脉而进入上腔静脉，脐水平以下的腹壁静脉自上向下经大隐静脉而流入下腔静脉。

【异常】　无静脉曲张。

【临床意义】　门静脉阻塞有门静脉高压时，腹壁曲张静脉常以脐为中心向四周伸展，下腔静脉阻塞时，曲张的静脉大都分布在腹壁两侧，有时在臀部及股部外侧，脐以下的腹壁浅静脉血流方向也转流向上。上腔静脉阻塞时，上腹壁或胸壁的浅静脉曲张血流方向均转流向下，借简单的指压法即可鉴别。

【根据异常体征进一步检查的内容及目的】　腹部彩超、胃镜可以对肝硬化失代偿鉴别，上、下腔静脉梗阻考虑行相应部位影像学检查了解临近脏器有无病变压迫或可行血管造影明确阻塞部位及程度。

#### 4. 胃肠型及蠕动波

【体位】　患者取仰卧位。

【操作方法】　视诊腹部有无胃肠型及蠕动波。

【正常】　正常人腹部一般看不到胃和肠的轮廓及蠕动波形，除非腹壁菲薄或松弛的老年人、经产妇或极度消瘦者可能见到。

【异常】　可见胃肠型及蠕动波。

【临床意义】　胃蠕动波自左肋缘下开始，缓慢地向右推进，到达右腹直肌旁（幽门区）消失，此为正蠕动波。有时尚可见到自右向左的逆蠕动波。肠梗阻时亦可看到肠蠕动波，小肠梗阻所致的蠕动波多见于脐部，严重梗阻时，胀大的肠襻呈管状隆起，横行排列于腹中部，组成多层梯形肠型，并可看到明显的肠蠕动波，运行方向不一致，此起彼伏，全腹膨胀，听诊时可闻高调肠鸣音或呈金属音调。结肠远端梗阻时，其宽大的肠型多位于腹部周边，同时盲肠多胀大成球形，随每次蠕动波的到来而更加隆起。如发生了肠麻痹，则蠕动波消失。在观察蠕动波时，从侧面观察更易察见，亦可用手轻拍腹壁而诱发之。

【根据异常体征进一步检查的内容及目的】　腹部立位平片有助于肠梗阻诊断。

#### 5. 其他

（1）皮疹：不同种类的皮疹提示不同的疾病，充血性或出血性皮疹常出现于发疹性高热疾病或某些传染病（如麻疹、猩红热、斑疹伤寒）及药物过敏等。紫癜或荨麻疹可能是过敏性疾病全身表现的一部分。一侧腹部或腰部的疱疹（沿脊神经走行分布）提示带状疱疹的诊断。

（2）色素：正常情况下，腹部皮肤颜色较暴露部位稍淡，散在点状深褐色色素沉着常为血色病。皮肤皱褶处（如腹股沟及系腰带部位）有褐色素沉着，可见于肾上腺皮质功能减退。左腰部皮肤呈蓝色，为血液自腹膜后间隙渗到侧腹壁的皮下所致，可见于急性出血性坏死型胰腺炎。脐周围或下腹壁皮肤发蓝为腹腔内大出血的征象，见于宫外孕破裂或急性出血性坏死型胰腺炎。腹部和腰部不规则的斑片状色素沉着，见于多发性神经纤维瘤。妇女妊娠时，在脐与耻骨之间的中线上有褐色素沉着，常持续至分娩后才逐渐消退。此外长久地热敷腹部可留下红褐色环状或地图样痕迹，类似皮疹，需注意辨别。

（3）腹纹：多分布于下腹部和左、右下腹部，白纹为腹壁真皮结缔组织因张力增高断裂所致，呈银白色条纹，可见于肥胖者或经产妇女。妊娠纹出现于下腹部和髂部，下腹部呈以耻骨为中心略呈放射状，条纹处皮肤较薄，在妊娠期呈淡蓝色或粉红色，产后则转为银白色而长期存在。紫纹是皮质醇增多症的常见征象，出现部位除下腹部和臀部外，还可见于股外侧和肩背部。由于糖皮质激素引起蛋白分解增强和被迅速沉积的皮下脂肪膨胀，真皮层中结缔组织胀裂，以致紫纹处的真皮萎缩变薄，上面覆盖一层薄薄的表皮，而此时因皮下毛细血管网丰富，红细胞偏多，故条纹呈紫色。

（4）瘢痕：腹部瘢痕多为外伤、手术或皮肤感染的遗迹，有时对诊断和鉴别很有帮助，特别是某些特定部位的手术瘢痕，常提示患者的手术史。如右下腹 McBurney 点处切口瘢痕表示曾行阑尾手术，右上腹直肌旁切口瘢痕表示曾行胆囊手术，左上腹弧形切口瘢痕表示曾行脾切除术等。对诊断很有帮助。

（5）脐部：脐部突出或凹陷的意义已如前述。脐凹分泌物呈浆液性或脓性，有臭味，多为炎症所致。分泌物呈水样，有尿味，为脐尿管未闭的征象。脐部溃烂，可能为化脓性或结核性炎症。脐部溃疡如呈坚硬、固定而突出样，多为癌肿所致。

（6）腹部体毛：男性胸骨前的体毛可向下延伸达脐部。男性阴毛的分布多呈三角形，尖端向上，可沿前正中线直达脐部；女性阴毛为倒三角形，上缘为一水平线，止于耻骨联合上缘处，界限清楚。腹部体毛增多或女性阴毛呈男性型分布见于皮质醇增多症和肾上腺性变态综合征。腹部体毛稀少见于腺垂体功能减退症、黏液性水肿和性腺功能减退症。

（7）上腹部搏动：大多由腹主动脉搏动传导而来，可见于正常人较瘦者。腹主动脉瘤和肝血管瘤时，上腹部搏动明显。二尖瓣狭窄或三尖瓣关闭不全引起右心室增大，亦可见明显的上腹部搏动。腹主动脉和左心室搏动的鉴别方法见第二篇第五节"心脏触诊"部分。

## （二）腹部听诊

### 1. 肠鸣音

【体位】　患者取仰卧位。

【操作方法】　将听诊器放于右下腹部或脐周听诊 1~2 分钟。

【正常】　在正常情况下，肠鸣音每分钟 4~5 次。

【异常】　肠鸣音增多或减少、消失。

【临床意义】　肠蠕动增强时，肠鸣音达每分钟 10 次以上，但音调不特别高亢，称肠鸣音活跃，见于急性胃肠炎、服泻药后或胃肠道大出血时。如次数多且肠鸣音响亮、高亢，甚至呈叮当声或金属音，称肠鸣音亢进，见于机械性肠梗阻。此类患者肠腔扩大，积气增多，肠壁胀大变薄，且极度紧张，与亢进的肠鸣音可产生共鸣，因而在腹部可听到高亢的金属性音调。如肠梗阻持续存在，肠壁肌肉劳损，肠壁蠕动减弱时肠鸣音亦减弱，或数分钟才听到一次，称为肠鸣音减弱，见于老年性便秘、腹膜炎、电解质紊乱（低血钾）及胃肠动力低下等。如持续听诊 3~5 分钟未听到肠鸣音，用手指轻叩或搔弹腹部仍未听到肠鸣音，称为肠鸣音消失，见于急性腹膜炎或麻痹性肠梗阻。

【根据异常体征进一步检查的内容及目的】　结合病史，进一步进行大便常规，腹部立位 X 线片，血钾测定，腹膜腔超声或诊断性腹腔穿刺抽液可以鉴别。

### 2. 血管杂音

【体位】　患者取仰卧位。

【操作方法】　将听诊器放于腹主动脉、左右肾动脉、左右髂动脉走行区听诊；动脉性杂音常在腹中部或腹部两侧。静脉性杂音为连续性潺潺声，无收缩期与舒张期性质，常出现于脐周或上腹部。

【正常】　无血管杂音。

【异常】　可闻及血管杂音。

【临床意义】　上腹部的收缩期血管杂音（喷射性杂音）常提示腹主动脉瘤或腹主动脉狭窄，前者可触到该部搏动的肿块，后者则搏动减弱、下肢血压低于上肢、严重者触不到足背动脉搏动。如收缩期血管杂音在上腹部或脐水平正中线两侧，常提示肾动脉的狭窄，可见于年轻的高血压患者。如该杂音在下腹两侧，应考虑髂动脉狭窄。当左叶肝癌压迫肝动脉或腹主动脉时，也可在肿块部位听到吹风样杂音或在肿瘤部位（较表浅时）听到轻微的连续性杂音。腹壁静脉曲张严重时，此音提示门静脉高压（常为肝硬化引起）时的侧支循环形成，称克-鲍综合征。

【根据异常体征进一步检查的内容及目的】　腹部 B 超或血管造影检查可明确。

### 3. 摩擦音

【体位】　患者取仰卧位。

【操作方法】　将听诊器放于脾、肝、胆囊所对应的体表部位听诊。

【正常】　无摩擦音。

【异常】　可闻及摩擦音。

【临床意义】　在脾梗死、脾周围炎、肝周围炎或胆囊炎累及局部腹膜等情况下，可在深呼吸时，于各相应部位听到摩擦音，严重时可触及摩擦感。腹膜纤维渗出性炎症时，亦可在腹壁听到摩擦音。

【根据异常体征进一步检查的内容及目的】　肝、胆、脾、腹腔B超检查可明确病变。

### 4. 搔刮试验

【体位】　患者取仰卧位。

【操作方法】　当肝下缘触诊不清楚时，可用搔弹法协助定界。医生以左手持听诊器膜型体件置于剑突下的肝左叶上，右手指沿腹中线自脐部向上轻弹或搔刮腹壁。

【正常】　肝脏未肿大，声音无变化。

【异常】　搔弹处未达肝缘时，只听到遥远而轻微的声音，当搔弹至肝脏表面时，声音明显增强而近耳。这是因为实质性脏器对声音的传导优于空腔脏器之故。

【临床意义】　此法常用于腹壁较厚或不能满意地配合触诊的患者，也有时用以鉴别右上腹肿物是否为肿大的肝脏。

【根据异常体征进一步检查的内容及目的】　腹部B超或CT检查可明确有无肝大。

## （三）腹部触诊

### 1. 腹壁紧张度

【体位】　嘱患者排尿后取低枕仰卧位，两手自然置于身体两侧，两腿屈起并稍分开，以使腹肌尽量松弛，做张口缓慢腹式呼吸，吸气时横膈向下而腹部上抬隆起，呼气时腹部自然下陷，可使膈下脏器随呼吸上下移动。

【操作方法】　以轻柔动作按顺序触诊，一般自左下腹开始逆时针方向至右下腹，再至脐部，依次检查腹部各区。原则是先触诊健康部位，逐渐移向病变区域，以免造成患者错觉。边触诊边观察患者的反应与表情，对精神紧张或有痛苦者给予安慰和解释。亦可边触诊边与患者交谈，转移其注意力而减少腹肌紧张，以保证顺利完成检查。

【正常】　正常人腹壁有一定张力，但触之柔软，较易压陷，称腹壁柔软，有些人（尤其儿童）因不习惯触摸或怕痒而发笑致腹肌自主性痉挛，称肌卫增强，在适当诱导或转移注意力后可消失，不属异常。

【异常】　腹壁紧张度增加，腹壁紧张度减低。

【临床意义】　全腹壁紧张可分为几种情况。由于腹腔内容物增加如肠胀气或气腹，腹腔内大量腹水（多为漏出液或血性漏出液）者，触诊腹部张力可增加，但无肌痉挛，也无压痛。如因急性胃肠穿孔或脏器破裂所致急性弥漫性腹膜炎，腹膜受刺激而引起腹肌痉挛、腹壁常有明显紧张，甚至强直硬如木板，称板状腹；结核性炎症或其他慢性病变由于发展较慢，对腹膜刺激缓和，且有腹膜增厚和肠管、肠系膜的粘连，故腹壁柔韧而具抵抗力，不易压陷，称揉面感或柔韧感，此征亦可见于癌性腹膜炎。

局部腹壁紧张常见于脏器炎症波及腹膜，如上腹或左上腹肌紧张常见于急性胰腺炎，右上腹肌紧张常见于急性胆囊炎，右下腹肌紧张常见于急性阑尾炎，但也可见于胃穿孔，此系胃穿孔时胃内容物顺肠系膜右侧流至右下腹，引起该部的肌紧张和压痛。在年老体弱、腹肌发育不良、大量腹水或过度肥胖的患者腹膜虽有炎症，但腹壁紧张可不明显，盆腔脏器炎症也不引起明显腹壁紧张。

　　腹壁紧张度减低多因腹肌张力降低或消失所致。检查时腹壁松软无力，失去弹性，全腹紧张度减低，见于慢性消耗性疾病或大量放腹水后，亦见于经产妇或年老体弱、脱水之患者。脊髓损伤所致腹肌瘫痪和重症肌无力可使腹壁张力消失。局部紧张度降低较少见，多由于局部的腹肌瘫痪或缺陷（如腹壁疝等）。

　　【根据异常体征进一步检查的内容及目的】　腹部 B 超或 CT 检查可明确大部分脏器有无病变及病变部位、性质。

### 2. 压痛、反跳痛

　　【体位】　同腹壁紧张度。

　　【操作方法】　医生用手贴于腹壁由右下腹开始逆时针检查至左下腹再至脐周，逐步由浅入深滑行触诊，检查有无压痛；如患者腹部某一部位有压痛，用并拢的 2～3 个手指（示、中、无名指）压于原处稍停片刻，使压痛感觉趋于稳定，然后迅速将手抬起，如此时患者感觉腹痛骤然加重，并常伴有痛苦表情或呻吟为反跳痛阳性。

　　【正常】　正常腹部触摸时不引起疼痛，重按时仅有一种压迫感。

　　【异常】　存在压痛、反跳痛。

　　【临床意义】　腹腔内的病变，如脏器的炎症、淤血、肿瘤、破裂、扭转以及腹膜的刺激（炎症、出血等）等均可引起压痛，压痛的部位常提示存在相关脏器的病变。阑尾炎早期局部可无压痛，以后才有右下腹压痛；胰体和胰尾的炎症和肿瘤，可有左腰部压痛；胆囊的病变常有右肩胛下区压痛；此外胸部病变如下叶肺炎、胸膜炎、心肌梗死等也常在上腹部或季肋部出现压痛；盆腔疾病如膀胱、子宫及附件的疾病可在下腹部出现压痛；一些位置较固定的压痛点常反映特定的疾病，如位于右锁骨中线与肋缘交界处的胆囊点压痛标志胆囊的病变；位于脐与右髂前上棘连线中、外 1/3 交界处的 McBurney 点（麦氏点）压痛标志阑尾的病变等；当医师用右手压迫左下腹降结肠区，相当于麦氏点对称部位，或再用左手按压其上端使结肠内气体传送至右下腹盲肠和阑尾部位，如引起右下腹疼痛，则为结肠充气征阳性，提示右下腹部有炎症；当遇下腹痛腹部触诊无明显压痛时，嘱患者左侧卧位，两腿伸直，并使右下肢被动向后过伸，如发生右下腹痛，称为腰大肌征阳性，提示炎症阑尾位于盲肠后位。

　　【根据异常体征进一步检查的内容及目的】　腹部 B 超或 CT 检查可明确病变部位、性质。

### 3. 肝脏触诊

　　【体位】　同腹壁紧张度。

　　【操作方法】　常用单手触诊法，医生将右手四指并拢，掌指关节伸直，与肋缘大致平行地放在肝下缘的下方，随患者呼气时，手指压向腹壁深部，吸气时，手指缓慢抬起朝肋缘向上迎触肝下缘，如此反复进行，手指逐渐向肋缘移动，直到触及肝下缘或肋缘为止。需在右侧锁骨中线上和前正中线上分别触诊，并测量肝下缘至肋缘或剑突的距离，以厘米表示。

　　【正常】　正常成人的肝脏，一般在肋缘下触不到，但腹壁松软的瘦长体型，于深吸气时可于肋弓下触及肝下缘，在 1cm 以内。在剑突下可触及肝下缘，多在 3cm 以内，在腹上角较锐的瘦高者剑突根部下可达 5cm，但是不会超过剑突根部至脐距离的中、上 1/3

交界处。

【异常】　超出上述标准

【临床意义】　超出上述标准应考虑肝下移或肝大。如肝脏质地柔软，表面光滑，且无压痛，则首先应考虑肝下移，此时可用叩诊法叩出肝上界，如肝上界也相应降低，肝上下径正常，则为肝下移，如肝上界正常或升高，则提示肝大，肝脏下移常见于内脏下垂，肺气肿、右侧胸腔大量积液导致膈肌下降；肝大可分为弥漫性及局限性。弥漫性肝大见于病毒性肝炎、肝淤血、脂肪肝、早期肝硬化、巴德-吉亚利综合征、白血病、血吸虫病，华支睾吸虫病等；局限性肝大见于肝脓肿、肝肿瘤及肝囊肿（包括肝包虫病）等。

【根据异常体征进一步检查的内容及目的】　腹部 B 超或 CT 检查可明确肝脏大小及病变性质，必要时可进行肝脏活检。

### 4. 脾脏触诊

【体位】　同腹壁紧张度，在脾脏轻度肿大而仰卧位不易触到时，可嘱患者取右侧卧位，双下肢屈曲，此时用双手触诊则容易触到。

【操作方法】　双手触诊法，医生左手绕过患者腹前方，手掌置于其左胸下部第 9～11 肋处，试将其脾脏从后向前托起，并限制胸廓运动，右手掌平放于脐部，与左肋弓大致成垂直方向，自脐平面开始配合呼吸，如同触诊肝脏一样，迎触脾尖，直至触到脾缘或左肋缘为止。

【正常】　不能触及脾脏。

【异常】　可触及脾脏。

【临床意义】　内脏下垂或左侧胸腔积液、积气时膈下降，可使脾脏向下移位。除此以外，能触到脾脏则提示脾脏肿大至正常 2 倍以上。脾脏轻度肿大常见于急慢性肝炎、伤寒、粟粒型结核、急性疟疾、感染性心内膜炎及败血症等，一般质地柔软；脾脏中度肿大常见于肝硬化、疟疾后遗症、慢性淋巴细胞性白血病、慢性溶血性黄疸、淋巴瘤、系统性红斑狼疮等，质地一般较硬；脾脏高度肿大，表面光滑者见于慢性粒细胞性白血病、黑热病、慢性疟疾和骨髓纤维化等，表面不平滑而有结节者见于淋巴瘤和恶性组织细胞病；脾脏表面有囊性肿物者见于脾囊肿；脾脏压痛见于脾脓肿、脾梗死等；脾周围炎或脾梗死时，由于脾包膜有纤维素性渗出，并累及腹膜壁层，故脾脏触诊时有摩擦感且有明显压痛，听诊时也可闻及摩擦音。

【根据异常体征进一步检查的内容及目的】　脾脏 B 超或 CT 检查可明确，胸部 X 线片或 CT 可明确是否存在胸腔内病变导致脾脏下移。

### 5. 胆囊触诊

【体位】　同腹壁紧张度。

【操作方法】　医生以左手掌平放于患者右胸下部，以拇指指腹勾压于右肋下胆囊点处然后嘱患者缓慢深吸气，在吸气过程中发炎的胆囊下移时碰到用力按压的拇指，即可引起疼痛，此为胆囊触痛，如因剧烈疼痛而致吸气中止称墨菲征（Murphy sign）阳性。

【正常】　不能触及或 Murphy sign 阴性。

【异常】　能触及或 Murphy sign 阳性。

【临床意义】　胆囊肿大时可超过肝缘及肋缘，此时可在右肋缘下、腹直肌外缘处触到。胆囊疾患时，其肿大情况亦有不同，有时胆囊有炎症，但未肿大到肋缘以下，触诊不能查到胆囊，此时可探测胆囊触痛；在胆总管结石胆道阻塞时，可发生明显黄疸，但胆囊常不肿大，乃因胆囊多有慢性炎症，囊壁因纤维化而皱缩，且与周围组织粘连而失去移动性所致；由于胰头癌压迫胆总管导致胆道阻塞、黄疸进行性加深，胆囊也显著肿大，但无压痛，称为库瓦西耶征（Courvoisier sign）阳性。

【根据异常体征进一步检查的内容及目的】　胆囊 B 超或胰腺 CT 检查可明确。

### 6. 肾脏触诊

【体位】　同腹壁紧张度或立位。

【操作方法】　检查肾脏一般用双手触诊法。卧位触诊右肾时，医生立于患者右侧，以左手掌托起其右腰部，右手掌平放在右上腹部，手指方向大致平行于右肋缘进行深部触诊右肾，于患者吸气时双手夹触肾脏。如触到光滑钝圆的脏器，可能为肾下极，如能在双手间握住更大部分，则略能感知其蚕豆状外形，握住时患者常有酸痛或类似恶心的不适感。触诊左肾时，左手越过患者腹前方从后面托起左腰部，右手掌横置于患者左上腹部，依前法双手触诊左肾。如患者腹壁较厚或配合动作不协调，以致右手难以压向后腹壁时，可采用下法触诊：患者吸气时，用左手向前冲击后腰部，如肾下移至两手之间时，则右手有被顶推的感觉；与此相反，也可用右手指向左手方向腰部做冲击动作，左手也可有同样的感觉而触及肾脏。如卧位未触及肾脏，还可让患者站立床旁，医生于患者侧面用两手前后联合触诊肾脏。当肾下垂或游走肾时，立位较易触到。

【正常】　一般不易触及，有时可触到右肾下极。

【异常】　身材瘦长者，肾下垂、游走肾或肾脏代偿性增大时，肾脏较易触到。在深吸气时能触到 1/2 以上的肾脏，即为肾下垂。有时右侧一片下垂易误认为肝大，左侧肾下垂易误认为脾肿大，应注意鉴别。如肾下垂明显并能在腹腔各个方向移动时称为游走肾。

【临床意义】　肾脏肿大见于肾盂积水或积脓时，肾脏的质地柔软而富有弹性，有时有波动感。多囊肾时，一侧或两侧肾脏为不规则形增大，有囊性感。肾肿瘤则表面不平，质地坚硬。

【根据异常体征进一步检查的内容及目的】　双肾 B 超或 CT 检查可明确肾脏大小、形态和结构。

### 7. 膀胱触诊

【体位】　同腹壁紧张度。

【操作方法】　医生以右手自脐开始向耻骨方向触摸，触及肿块后应详察其性质，以便鉴别其为膀胱、子宫或其他肿物。当膀胱有结石或肿瘤时，如果腹壁菲薄柔软，有时可用双手触诊法，即右手示指戴手套插入直肠内向前方推压，左手四指在耻骨联合上施压，可在腹腔的深处耻骨联合的后方触到肿块。

【正常】　正常膀胱空虚时隐存于盆腔内，不易触到。

【异常】　膀胱增大多由积尿所致，呈扁圆形或圆形，触之囊性感，不能用手推移。按压时憋胀有尿意，排尿或导尿后缩小或消失。由此可与妊娠子宫、卵巢囊肿及直肠肿物等鉴别。膀胱胀大最多见于尿道梗阻（如前列腺肥大或癌）、脊髓病（如截瘫）所致的尿潴留。也见于昏迷患者、腰椎或骶椎麻醉后、手术后局部疼痛患者。如长期尿潴留致膀胱慢性炎症，导尿后膀胱亦常不能完全回缩。

【根据异常体征进一步检查的内容及目的】　下腹部 B 超或 CT 检查、膀胱镜检可明确病变部位及性质。

### 8. 胰腺触诊

【体位】　同腹壁紧张度。

【操作方法】　同腹壁紧张度。

【正常】　不能触及胰腺。

【异常】　当胰腺有病变时，则可在上腹部处相当于第 1、2 腰椎处，于中线偏右或偏左侧出现体征。

【临床意义】　在上腹中部或左上腹有横行呈带状压痛及肌紧张，并涉及左腰部者，提示胰腺炎症；如起病急同时有左腰部皮下淤血而发蓝，则提示急性出血坏死型胰腺炎；如在上腹部触及质硬而无移动性横行条索状的肿物时，应考虑为慢性胰腺炎；如呈坚硬块状，表面不光滑似有结节，则可能为胰腺癌；癌发生于胰头部者，可出现梗阻性黄疸及胆囊肿大而无压痛（即 Courvoisier 征阳性）；在上腹部肋缘下或左上腹部触到囊性肿物，多为胰腺假性囊肿。但要注意胃在胰腺前面，故此区肿物需与胃部肿瘤鉴别。

【根据异常体征进一步检查的内容及目的】　上腹部 B 超或 CT 检查可明确病变部位、性质。

### 9. 腹部包块

【体位】　同腹壁紧张度。

【操作方法】　同腹壁紧张度。

【正常】　未触及包块。

【异常】　可触及包块，触及异常的包块应注意部位、大小、形态、质地、压痛、搏动、移动度。

【临床意义】　上腹中部触到肿块常为胃或胰腺的肿瘤、囊肿或胃内结石（可以移动）。右肋下肿块常与肝和胆有关。两侧腹部的肿块常为结肠的肿瘤。脐周或右下腹不规则、有压痛的肿块常为结核性腹膜炎所致的肠粘连。

下腹两侧类圆形、可活动、具有压痛的肿块可能系腹腔淋巴结肿大，如为较深、坚硬不规则的肿块则可能系腹膜后肿瘤。卵巢囊肿多有蒂，故可在腹腔内游走。腹股沟韧带上方的肿块可能来自卵巢及其他盆腔器官。巨大肿块多发生于卵巢、肾、肝、胰和子宫等实质性脏器，且以囊肿居多。腹膜后淋巴结结核和肿瘤的肿物也可达到很大的程度。胃、肠道肿物很少超过其内腔横径，因为未达横径长度就已出现梗阻。如肿块大小变异不定，甚至自行消失，则可能是痉挛、充气的肠袢所引起。圆形且表面光滑的肿块多为良性，以囊肿或淋巴结居多。

形态不规则，表面凸凹不平且坚硬者，应多考虑恶性肿瘤、炎性肿物或结核性肿块。索条状或管状肿物，短时间内形态多变者，多为蛔虫团或肠套叠。如在右上腹触到边缘光滑的卵圆形肿物，应疑为胆囊积液。左上腹肿块有明显切迹多为脾脏。

肿块若为实质性的，其质地可能柔韧、中等硬或坚硬，见于肿瘤、炎性或结核浸润块，如胃癌、肝癌、回盲部结核等。肿块若为囊性，质地柔软，见于囊肿、脓肿，如卵巢囊肿、多囊肾等。

炎性肿块有明显压痛。如位于右下腹的肿块压痛明显，常为阑尾脓肿、肠结核或 Crohn 病等。与脏器有关的肿瘤压痛可轻重不等。

如果肿块随呼吸而上下移动，多为肝、脾、胃、肾或其肿物，胆囊因附在肝下，横结肠因借胃结肠韧带与胃相连，故其肿物亦随呼吸而上下移动。肝脏和胆囊的移动度大，不易用手固定。如果肿块能用手推动者，可能来自胃、肠或肠系膜。移动度大的多为带蒂的肿物或游走的脏器。局部炎性肿块或脓肿及腹腔后壁的肿瘤，一般不能移动。

【根据异常体征进一步检查的内容及目的】　腹部 B 超或 CT 检查可明确病变部位、性质。

### 10. 液波震颤

【体位】　同腹壁紧张度。

【操作方法】　医生以一手掌面贴于患者一侧腹壁，另一手四指并拢屈曲，用指端叩击对侧腹壁（或以指端冲击式触诊），如有大量液体存在，则贴于腹壁的手掌有被液体波动冲击的感觉，即波动感。为防止腹壁本身的震动传至对侧，可让另一人将手掌尺侧缘压于脐部腹中线上，即可阻止之。

【正常】　阴性。

【异常】　阳性，提示游离腹水 3000～4000ml 及以上，不如移动性浊音敏感。

【根据异常体征进一步检查的内容及目的】　腹部 B 超或 CT 检查可明确腹水存在。

### 11. 振水音

【体位】　同腹壁紧张度。

【操作方法】　医生以一耳凑近上腹部，同时以冲击触诊法振动胃部，即可听到气、液撞击的声音，亦可将听诊器膜型体件置于上腹部进行听诊。

【正常】　正常人在餐后或饮入多量液体时可有上腹部振水音。

【异常】　若在清晨空腹或餐后 6～8 小时以上仍有此音，则提示幽门梗阻或胃扩张。

【根据异常体征进一步检查的内容及目的】　结合患者病史，进行腹部 X 线、纤维胃镜检查可明确梗阻病因。

## （四）腹部叩诊

### 1. 肝脏叩诊

【体位】　同腹壁紧张度。

【操作方法】　用叩诊法确定肝上界时，一般都是沿右锁骨中线、右腋中线和右肩胛线，由肺区向下叩向腹部。叩指用力要适当，勿过轻或过重。当由清音转为浊音时，即为肝上界。此处相当于被肺遮盖的肝顶部，故又称肝相对浊音界。再向下叩 1～2 肋间，则浊音变为实音，此处的肝脏不再被肺所遮盖而直接贴近胸壁，称肝绝对浊音界（亦为肺下界）。确定肝下界时，最好由腹部鼓音区沿右锁骨中线或正中线向上叩，由鼓音转为浊音处即是。因肝下界与胃、结肠等重叠，很难叩准，故多用触诊或叩听法确定。

【正常】　在确定肝的上下界时要注意体型，匀称体型者的正常肝脏在右锁骨中线上，其上界在第 5 肋间，下界位于右季肋下缘。二者之间的距离为肝上下径，为 9～11cm；在右腋中线上，其上界为第 7 肋间，下界相当于第 10 肋骨水平；在右肩胛线上，其上界为第 10 肋间。矮胖体型者肝上下界均可高一个肋间，瘦长体型者则可低一个肋间。

【异常】　肝浊音界有扩大或缩小。

【临床意义】　肝浊音界扩大见于肝癌、肝脓肿、肝炎、肝淤血和多囊肝等。肝浊音界缩小见于急性重型肝炎、肝硬化和胃肠胀气等。肝浊音界消失代之以鼓音者，多由肝表面覆有气体所致，是急性胃肠穿孔的一个重要征象，但也可见于腹部大手术后数日内，间位结肠（结肠位于肝与横膈之间）、全内脏转位。肝浊音界向上移位见于右肺纤维化、右下肺不张及气腹鼓肠等。肝浊音界向下移位见于肺气肿、右侧张力性气胸等。膈下脓肿时，由于肝下移和膈升高，肝浊音区也扩大，但肝脏本身并未增大。肝区叩击痛对于诊断肝炎、肝脓肿或肝癌有一定的意义。

【根据异常体征进一步检查的内容及目的】　腹部 B 超或 CT 检查可明确病变部位、性质。

**2. 胆囊叩诊**

【体位】　同腹壁紧张度。

【操作方法】　胆囊位于深部，且被肝脏遮盖，临床上不能用叩诊检查其大小。

【正常】　无叩击痛。

【异常】　存在胆囊区叩击痛。

【临床意义】　胆囊区叩击痛为胆囊炎的重要体征。

【根据异常体征进一步检查的内容及目的】　胆囊 B 超可明确病变。

**3. 胃泡鼓音区**

【体位】　同腹壁紧张度。

【操作方法】　间接叩诊法。

【正常】　正常情况下胃泡鼓音区应该存在（除非在饱餐后），大小则受胃内含气量的多少和周围器官组织病变的影响，有调查表明，正常成人 Traube 区长径中位数为 9.5cm（5.0~13.0cm），宽径为 6.0cm（2.7~10.0cm），可作参考。上界为横膈及肺下缘，下界为肋弓，左界为脾脏，右界为肝左缘。

【异常】　缩小或消失。

【临床意义】　可见于中、重度脾肿大，左侧胸腔积液、心包积液、肝左叶肿大（不会使鼓音区完全消失），也见于急性胃扩张或溺水患者。

【根据异常体征进一步检查的内容及目的】　肝脏、脾脏 B 超了解有无肝脾肿大；胸部 CT 检查明确有无胸部病变；立位腹部 X 线片可明确有无急性胃扩张。

**4. 脾脏叩诊**

【体位】　同腹壁紧张度。

【操作方法】　间接叩诊法，脾浊音区的叩诊宜采用轻叩法，在左腋中线上进行。

【正常】　正常时在左腋中线第 9~11 肋之间叩到脾浊音，其长度为 4~7cm，前方不超过腋前线。

【异常】　扩大或缩小。

【临床意义】　脾浊音区扩大见于各种原因所致脾肿大，脾浊音区缩小见于左侧气胸、胃扩张、肠胀气等。

【根据异常体征进一步检查的内容及目的】　上腹部 B 超、X 线片、CT 及胸部影像学检查可明确。

**5. 移动性浊音**

【体位】　同腹壁紧张度。

【操作方法】　医生自腹中部脐水平面开始向患者左侧叩诊，发现浊音时，板指固定不动，嘱患者右侧卧，再度叩诊，如呈鼓音，表明浊音移动。同样方法向右侧叩诊，叩得浊音后嘱患者左侧卧，以核实浊音是否移动。这种因体位不同而出现浊音区变动的现象，称移动性浊音。

【正常】　阴性。

【异常】　如果腹水量少，用以上方法不能查出时，若病情允许可让患者取肘膝位，使脐部处于最低部位。由侧腹部向脐部叩诊，如由鼓音转为浊音，则提示有腹水的可能（即水坑征）。也可让患者站立，如下腹部积有液体而呈浊音，液体的上界呈一水平线，在此水平线上为浮动的肠曲，叩诊呈鼓音。

【根据异常体征进一步检查的内容及目的】　腹腔 B 超可明确有无腹水。

### 6. 膀胱叩诊

【体位】　患者取仰卧位。

【操作方法】　医生沿脐正中线从脐向下叩诊，由鼓音变浊音，代表充盈的膀胱，为凸向脐部圆形浊音区，排尿后复查此浊音区转为鼓音。

【正常】　膀胱空虚时位于耻骨联合下，膀胱充盈时位于耻骨联合上，可叩到充盈的膀胱。

【异常】　嘱患者排尿后叩诊仍为浊音，或患者排尿不出。

【临床意义】　前者多见于妊娠子宫或卵巢囊肿等，后者见于尿潴留患者。

【根据异常体征进一步检查的内容及目的】　下腹部B超或CT检查可明确病变部位、性质，三者可通过上述检查鉴别。

### 7. 肋脊角叩诊

【体位】　患者取坐位或侧卧位。

【操作方法】　医师用左手掌平放在其左、右肋脊角处（左右肾区），右手握拳用由轻到中等的力量叩击左手背。

【正常】　双侧肋脊角无叩击痛。

【异常】　肋脊角存在叩击痛。

【临床意义】　肾炎、肾盂肾炎、肾结石、肾结核及肾周围炎时，肾区有不同程度的叩击痛。

【根据异常体征进一步检查的内容及目的】　双肾B超或CT检查，尿常规、肾功能，抗酸杆菌检查，必要时肾活检明确。

### 常用英文单词

costal margin 肋弓下缘，xiphoid process 剑突，umbilicus 脐，ascites 腹水，bowl sound 肠鸣音，board-like rigidity 板状腹，tenderness 压痛，rebound tenderness 反跳痛，peritoneal irritation sign 腹膜刺激征，aorta 腹主动脉，bladder 膀胱

（周　婷　胡　柯　李小琳）

# 第七节　脊柱四肢及肛门检查

脊柱检查时患者可处站立位和坐位，按视、触、叩的顺序进行。

## 一、脊柱视诊

### 1. 脊柱弯曲度

【患者体位】　患者取站立位或坐位。

【操作方法】　从后面观察脊柱有无侧弯。轻度侧弯时需借助触诊确定，医生用示指、中指或拇指沿脊椎的棘突以适当的压力往下划压，划压后皮肤出现一条红色充血痕，以此痕为标准，观察脊柱有无侧弯。

【正常】　脊柱无侧弯。

【异常】　脊柱侧弯或前后突出畸形。

【临床意义】

（1）颈椎变形：颈侧偏见于先天性斜颈，患者头向一侧倾斜，患侧胸锁乳突肌隆起。

（2）脊柱后凸：脊柱后凸时前胸凹陷，头颈部前倾。常见病因为：佝偻病、结核病、强直性脊柱炎、脊椎退行性变、外伤所致脊椎压缩性骨折、脊椎骨软骨炎（Scheuermann 病）。

（3）脊柱前凸：脊柱过度向前凸出性弯曲，称为脊柱前凸（lordosis）。多发生在腰椎部位，病人腹部明显向前突出，臀部明显向后突出，多由于晚期妊娠、大量腹水、腹腔巨大肿瘤、第五腰椎向前滑脱、水平骶椎（腰骶角＞34°）、患者髋关节结核及先天性髋关节后脱位等所致。

（4）脊柱侧凸：脊柱离开后正中线向左或右偏曲称为脊柱侧凸（scoliosis）。侧凸严重时可出现肩部及骨盆畸形。根据侧凸发生部位不同，分为胸段侧凸、腰段侧凸及胸腰段联合侧凸；并根据侧凸的性状分为姿势性和器质性两种。

1）姿势性侧凸（posture scoliosis）：无脊柱结构的异常。姿势性侧凸早期脊柱的弯曲度多不固定，改变体位可使侧凸得以纠正，如平卧位或向前弯腰时脊柱侧凸可消失。姿势性侧凸的原因有：①儿童发育期坐、立姿势不良；②代偿性侧凸可因一侧下肢明显短于另一侧所致；③坐骨神经性侧凸，多因椎间盘突出，患者改变体位，放松对神经根压迫的一种保护性措施，突出的椎间盘位于神经根外侧，腰椎突向患侧；位于神经根内侧，腰椎突向健侧；④脊髓灰质炎后遗症等。

2）器质性侧凸（organic scoliosis）：脊柱器质性侧凸的特点是改变体位不能使侧凸得到纠正。其病因有先天性脊柱发育不全，肌肉麻痹，营养不良，慢性胸膜肥厚、胸膜粘连及肩部或胸廓的畸形等。

【根据异常体征进一步检查的内容及目的】 脊柱X线片或CT检查可明确病变部位、性质。

**2. 脊柱活动度**

【患者体位】 患者取站立位。

【操作方法】 嘱患者做前屈、后伸、侧弯、旋转等动作，以观察脊柱的活动情况及有无变形。已有脊柱外伤可疑骨折或关节脱位时，应避免脊柱活动，以防止损伤脊髓。正常人直立、骨盆固定的条件下，颈段、胸段、腰段的活动范围参考值如表2-4。

表2-4 颈、胸、腰椎及全脊椎活动范围

| 部位 | 前屈 | 后伸 | 左右侧弯 | 旋转度（一侧） |
| --- | --- | --- | --- | --- |
| 颈椎 | 35°～45° | 35°～45° | 45° | 60°～80° |
| 胸椎 | 30° | 20° | 20° | 35° |
| 腰椎 | 75°～90° | 30° | 20°～35° | 30° |
| 全脊柱 | 128° | 125° | 73.5° | 115° |

注：由于年龄、活动训练以及脊柱结构差异等因素，脊柱运动范围存在较大的个体差异。

【正常】 脊柱有一定活动度，但各部位活动范围明显不同。颈椎段和腰椎段的活动范围最大；胸椎段活动范围最小；骶椎和尾椎已融合成骨块状，几乎无活动性。

【异常】 脊柱活动受限：检查脊柱颈段活动度时，医师固定患者肩部，嘱患者做前屈后仰，侧弯及左右旋转，颈及软组织有病变时，活动常不能达以上范围，否则有疼痛感，严重时出现僵直。

【临床意义】

（1）脊柱颈椎段活动受限常见于：①颈部肌纤维组织炎及韧带受损；②颈椎病；③结核或肿瘤浸润；④颈椎外伤、骨折或关节脱位。

（2）脊柱腰椎段活动受限常见于：①腰部肌纤维组织炎及韧带受损；②腰椎椎管狭窄；③椎间盘突出；④腰椎结核或肿瘤；⑤腰椎骨折或脱位。

【根据异常体征进一步检查的内容及目的】　脊柱 X 线片或 CT 检查可明确病变部位、性质。

## 二、脊柱压痛与叩击痛

### 1. 压痛

【患者体位】　患者取端坐位，身体稍向前倾。

【操作方法】　医生以右手拇指从枕骨粗隆开始自上而下逐个按压脊椎棘突及椎旁肌肉。

【正常】　每个棘突及椎旁肌肉均无压痛。

【异常】　有压痛。

【临床意义】　提示压痛部位可能有病变，并以第七颈椎棘突为标志计数病变椎体的位置。除颈椎外，颈旁组织的压痛也提示相应病变，如落枕时斜方肌中点处有压痛；颈肋综合征及前斜角肌综合征时，压痛点在锁骨上窝和颈外侧三角区内，颈部肌纤维组织炎时压痛点在颈肩部，范围比较广泛。胸腰椎病变如结核、椎间盘突出及外伤或骨折，均在相应脊椎棘突有压痛，若椎旁肌肉有压痛，常为腰背肌纤维炎或劳损。

【根据异常体征进一步检查的内容及目的】　脊柱 X 线片或 CT 检查可明确病变部位、性质。

### 2. 叩击痛　常用的脊柱叩击方法有两种。

（1）直接叩击法

【患者体位】　患者取端坐位或直立位，身体稍向前倾。

【操作方法】　用中指或叩诊锤垂直叩击各椎体的棘突，多用于检查胸椎与腰椎。颈椎疾病，特别是颈椎骨关节损伤时，因颈椎位置深，一般不用此法检查。

（2）间接叩击法

【患者体位】　患者取端坐位，身体稍向前倾。

【操作方法】　医师将左手掌置于其头部，右手半握拳以小鱼际肌部位叩击左手背。

【正常】　脊柱各部位无疼痛。

【异常】　脊柱各部位有疼痛或上肢的放射性疼痛。

【临床意义】　如疼痛阳性见于脊柱结核、脊椎骨折及椎间盘突出等。叩击痛的部位多为病变部位。间接叩诊时可出现上肢的放射性疼痛，多见于颈椎病或颈椎间盘脱出症。

【根据异常体征进一步检查的内容及目的】　颈椎 X 线片或 CT 检查可明确病变部位、性质。

## 三、脊柱检查的几种特殊试验

### 1. 颈椎特殊试验

（1）Jackson 压头试验（后仰位椎间孔挤压试验）

【患者体位】　患者取端坐位。

【操作方法】　医生双手重叠放于其头顶部，向下加压。

【正常】　不出现疼痛感觉。

【异常】　患者出现颈痛或上肢放射痛即为阳性。

【临床意义】　多见于颈椎病及颈椎间盘突出症。

【根据异常体征进一步检查的内容及目的】　颈椎 X 线片或 CT 检查可明确病变部位、性质。

（2）前屈旋颈试验（Fenz 征）

【患者体位】　患者取站立或坐位。

【操作方法】　嘱患者头颈部前屈，并左右旋转。

【正常】　颈椎处不出现疼痛感觉。

【异常】　患者颈椎处感觉疼痛即为阳性。

【临床意义】　多提示颈椎小关节的退行改变。

【根据异常体征进一步检查的内容及目的】　颈椎 X 线片或 CT 检查可明确病变部位、性质。

（3）颈静脉加压试验（压颈试验，Naffziger 试验）

【患者体位】　患者取仰卧位。

【操作方法】　医生以双手指按压患者两侧颈静脉。

【正常】　其颈部及上肢疼痛不加重。

【异常】　患者颈部及其上肢疼痛加重或下肢疼痛症状加重。

【临床意义】　颈部及上肢疼痛加重，为根性颈椎病，此乃因脑脊液回流不畅致蛛网膜下腔压力增高所致。若下肢症状加重，则提示其坐骨神经痛症状源于腰椎管内病变，即根性疼痛。

【根据异常体征进一步检查的内容及目的】　颈椎 X 线片或 CT 检查可明确病变部位、性质。

（4）旋颈试验

【患者体位】　患者取坐位，头略后仰。

【操作方法】　患者取坐位，头略后仰，并自动向左、右做旋颈动作。

【正常】　患者无不适症状。

【异常】　患者出现头昏、头痛、视物模糊症状。

【临床意义】　提示椎动脉型颈椎病。因转动头部时椎动脉受到扭曲，加重了椎-基底动脉供血不足，头部停止转动，症状亦随即消失。

【根据异常体征进一步检查的内容及目的】　颈椎 X 线片或 CT 检查可明确病变部位、性质。

**2. 腰骶椎的特殊试验**

（1）摇摆试验

【患者体位】　患者平卧，屈膝、髋，双手抱于膝前。

【操作方法】　医生手扶患者双膝，左右摇摆。

【正常】　腰部无疼痛感。

【异常】　如腰部疼痛则为阳性。

【临床意义】　多见于腰骶部病变。

【根据异常体征进一步检查的内容及目的】　腰椎 X 线片或 CT 检查可明确病变部位、性质。

（2）拾物试验

【患者体位】　患者取直立位。

【操作方法】　将一物品放在地上，嘱患者拾起。

【正常】　腰椎正常者可两膝伸直，腰部自然弯曲，俯身将物品拾起。

【异常】　患者先以一手扶膝蹲下，腰部挺直地用手接近物品，此即为拾物试验阳性。

【临床意义】　多见于腰椎病变如腰椎间盘脱出，腰肌外伤及炎症。

【根据异常体征进一步检查的内容及目的】　腰椎 X 线片或 MRI 检查可明确病变部位、性质。

（3）直腿抬高试验（Lasegue 征）

【患者体位】　患者仰卧，双下肢平伸。

【操作方法】　医生一手握患者踝部，一手置于大腿伸侧，分别做双侧直腿抬高动作。

【正常】　腰与大腿正常可达 80°～90°。

【异常】　抬高不足 70°，且伴有下肢后侧的放射性疼痛，则为阳性。

【临床意义】　见于腰椎间盘突出症，也可见于单纯性坐骨神经痛。

【根据异常体征进一步检查的内容及目的】　腰椎 X 线片或 CT 检查可明确病变部位、性质。

（4）屈颈试验（Linder 征）

【患者体位】　患者仰卧，也可取端坐位或直立位。

【操作方法】　医生一手置于患者胸前，另一手置于枕后，缓慢、用力地上抬其头部，使颈前屈。

【正常】　不出现下肢放射痛。

【异常】　若出现下肢放射痛，则为阳性。

【临床意义】　见于腰椎间盘突出症的"根肩型"患者。其机制是屈颈时，硬脊膜上移，脊神经根被动牵扯，加重了突出的椎间盘对神经根的压迫，因而出现下肢的放射痛。

【根据异常体征进一步检查的内容及目的】　脊柱 X 线片或 CT 检查可明确病变部位、性质。

（5）股神经牵拉试验

【患者体位】　患者俯卧，髋、膝关节完全伸直。

【操作方法】　医生将患者一侧下肢抬起，使髋关节过伸。

【正常】　大腿前方不出现放射痛。

【异常】　如大腿前方出现放射痛则为阳性。

【临床意义】　可见于高位腰椎间盘突出症（腰$_{2~3}$或腰$_{3~4}$）患者。其机制是上述动作加剧了股神经本身及组成股神经的腰$_{2~4}$神经根的紧张度，加重了对受累神经根的压迫，因而出现上述症状。

【根据异常体征进一步检查的内容及目的】　腰椎 X 线片或 CT 检查可明确病变部位、性质。

# 四、四肢与关节检查

四肢（four limbs）及其关节（arthrosis）的检查通常运用视诊与触诊两者相互配合的方

法，特殊情况下采用叩诊和听诊。四肢检查除大体形态和长度外，应以关节检查为主。

## （一）上肢

### 1. 长度

【患者体位】　患者取坐位或直立位。

【操作方法】　嘱患者双上肢向前手掌并拢，比较其长度，也可用卷尺测量肩峰至桡骨茎突或中指指尖的距离为全上肢长度。上臂长度则从肩峰至尺骨鹰嘴的距离。前臂长度测量是从鹰嘴突至尺骨茎突的距离。

【正常】　双上肢长度等长。

【异常】　双上肢长度不一。

【临床意义】　见于先天性短肢畸形，骨折重叠和关节脱位等，如肩关节脱位时，患侧上臂长于健侧，肱骨颈骨折患侧短于健侧。

【根据异常体征进一步检查的内容及目的】　双上肢 X 线片检查可明确病变部位、性质。

### 2. 肩关节

（1）外形

【患者体位】　患者取坐位。

【操作方法】　在良好的照明情况下，嘱患者脱去上衣，观察肩关节，双肩姿势外形有无倾斜。

【正常】　正常双肩对称，双肩呈弧形。

【异常 a】　肩关节弧形轮廓消失肩峰突出，呈"方肩"。

【临床意义 a】　见于肩关节脱位或三角肌萎缩。

【异常 b】　两侧肩关节一高一低，颈短耸肩。

【临床意义 b】　见于先天性肩胛高耸症及脊柱侧弯。

【异常 c】　锁骨骨折，远端下垂，使该侧肩下垂，肩部突出畸形如戴肩章状。

【临床意义 c】　见于外伤性肩锁关节脱位，锁骨外端过度上翘所致。

【根据异常体征进一步检查的内容及目的】　肩关节 X 线片检查可明确病变部位、性质。

（2）运动

【患者体位】　患者取坐位。

【操作方法】　嘱患者脱去上衣做自主运动，观察有无活动受限。或医生固定肩胛骨，另一手持前臂进行多个方向的活动。

【正常】　肩关节外展可达 90°，内收 45°，前屈 90°，后伸 35°，旋转 45°。

【异常】　肩关节周围炎时，关节各方向的活动均受限，称冻结肩。冈上肌肌腱炎时肩关节外展达 60° 范围时感疼痛，超过 120° 时则消失。

【临床意义】　肩关节外展开始即痛，但仍可外展，见于肩关节炎；轻微外展即感疼痛见于肱骨或锁骨骨折；肩肱关节或肩锁骨关节脱位搭肩试验常为阳性（Dugas 征）阳性。做法是嘱患者用患侧手掌平放于对侧肩关节前方，如不能搭上而前臂不能自然贴紧胸壁，提示肩关节脱位。

【根据异常体征进一步检查的内容及目的】　肩关节 X 线片检查可明确病变部位、性质。

（3）压痛点

【患者体位】 患者取坐位。

【操作方法】 医生嘱患者脱去上衣，用拇指按压肩关节及周围组织。

【正常】 肩关节无压痛。

【异常】 肩关节周围不同部位的压痛点。

【临床意义】 肱骨结节间的压痛见于肱二头肌长头肌腱鞘炎；肱骨大结节压痛可见于冈上肌肌腱损伤；肩峰下内方有触痛，可见于肩峰下滑囊炎。

【根据异常体征进一步检查的内容及目的】 肩关节X线片检查可明确病变部位、性质。

### 3. 肘关节

（1）形态

【患者体位】 患者取坐位或直立位。

【操作方法】 嘱患者伸直两上肢，手掌向前，左右对比。

【正常】 肘关节双侧对称、伸直时肘关节轻度外翻，称为携物角，为5°～15°。

【异常】 携物角>15°为肘外翻：携物角<15°为肘内翻。

【临床意义】 肘部骨折、脱位可引起肘关节外形改变，如髁上骨折时，可见肘窝上方突出，为肱骨下端向前移位所致；桡骨头脱位时，肘窝外下方向桡侧突出；肘关节后脱位时，鹰嘴向肘后方突出，Hüter线及Hüter三角（肘关节伸时肱骨内外上髁及尺骨鹰嘴形成的连线，和屈肘时形成的三角）解剖关系改变。检查肘关节时应注意双侧及肘窝部是否饱满、肿胀。肘关节积液和滑膜增生常出现肿胀。

【根据异常体征进一步检查的内容及目的】 肘关节X线片检查可明确病变部位、性质。

（2）运动

【患者体位】 患者取坐位或直立位。

【操作方法】 检查肘关节屈伸角度。

【正常】 关节活动正常时屈135°～150°，伸10°，旋前（手背向上转动）80°～90°，旋后（手背向下转动）80°～90°。

【异常】 屈伸角度在上述角度之外。

【临床意义】 常见于肘关节骨折或炎症。

【根据异常体征进一步检查的内容及目的】 肘关节X线片检查可明确病变部位、性质。

（3）触诊

【患者体位】 患者取坐位或直立位。

【操作方法】 医生按压肘关节及周围组织。

【正常】 肘关节周围皮肤温度正常，无肿块，可触及肱动脉搏动，桡骨小头无压痛，滑车淋巴结无肿大。

【异常】 肘关节周围皮肤温度异常，有肿块，肱动脉搏动未触及，桡骨小头压痛，滑车淋巴结肿大。

【临床意义】 可见于关节炎或外伤等。

【根据异常体征进一步检查的内容及目的】 肘关节X线片检查可明确病变部位、性质。

### 4. 腕关节及手

【患者体位】 患者取坐位或直立位。

【操作方法】 医生观察患者双手形状。

【正常】 双手处于功能位状态，无畸形，无局部肿胀与隆起，运动正常。

【异常】 双手处于非功能位状态，或有畸形，或局部肿胀与隆起，或存在运动异常。

【临床意义】 腕关节肿胀可因外伤、关节炎、关节结核而肿胀，腕关节背侧或旁侧局部隆起见于腱鞘囊肿，腕背侧肿胀见于腕肌腱腱鞘炎或软组织损伤。下尺桡关节半脱位可使尺骨小头向腕背侧隆起。手指关节出现梭形肿胀见于类风湿关节炎，骨性关节炎也出现指关节梭形肿胀，但有特征性的 Heberden's 结节。如单个指关节出现梭形肿胀，可能为指骨结核或内生软骨瘤，手指侧副韧带损伤可使指间关节侧方肿胀。腕部手掌的神经、血管、肌腱及骨骼的损伤或先天性因素及外伤等均可引起畸形，常见的有：①腕垂症，桡神经损伤所致；②猿手，正中神经损伤；③爪形手，手指呈鸟爪样，见于尺神经损伤，进行性肌萎缩；脊髓空洞症和麻风等；④餐叉样畸形，见于 colles 骨折。杵状指（趾）（acropachy）：手指或足趾末端增生、肥厚、增宽、增厚，指甲从根部到末端拱形隆起呈杵状。杵状指（趾）常见于：①呼吸系统疾病，如慢性肺脓肿、支气管扩张和支气管肺癌；②某些心血管疾病，如发绀型先天性心脏病，亚急性感染性心内膜炎；③营养障碍性疾病，如肝硬化。匙状甲（koilonychia）：又称反甲，特点为指甲中央凹陷，边缘翘起，指甲变薄，表面粗糙有条纹，常见于缺铁性贫血和高原疾病，偶见于风湿热及甲癣。

【根据异常体征进一步检查的内容及目的】 手 X 线片检查可明确病变部位、性质。

## （二）下肢

### 1. 整体检查

【患者体位】 患者取坐位或直立位，充分暴露臀、大腿、膝、小腿、踝和足。

【检查方法】 双侧对比先做一般外形检查，再观看双下肢外形是否对称，有无静脉曲张、肿胀、出血点、皮肤溃疡及色素沉着。

【正常】 双侧下肢长度相等，外形对称，无静脉曲张、肿胀、出血点、皮肤溃疡及色素沉着。

【异常】 一侧肢体缩短或外形不对称、静脉曲张、肿胀、出血点、皮肤溃疡及色素沉着。

【临床意义】 一侧肢体缩短见于先天性短肢畸形，骨折或关节脱位。一侧肢体肿胀见于深层静脉血栓形成；肿胀并有皮肤灼热、发红肿胀，见于蜂窝织炎或血管炎。下肢慢性溃疡时常有皮肤色素沉着。

【根据异常体征进一步检查的内容及目的】 双下肢 X 线片检查可明确病变部位、性质。

### 2. 髋关节

（1）视诊

1）步态

【患者体位】 患者充分暴露臀、大腿、膝、小腿、踝和足。

【检查方法】 嘱患者自主行走，观察其步态。

【正常】 步态正常。

【异常】 步态异常。

【临床意义】　由髋关节疾患引起的异常步态主要有：①跛行：a. 疼痛性跛行，髋关节疼痛不敢负重行走，患肢膝部微屈，轻轻落下足尖着地，然后迅速改换健肢负重，步态短促不稳，见于髋关节结核、暂时性滑膜炎、股骨头无菌性坏死等；b. 短肢跛行，以足尖落地或健侧下肢屈膝跳跃状行走，一侧下肢缩短3cm以上则可出现跛行，见于小儿麻痹症后遗症。②鸭步：走路时两腿分开的距离宽，左右摇摆，如鸭子行走，见于先天性双侧髋关节脱位，髋内翻和小儿麻痹症所致的双侧臀中、小肌麻痹。③呆步：步行时下肢向前甩出，并转动躯干，步态呆板，见于髋关节强直，化脓性髋关节炎。

【根据异常体征进一步检查的内容及目的】　髋关节X线片检查可明确病变部位、性质。

2）畸形

【患者体位】　患者卧位，充分暴露双臀、大腿、膝、小腿、踝和足，双下肢伸直。

【操作方法】　使病侧髂前上棘连线与躯干正中线保持垂直，腰部放松，腰椎放平贴于床面观察关节有无畸形。

【正常】　无畸形。

【异常】　存在内收、外展、旋转畸形。

【临床意义】　如果有畸形多为髋关节脱位，股骨干及股骨头骨折错位。

【根据异常体征进一步检查的内容及目的】　双下肢X线片检查可明确病变部位、性质。

3）肿胀及皮肤皱褶

【患者体位】　患者卧位，充分暴露双臀、大腿、膝、小腿、踝和足，双下肢伸直。

【操作方法】　观察腹股沟区有无异常饱满，臀肌是否丰满。

【正常】　双侧腹股沟无异常饱满，双侧臀肌丰满，双臀部皱褶对称。

【异常】　腹股沟异常饱满、臀肌萎缩、臀部皱褶不对称。

【临床意义】　腹股沟异常饱满示髋关节肿胀；臀肌萎缩常见于髋关节病变；臀部皱褶不对称，示一侧髋关节脱位。

【根据异常体征进一步检查的内容及目的】　髋关节B超或X线片检查可明确病变部位、性质。

4）肿块、窦道瘢痕

【患者体位】　患者卧位，充分暴露双臀、大腿、膝、小腿、踝和足，双下肢伸直。

【操作方法】　观察髋关节周围皮肤有无肿块、窦道及瘢痕。

【正常】　双侧腹股沟无异常饱满、双侧臀肌丰满，双臀部皱褶对称。

【异常】　髋关节周围皮肤有肿块、窦道及瘢痕。

【临床意义】　髋关节周围皮肤有肿块、窦道及瘢痕，常见于髋关节结核。

【根据异常体征进一步检查的内容及目的】　髋关节B超或X线片检查可明确病变部位、性质。

（2）触诊（压痛）

【患者体位】　患者卧位，双下肢伸直。

【操作方法】　髋关节位置深，只能触诊其体表位置。腹股沟韧带中点后下1cm，再向外1cm，触及此处有无压痛及波动感。

【正常】　髋关节处无波动感、硬韧饱满或空虚感。

【异常】　髋关节处有波动感、硬韧饱满或空虚感。

【临床意义】 髋关节有积液时有波动感，如此处硬韧饱满时，可能为髋关节前脱位，若该处有空虚感，可能为后脱位。

【根据异常体征进一步检查的内容及目的】 髋关节 B 超或 X 线片检查可明确病变部位、性质。

（3）活动度：髋关节检查方法及活动范围见表 2-5。

表 2-5　髋关节检查方法及活动范围

| 检查内容 | 检查方法 | 活动度 |
|---|---|---|
| 屈曲 | 患者仰卧，医师一手按压髂嵴，另一手将屈曲膝关节推向前胸 | 130°～140° |
| 后伸 | 患者俯卧，医师一手按压臀部，另一手握小腿下端，屈膝 90° 后上提 | 15°～30° |
| 内收 | 仰卧，双下肢伸直，固定骨盆，一侧下肢自中立位向对称下肢前面交叉内收 | 20°～30° |
| 外展 | 患者仰卧，双下肢伸直，固定骨盆，使一侧下肢自中立位外展 | 30°～45° |
| 旋转 | 患者仰卧，下肢伸直，髌骨及足尖向上，医师双手放于患者大腿下部和膝部旋转大腿，也可让患者屈髋屈膝 90°，医师一手扶患者臀部，另一手握踝部，向相反方向运动，小腿做外展、内收动作时，髋关节则为外旋、内旋 | 45° |

根据异常体征进一步检查的内容及目的：髋关节 B 超或 X 线片检查可明确病变部位、性质。

（4）叩诊

【患者体位】 患者卧位，下肢伸直。

【检查方法】 医师以拳叩击足跟。

【正常】 髋部无疼痛。

【异常】 髋部疼痛。

【临床意义】 如髋部疼痛，则示髋关节炎或骨折。

【根据异常体征进一步检查的内容及目的】 髋关节 B 超或 X 线片检查可明确病变部位、性质。

（5）听诊

【患者体位】 患者卧位，下肢伸直。

【检查方法】 嘱患者做屈髋和伸髋动作。

【正常】 髋部无声音。

【异常】 髋部可闻及大粗隆上方有明显的"咯噔"声。

【临床意义】 常见于紧张肥厚的阔筋膜张肌与股骨大粗隆摩擦声。

【根据异常体征进一步检查的内容及目的】 髋关节 B 超或 X 线片检查可明确病变部位、性质。

### 3. 膝关节

（1）视诊

1）膝外翻（genu valgum）

【患者体位】 患者暴露双膝关节，处站立位或平卧位。

【检查方法】 嘱患者直立时双腿并拢。

【正常】 二股骨内髁及二胫骨内髁可同时接触。

【异常】 两踝距离增宽，一小腿向外偏斜，双下肢呈"X"状。

【临床意义】 见于佝偻病。

【根据异常体征进一步检查的内容及目的】 膝关节 X 线片检查可明确病变部位、性质。

2）膝内翻（genu varum）

【患者体位】 患者暴露双膝关节，处站立位或平卧位。

【检查方法】 嘱患者直立时双腿并拢。

【正常】 二股骨内髁及二胫骨内踝可同时接触。

【异常】 直立时，患者双股骨内髁间距增大，小腿向内偏斜，膝关节向内形成角度，双下肢形成"O"状。

【临床意义】 常见于小儿佝偻病。

【根据异常体征进一步检查的内容及目的】 膝关节 X 线片检查可明确病变部位、性质。

3）膝反张

【患者体位】 患者暴露双膝关节，处站立位或平卧位。

【检查方法】 嘱患者直立时双腿并拢。

【正常】 二股骨内髁及二胫骨内踝可同时接触。

【异常】 膝关节过度后伸形成向前的反屈状，称膝反张畸形。

【临床意义】 见于小儿麻痹后遗症、膝关节结核。

【根据异常体征进一步检查的内容及目的】 膝关节 X 线片检查可明确病变部位、性质。

4）肿胀

【患者体位】 患者暴露双膝关节，处站立位或平卧位。

【检查方法】 观察双侧膝关节有无肿胀。

【正常】 双膝关节无肿胀，双侧膝眼存在，关节周围皮肤有无发红、灼热及窦道形成。

【异常】 膝关节匀称性胀大，双侧膝眼消失并突出；髌骨上方明显隆起；髌骨前面明显隆起；膝关节呈梭形膨大；关节间隙附近有突出物；关节周围皮肤有发红、灼热及窦道形成。

【临床意义】 膝关节匀称性胀大见于膝关节积液。髌骨上方明显隆起见于髌上囊内积液；髌骨前面明显隆起见于髌前滑囊炎；膝关节呈梭形膨大，见于膝关节结核；关节间隙附近有突出物常为半月板囊肿。

【根据异常体征进一步检查的内容及目的】 膝关节 B 超或 CT 检查可明确病变部位、性质。

5）肌萎缩

【患者体位】 患者暴露双膝关节，处站立位或平卧位。

【检查方法】 观察双侧膝关节肌肉有无萎缩。

【正常】 膝关节肌肉无萎缩。

【异常】 双膝关节肌肉萎缩。

【临床意义】 膝关节病变时，因疼痛影响步行，常导致相关肌肉的失用性萎缩，常见为股四头肌及内侧肌萎缩。

【根据异常体征进一步检查的内容及目的】 膝关节 CT 片检查可明确病变部位、性质。

（2）触诊

1）压痛

【患者体位】 患者暴露双膝关节，处站立位或平卧位。

【检查方法】　按压膝关节及周围组织。

【正常】　膝关节无压痛。

【异常】　双膝关节有压痛。

【临床意义】　膝关节发炎时，双膝眼处压痛；髌骨软骨炎时髌骨两侧有压痛；膝关节间隙压痛提示半月板损伤；侧副韧带损伤，压痛点多在韧带上下两端的附着处，胫骨结节骨骺炎时，压痛点位于髌韧带在胫骨的止点处。

【根据异常体征进一步检查的内容及目的】　膝关节 CT 检查可明确病变部位、性质。

2）肿块

【患者体位】　患者暴露双膝关节，处站立位或平卧位。

【检查方法】　观察双膝关节处有无肿胀。

【正常】　双膝关节无肿胀。

【异常】　双膝关节有肿胀。

【临床意义】　髌骨前方肿块，并可触及囊性感，见于髌前滑囊炎，膝关节间隙处可触及肿块，且伸膝时明显，屈膝后消失，见于半月板囊肿；胫前上端或股骨下端有局限性隆起，无压痛，多为骨软骨瘤；腘窝处出现肿块，有囊状感，多为腘窝囊肿，如伴有与动脉同步的搏动，见于动脉瘤。

【根据异常体征进一步检查的内容及目的】　膝关节 CT 检查可明确病变部位、性质。

3）摩擦感

【患者体位】　患者暴露双膝关节，处平卧位。

【检查方法】　医师一手置于患膝前方，另一手握住患者小腿做膝关节的伸屈动作。

【正常】　膝关节无摩擦感。

【异常】　膝关节有摩擦感。

【临床意义】　如膝部有摩擦感，提示膝关节面不光滑，见于炎症后遗症及创伤性关节炎。推动髌骨作上下左右活动，如有摩擦感，提示髌骨表面不光滑，见于炎症及创伤后遗留的病变。

【根据异常体征进一步检查的内容及目的】　膝关节 CT 检查可明确病变部位、性质。

4）活动度

【患者体位】　患者暴露双膝关节，处站立位或平卧位。

【检查方法】　嘱患者膝关节做屈曲、伸、内旋、外旋动作。

【正常】　膝关节屈曲可达 120°～150°，伸 5°～10°，内旋 10°，外旋 20°。

【异常】　膝关节屈曲、伸、内旋、外旋动作受限，达不到上述角度。

【临床意义】　见于膝关节炎症、肿瘤、骨折等。

【根据异常体征进一步检查的内容及目的】　膝关节 CT 检查可明确病变部位、性质。

5）几种特殊试验

a. 浮髌试验

【患者体位】　患者取平卧位，下肢伸直放松。

【检查方法】　医师一手虎口卡于患膝髌骨上极，并加压压迫髌上囊，使关节液集中于髌骨底面，另一手示指垂直按压髌骨并迅速抬起时髌骨与关节面有碰触感，松手时髌骨浮起，按压即为浮髌试验阳性。

【正常】　浮髌试验阴性。

【异常】　浮髌试验阳性。

【临床意义】　浮髌试验阳性提示有中等量（50ml）以上关节积液。

【根据异常体征进一步检查的内容及目的】　膝关节 B 超检查可明确膝关节积液量。膝关节 CT 检查明确病变部位、性质。

b. 拇指指甲滑动试验

【患者体位】　患者取平卧位，下肢伸直放松。

【检查方法】　医生以拇指指甲背面沿髌骨表面自上而下滑动。

【正常】　髌骨表面无疼痛感。

【异常】　髌骨表面有明显疼痛。

【临床意义】　常见于髌骨骨折。

【根据异常体征进一步检查的内容及目的】　膝关节 CT 或 MRI 检查明确髌骨骨折程度。

c. 侧方加压试验

【患者体位】　患者取仰卧位，膝关节伸直。

【检查方法】　医生一手握住踝关节向外侧推抬，另一手置于膝关节外上方向内侧推压，使内侧副韧带紧张度增加，如膝关节内侧疼痛为阳性；如向相反方向加压，外侧膝关节疼痛为阳性。

【正常】　膝关节无疼痛。

【异常】　膝关节内侧或外侧疼痛。

【临床意义】　膝关节内侧疼痛为阳性提示内侧副韧带损伤；如向相反方向加压，外侧膝关节疼痛，提示外侧副韧带损伤。

【根据异常体征进一步检查的内容及目的】　膝关节 CT 或 MRI 检查明确副韧带损伤程度。

**4. 踝关节与足**

（1）视诊

【患者体位】　患者取站立或坐位时，有时需患者步行。

【检查方法】　观察踝关节与足正常与否。

【正常】　踝关节与足无肿胀、局限性隆起、畸形。

【异常】　踝关节与足无肿胀、局限性隆起、畸形。

【临床意义】

1）肿胀：①匀称性肿胀，正常踝关节两侧可见内外踝轮廓，跟腱两侧各有一凹陷区，踝关节背伸时，可见伸肌腱在皮下走行，踝关节肿胀时以上结构消失，见于踝关节扭伤、结核、化脓性关节炎及类风湿关节炎。②局限性肿胀，足背或内、外踝下方局限肿胀见于腱鞘炎或腱鞘囊肿；跟骨结节处肿胀见于跟腱周围炎，第二、三跖趾关节背侧或跖骨干局限性肿胀，可能由跖骨头无菌性坏死或骨折引起，足趾皮肤温度变冷、肿胀，皮肤呈乌黑色见于缺血性坏死。

2）局限性隆起：足背部骨性隆起可见于外伤、骨质增生或先天性异常；内外踝明显突出，见于胫腓关节分离，内外踝骨折；踝关节前方隆起，见于距骨头骨质增生。

3）畸形：足部常见畸形有如下几种：

①扁平足（flatfoot）：足纵弓塌陷，足跟外翻，前半足外展，形成足旋前畸形，横弓塌陷，前足增宽，足底前部形成胼胝。②弓形足（clawfoot），足纵弓高起，横弓下陷，足背隆起，足趾分开。③马蹄足，踝关节跖屈，前半足着地，常因跟腱挛缩或腓总神经麻痹引

起。④跟足畸形，小腿三头肌麻痹，足不能跖屈，伸肌牵拉使踝关节背伸，形成跟足畸形，行走和站立时足跟着地。⑤足内翻，跟骨内旋，前足内收，足纵弓高度增加，站立时足不能踏平，外侧着地，常见于小儿麻痹后遗症。⑥足外翻，跟骨外旋，前足外展，足纵弓塌陷，舟骨突出，扁平状，跟腱延长线落在跟骨内侧，见于胫前胫后肌麻痹。

【根据异常体征进一步检查的内容及目的】　踝关节与足 CT 或 MRI 检查明确副韧带损伤程度。

（2）触诊

1）压痛

【患者体位】　患者取站立位或坐位。

【检查方法】　用拇指按压踝关节与足。

【正常】　踝关节与足无压痛，跟腱张力正常，足底内侧跖筋膜无挛缩，足背动脉搏动无减弱。

【异常】　踝关节与足有压痛，跟腱张力增高，足底内侧跖筋膜挛缩，足背动脉搏动减弱。

【临床意义】　第二、三跖骨头处压痛，见于跖骨头无菌性坏死；第二、三跖骨干压痛，见于疲劳骨折；跟腱压痛，见于跟腱腱鞘炎；足跟内侧压痛，见于跟骨骨棘或跖筋膜炎。

【根据异常体征进一步检查的内容及目的】　踝关节与足 CT 检查明确病变部位、性质。

2）活动度

【患者体位】　患者取站立位或坐位。

【检查方法】　嘱患者主动活动或医师检查时做被动活动。

【正常】　踝关节与足的活动范围如下：踝关节背伸 20°～30°，跖屈 40°～50°；跟距关节内、外翻各 30°。跗骨间关节内收 25°，外展 25°；跖趾关节跖屈 30°～40°，背伸 45°。

【异常】　踝关节背伸、跖屈范围缩小或增大。跟距关节内、外翻角度增大或缩小。跗骨间关节内收、外展角度变小或增大；跖趾关节跖屈、背伸角度变大或缩小。

【临床意义】　常见于炎症或骨折。

【根据异常体征进一步检查的内容及目的】　踝关节与足 CT 检查明确病变部位、性质。

### 常用英文单词

scoliosis 脊柱侧凸，kyphosis 脊柱后凸，lordosis 脊柱前凸，acropachy 杵状指（趾），koilonychia 匙状指，floating patella 浮髌试验

（李玉娴　胡　柯　李小琳）

# 第八节　神经系统检查

掌握神经系统的基本检查方法，能获取对疾病的定位与定性诊断信息。在进行神经系统检查时，首先要确定患者对外界刺激的反应状态，即意识状态，本章中的许多检查均要在患者意识清晰状态下完成。完成神经系统检查常需具备的一定检查工具有：叩诊锤、棉签、大头针、音叉、双规仪、试管、电筒、检眼镜，以及嗅觉、味觉、失语测试用具等。

# 一、脑神经检查

脑神经（cranial nerves）共 12 对，检查脑神经对颅脑病变的定位诊断极为重要。检查时应按序进行，以免遗漏，同时注意双侧对比。

## （一）嗅神经

嗅神经系第 1 对脑神经。

【体位】 患者取坐位或立位

【操作方法】 检查前先确定患者是否鼻孔通畅、有无鼻黏膜病变。然后嘱患者闭目，依次检查双侧嗅觉。先压住一侧鼻孔，用患者熟悉的、无刺激性气味的物品（如杏仁、松节油、肉桂油、牙膏、香烟或香皂等）置于另一鼻孔下，让患者辨别嗅到的各种气味。然后，换另一侧鼻孔进行测试，注意双侧比较。

【正常】 可区分所闻各种气味。

【异常】 不能闻及所闻气味或不可区分所闻各种气味。

【临床意义】 根据检查结果可判断患者的一侧或双侧嗅觉状态。嗅觉功能障碍如能排除鼻黏膜病变，常见于同侧嗅神经损害，如嗅沟病变压迫嗅球、嗅束可引起嗅觉丧失。

【根据异常体征进一步检查的内容及目的】 头部 CT 或 MRI 检查可明确病变部位、性质。

## （二）视神经

视神经（optic nerve）系第 2 对脑神经。检查包括视力、视野检查和眼底检查。

### 1. 视力检查

【体位】 患者取站立位。

【操作方法】 视力检查包括远视力检查和近视力检查两部分。远视力检查当前常用国际标准视力表，视力表图形为 E。检查时视力表挂在光线明亮处，如有人工照明更佳。

视力检查时距离为 5 米，高度以视力表中 1.0 这一行与被检眼相同为最好。检查时先查右眼(用遮眼板遮挡左眼，勿用手指遮挡)，后查左眼。从上向下查，让患者说出所指的 E 字开口朝向何方。能看清表内第 9 行者视力正常，用 1.0 表示。仅能分辨表内第 1 行者视力为 0.1。如视力不能辨认 0.1 者，嘱患者逐步走近视力表，直至能认出 0.1 视标为止，计数方法为距离米数×0.02。患者于 3 米处能认出 0.1，则视力为 3×0.02=0.06。

患者不能在 1 米处辨认 0.1，则用数手指法：患者背光而立，记录能数指的最远距离，如一尺数指。不能数指，则查手动，记录能分辨手动的最远距离，如两尺手动。不能看到手动者，则查光感、光投射。

在暗室内检查，用手帕遮住另眼，记录能分辨光感最远距离，一般到 5 米为止。同时检查光投射，检查颞侧、前方、鼻侧 3 个部位的上方、前方、下方共 9 个方向，可用图表示。近视力检查法，多采用 Jaeger 表，检查距离为 30 厘米，注意照明要充分。用遮眼板挡住另眼，先查右眼，再查左眼，嘱患者说出能辨认的最小视标，正常近视力为 J1。

【异常】 临床诊断一般以矫正视力为标准，世界卫生组织（WTO）规定两眼中较好眼的矫正视力低于 0.3 为低视力，低于 0.05 为盲。

【临床意义】 白内障、青光眼、先天性弱视、老年性黄斑变性、高血压眼底改变、糖尿病视网膜病变等。

### 2. 视野检查

【体位】 患者取坐位。

【操作方法】 医生与患者相距 1m，面对面坐着，患者的左眼看医生的右眼或患者的右眼看医生的左眼，彼此注视，双方眼睛保持在同一水平高度。将患者的一眼遮盖，医生伸出自己的手来回摆动，在两人之间从各个方向的外周向中心移动，当患者觉察手指出现的刹那，立即告知。

【正常】 患者能在各个方面与医生同时看到手指。

【异常】 中心视野检查出现生理盲点扩大、生理盲点外露，渐渐进展为火焰状盲点、弓形暗点。如果上下弓形暗点互相衔接，可以形成环形暗点。周边视野中早期出现楔形缺损，渐渐鼻侧视野缩小，向心性缩窄，最终导致管状视野，甚至完全消失。

【临床意义】 视野异常常见于甲醇中毒、高眼压症、老年人垂体瘤、代谢性白内障、中心性浆液性脉络膜视网膜病变、青光眼、原发性开角型青光眼、球后视神经炎等疾病。

### 3. 眼底检查

【体位】 患者多取坐位，医生坐位或立位均可。

【操作方法】 眼底检查是检查玻璃体、视网膜、脉络膜、视神经疾病的重要方法。直接检眼镜检查法。所见是放大 16 倍的正像。检查宜在暗室中进行，检查右眼时医生位于患者的右侧，用右手持镜，右眼观察；检查左眼时，则位于患者左侧，左手持镜，用左眼观察。观察视神经乳头的形状、大小、色泽，边缘是否清晰。观察视网膜动、静脉，注意血管的粗细、行径、管壁反光、分支角度及动、静脉交叉处有无压迫或拱桥现象，正常动脉与静脉管径之比为 2：3。观察黄斑部，注意其大小、中心凹反射是否存在，有无水肿、出血、渗出及色素紊乱等。观察视网膜，注意有无水肿、渗出、出血、剥离及新生血管等。

【正常】 正常视盘略呈椭圆形、淡红色、边界清楚，中央呈漏斗形凹陷，色泽稍淡，称为生理凹陷。视网膜中央动、静脉动脉呈鲜红色，静脉呈暗红色，动脉与静脉管径之比为 2：3。黄斑部位于眼球后极视乳头颞侧缘的 2～2.5PD(视盘直径)处，略偏下方，大小约一个视盘或稍大，无血管，其中心有一针尖大的反光点称中心凹光反射。视网膜透明，眼底呈均匀的深橘红色。

【异常】 视网膜时有水肿、渗出、出血、脱离及色素斑，有新生血管及肿瘤等。

【临床意义】 眼底检查是检查玻璃体、视网膜、脉络膜和视神经疾病的重要方法。许多全身性疾病如高血压病、肾病、糖尿病、妊娠毒血症、结节病、某些血液病、中枢神经系统疾病等均会发生眼底病变。

【根据异常体征进一步检查的内容及目的】 头部 CT 或 MRI 检查可明确病变部位、性质。

## （三）动眼神经、滑车神经、展神经

动眼神经（oculomotor nerve）、滑车神经（trochlear nerve）、展神经（abducens nerve）分别为第 3、4、6 对脑神经，共同支配眼球运动，合称眼球运动神经，可同时检查。检查时需注意眼裂外观、眼球运动、瞳孔及对光反射、调节反射等，方法详见第二章第三节。

【临床意义】 如发现眼球运动向内、向上及向下活动受限，以及上睑下垂、调节反射消失均提示有动眼神经麻痹。如眼球向下及向外运动减弱，提示滑车神经有损害。眼球向外转动障碍则为展神经受损。瞳孔反射异常可由动眼神经或视神经受损所致。另外，眼球运动神经的麻痹可出现相应眼外肌的功能障碍导致麻痹性斜视，单侧眼球运动神经的麻痹可导致复视。

【根据异常体征进一步检查的内容及目的】 头部 CT 或 MRI 检查可明确病变部位、性质。

### （四）三叉神经

三叉神经（trigeminal nerve）系第 5 对脑神经，是混合性神经。感觉神经纤维分布于面部皮肤、眼、鼻、口腔黏膜；运动神经纤维支配咀嚼肌、颞肌和翼状内外肌。

#### 1. 面部感觉

【体位】 嘱患者闭眼。

【操作方法】 以针刺检查痛觉、棉絮检查触觉和盛有冷或热水的试管检查温度觉。两侧及内外对比，观察患者的感觉反应，同时确定感觉障碍区域。

【正常】 双侧感觉正常。

【异常】 出现周围性或核性感觉障碍。

【临床意义】 周围性感觉障碍为患侧患支（眼支、上颌支、下颌支）分布区各种感觉缺失，核性感觉障碍呈葱皮样感觉障碍。

【根据异常体征进一步检查的内容及目的】 头部 CT 或 MRI 检查可明确病变部位、性质。

#### 2. 角膜反射（corneal reflex）

【体位】 患者站立位或卧位。

【操作方法】 嘱患者睁眼向内侧注视，以捻成细束的棉絮从患者视野外接近并轻触外侧角膜，避免触及睫毛。

【正常】 被刺激侧迅速闭眼和对侧也出现眼睑闭合反应，前者称为直接角膜反射，而后者称为间接角膜反射。

【异常】 被刺激侧不能迅速闭眼和对侧不出现眼睑闭合反应。

【临床意义】 直接与间接角膜反射均消失见于三叉神经病变（传入障碍）；直接反射消失，间接反射存在，见于患侧面神经瘫痪（传出障碍）。

【根据异常体征进一步检查的内容及目的】 头部 CT 或 MRI 检查可明确病变部位、性质。

#### 3. 运动功能

【体位】 患者站立位或卧位。

【操作方法】 医生双手触按患者颞肌、咀嚼肌，嘱患者做咀嚼动作，对比双侧肌力强弱；再嘱患者做张口运动或露齿，以上下颌中切牙中缝为标准，观察张口时下颌有无偏斜。

【正常】 双侧颞肌、咀嚼肌肌力对称，张口运动或露齿嘴角下颌无偏斜。

【异常】 双侧颞肌、咀嚼肌肌力不对称，张口运动或露齿嘴角下颌偏斜。

【临床意义】 当一侧三叉神经运动纤维受损时，病侧咀嚼肌肌力减弱或出现萎缩，张口时由于翼状肌瘫痪，下颌偏向病侧。

【根据异常体征进一步检查的内容及目的】 头部 CT 或 MRI 检查可明确病变部位、性质。

### （五）面神经

面神经（facial nerve）系第 7 对脑神经，主要支配面部表情肌和具有舌前 2/3 味觉功能。

### 1. 运动功能

【体位】 患者站立位或卧位。

【操作方法】 检查面部表情肌时，首先观察双侧额纹、眼裂、鼻唇沟和口角是否对称。然后，嘱患者做皱额、闭眼、露齿、微笑、鼓腮或吹哨动作。

【临床意义】 面神经受损可分为周围性和中枢性损害两种，一侧面神经周围性（核或核下性）损害时，病侧额纹减少、眼裂增大、鼻唇沟变浅，不能皱额、闭眼，微笑或露齿时口角歪向健侧，鼓腮及吹口哨时病变侧漏气。中枢性（核上的皮质脑干束或皮质运动区）损害时，由于上半部面肌受双侧皮质运动区的支配，皱额、闭眼无明显影响，只出现病灶对侧下半部面部表情肌的瘫痪。

【根据异常体征进一步检查的内容及目的】 头部 CT 或 MRI 检查可明确病变部位、性质。

### 2. 味觉检查

【体位】 患者站立位或卧位。

【操作方法】 嘱患者伸舌，将少量不同味感的物质（食糖、食盐、醋或奎宁溶液）以棉签涂于一侧舌面测试味觉，患者不能讲话、缩舌和吞咽，用手指指出事先写在纸上的甜、咸、酸或苦四个字之一。先试可疑侧，再试另一侧。每种味觉试验完成后，用水漱口，再测试下一种味觉。

【正常】 舌前 2/3 味觉正常。

【异常】 舌前 2/3 味觉丧失。

【临床意义】 见于面神经损害者。

【根据异常体征进一步检查的内容及目的】 头部 CT 或 MRI 检查可明确病变部位、性质。

## （六）位听神经

位听神经（vestibulocochlear nerve）系第 8 对脑神经，包括前庭及耳蜗两种感觉神经。

### 1. 听力检查（详见本章第三节） 为测定耳蜗神经的功能。

### 2. 前庭功能检查

【体位】 患者站立位或卧位。

【操作方法】 询问患者有无眩晕、平衡失调，检查有无自发性眼球震颤。通过外耳道灌注冷、热水试验或旋转试验，观察有无前庭功能障碍所致的眼球震颤反应减弱或消失。

【正常】 患者无眩晕、平衡失调，检查无自发性眼球震颤。

【异常】 患者有眩晕、平衡失调，检查有自发性眼球震颤。

【临床意义】 见于前庭功能损害。

【根据异常体征进一步检查的内容及目的】 头部 CT 或 MRI 检查可明确病变部位、性质。

## （七）舌咽、迷走神经

舌咽神经（glossopharyngeal nerve）、迷走神经（vagus nerve）系第 9、10 对脑神经，两者在解剖与功能上关系密切，常同时受损。

### 1. 运动

【体位】 患者站立位、坐位或卧位。

【操作方法】 检查时注意患者有无发音嘶哑、带鼻音或完全失音，是否呛咳、有无吞咽困难。观察患者张口发"啊"音时悬雍垂是否居中，两侧软腭上抬是否一致。当一侧神经受损时，该侧软腭上抬减弱，悬雍垂偏向健侧；双侧神经麻痹时，悬雍垂虽居中，但双侧软腭上抬受限，甚至完全不能上抬。

【正常】　无发音嘶哑、带鼻音或完全失音，无呛咳、无吞咽困难。张口发"啊"音时悬雍垂居中，两侧软腭上抬一致。

【异常】　当一侧神经受损时，该侧软腭上抬减弱，悬雍垂偏向健侧；双侧神经麻痹时，悬雍垂虽居中，但双侧软腭上抬受限，甚至完全不能上抬。

【临床意义】　患侧舌咽、迷走神经受损。

【根据异常体征进一步检查的内容及目的】　头部 CT 或 MRI 检查可明确病变部位、性质。

### 2. 咽反射

【体位】　患者站立位、坐位或卧位。

【操作方法】　用压舌板轻触左侧或右侧咽后壁。

【正常】　出现咽部肌肉收缩和舌后缩。

【异常】　不出现咽部肌肉收缩和舌后缩。

【临床意义】　患者舌咽神经受损。

【根据异常体征进一步检查的内容及目的】　头部 CT 或 MRI 检查可明确病变部位、性质。

### 3. 感觉

【体位】　患者站立位、坐位或卧位。

【操作方法】　可用棉签轻触两侧软腭和咽后壁，观察感觉。另外，舌后 1/3 的味觉减退为舌咽神经损害，检查方法同面神经。

【正常】　两侧软腭和咽后壁感觉相同。舌后 1/3 的味觉正常。

【异常】　两侧软腭和咽后壁感觉不同。舌后 1/3 的味觉减退。

【临床意义】　患者舌咽神经受损。舌后 1/3 的味觉减退为舌咽神经损害。

【根据异常体征进一步检查的内容及目的】　头部 CT 或 MRI 检查可明确病变部位、性质。

## （八）副神经

副神经（spinal accessory nerve）系第 11 对脑神经，支配胸锁乳突肌及斜方肌。

【体位】　患者站立位、坐位或卧位。

【操作方法】　检查时注意肌肉有无萎缩，嘱患者做耸肩及转头运动时，医生给予一定的阻力，比较两侧肌力。

【正常】　向对侧转头及同侧耸肩，同侧胸锁乳突肌及斜方肌无萎缩。

【异常】　向对侧转头及同侧耸肩无力或不能，同侧胸锁乳突肌及斜方肌萎缩。

【临床意义】　副神经受损。

【根据异常体征进一步检查的内容及目的】　头部 CT 或 MRI 检查可明确病变部位、性质。

## （九）舌下神经

舌下神经（hypoglossal nerve）系第 12 对脑神经。

【体位】　患者站立位、坐位或卧位。

【操作方法】　检查时嘱患者伸舌，注意观察有无伸舌偏斜、舌肌萎缩及肌束颤动。

【正常】　无伸舌偏斜、舌肌萎缩及肌束颤动。

【异常】　单侧舌下神经麻痹时伸舌舌尖偏向病侧，双侧麻痹者则不能伸舌。

【根据异常体征进一步检查的内容及目的】　头部 CT 或 MRI 检查可明确病变部位、性质。

# 二、运动功能检查

运动包括随意运动和不随意运动，随意运动由锥体束司理，不随意运动（不自主运动）

由锥体外系和小脑司理。

## （一）肌力

肌力（muscle strength）是指肌肉运动时的最大收缩力。

【体位】 患者站立位、坐位或卧位。

【操作方法】 检查时令患者做肢体伸屈动作，医生从相反方向给予阻力，测试患者对阻力的克服力量，并注意两侧比较。

肌力的记录采用 0～5 级的六级分级法。

0级：完全瘫痪，测不到肌肉收缩。

1级：仅测到肌肉收缩，但不能产生动作。

2级：肢体在床面上能水平移动，但不能抵抗自身重力，即不能抬离床面。

3级：肢体能抬离床面，但不能抗阻力。

4级：能做抗阻力动作，但不完全。

5级：正常肌力。

【正常】 肌力 5 级。

【异常】 肌力降低。

【临床意义】 不同程度的肌力减退可分别称为完全性瘫痪和不完全性瘫痪（轻瘫）。不同部位或不同组合的瘫痪可分别命名为：①单瘫，单一肢体瘫痪，多见于脊髓灰质炎；②偏瘫，为一侧肢体（上、下肢）瘫痪，常伴有同侧脑神经损害，多见于颅内病变或脑卒中；③交叉性偏瘫，为一侧肢体瘫痪及对侧脑神经损害，多见于脑干病变；④截瘫，为双侧下肢瘫痪，是脊髓横贯性损伤的结果，见于脊髓外伤、炎症等。

【根据异常体征进一步检查的内容及目的】 头部 CT 或 MRI 检查可明确病变部位、性质。

## （二）肌张力

肌张力（muscular tension）是指静息状态下的肌肉紧张度和被动运动时遇到的阻力，其实质是一种牵张反射，即骨骼肌受到外力牵拉时产生的收缩反应，这种收缩是通过反射中枢控制的。

【体位】 患者站立位、坐位或卧位。

【操作方法】 检查时嘱患者肌肉放松，医生根据触摸肌肉的硬度以及伸屈其肢体时感知肌肉对被动伸屈的阻力做判断。

【正常】 肌张力正常。

【异常1】 肌张力增高：触摸肌肉，坚实感，伸屈肢体时阻力增加。可表现为：①痉挛状态（spasticity）：在被动伸屈其肢体时，起始阻力大，终末突然阻力减弱，也称折刀现象，为锥体束损害现象；②铅管样强直（lead-pipe rigidity）：即伸肌和屈肌的肌张力均增高，做被动运动时各个方向的阻力增加是均匀一致的。

【临床意义1】 锥体外系损害现象。

【异常2】 肌张力降低：肌肉松软，伸屈其肢体时阻力低，关节运动范围扩大。

【临床意义 2】 见于下运动神经元病变（如周围神经炎、脊髓前角灰质炎等）、小脑病变和肌源性病变等。

【根据异常体征进一步检查的内容及目的】 损伤部位 CT 或 MRI 检查可明确病变部位、性质。

### （三）不自主运动

不自主运动（involuntary movements）是指在患者意识清楚的情况下，随意肌不自主收缩所产生的一些无目的的异常动作，多为锥体外系损害的表现。

1. **体位**　患者站立位。

2. **操作方法**　观察患者有无异常动作。

3. **正常**　患者无异常动作。

4. **异常**　患者存在以下异常动作。

（1）震颤（tremor）：为两组拮抗肌交替收缩引起的不自主动作，可有以下几种类型。

1）静止性震颤（static tremor）：静止时表现明显，而在运动时减轻，睡眠时消失，常伴肌张力增高。

【临床意义】　见于震颤麻痹。

2）意向性震颤（intentional tremor）：又称动作性震颤。震颤在休息时消失，动作时发生，越近目的物越明显。

【临床意义】　见于小脑疾患。

（2）舞蹈样运动（choreic movement）：为面部肌肉及肢体的快速、不规则、无目的、不对称的不自主运动，表现为做鬼脸、转颈、耸肩、手指间断性伸曲、摆手和伸臂等舞蹈样动作，睡眠时可减轻或消失。

【临床意义】　多见于儿童期脑风湿性病变。

（3）手足徐动（athetosis）：为手指或足趾的一种缓慢持续的伸展扭曲动作。

【临床意义】　见于脑性瘫痪、肝豆状核变性和脑基底节变性。

【根据异常体征进一步检查的内容及目的】　损伤部位 CT 或 MRI 检查可明确病变部位、性质。

### （四）共济运动

机体任一动作的完成均依赖于某组肌群协调一致的运动，称共济运动（coordination）。这种协调主要靠小脑的功能以协调肌肉活动、维持平衡和帮助控制姿势；也需要运动系统的正常肌力，前庭神经系统的平衡功能，眼睛、头、身体动作的协调，以及感觉系统对位置的感觉共同参与作用。这些部位的任何损伤均可出现共济失调（ataxia）。

1. **指鼻试验**（finger-to-nose test）

【体位】　患者站立位，坐位或卧位。

【操作方法】　嘱患者先以示指接触距其前方 0.5m 医生的示指，再以示指触自己的鼻尖，由慢到快，先睁眼、后闭眼，重复进行。

【正常】　指鼻准确。

【异常】　指鼻不准。

【临床意义】　小脑半球病变时同侧指鼻不准；如睁眼时指鼻准确，闭眼时出现障碍则为感觉性共济失调。

【根据异常体征进一步检查的内容及目的】　头部 CT 或 MRI 检查可明确病变部位、性质。

2. **跟—膝—胫试验**（heel-knee-shin test）

【体位】　患者仰卧。

【操作方法】　上抬一侧下肢，将足跟置于另一下肢膝盖下端，再沿胫骨前缘向下移动，先睁眼、后闭眼重复进行。

【正常】　动作准确。

【异常】　动作不稳或闭眼时足跟难以寻到膝盖。

【临床意义】　见于小脑损害时，动作不稳；感觉性共济失调者则闭眼时足跟难以寻到膝盖。

【根据异常体征进一步检查的内容及目的】　头部 CT 或 MRI 检查可明确病变部位、性质。

### 3. 其他

（1）快速轮替动作（rapid alternating movements）

【体位】　患者站立位，坐位或仰卧。

【操作方法】　嘱患者伸直手掌并以前臂做快速旋前旋后动作，或一手用手掌、手背连续交替拍打对侧手掌。

【正常】　动作准确、快速、协调。

【异常】　动作缓慢、不协调。

【临床意义】　见于小脑损害。

【根据异常体征进一步检查的内容及目的】　头部 CT 或 MRI 检查可明确病变部位、性质。

（2）闭目难立征（Romberg's test）

【体位】　患者站立位。

【操作方法】　嘱患者足跟并拢站立，闭目，双手向前平伸。

【正常】　睁眼或闭眼身体均不摇晃或倾斜。

【异常】　若出现身体摇晃或倾斜则为阳性，提示小脑病变。如睁眼时能站稳而闭眼时站立不稳，则为感觉性共济失调。

【临床意义】　见于小脑损害。

【根据异常体征进一步检查的内容及目的】　头部 CT 或 MRI 检查可明确病变部位、性质。

# 三、感觉功能检查

## （一）浅感觉检查

### 1. 痛觉（pain sensation）

【体位】　站立位或卧位。

【操作方法】　用别针的针尖均匀地轻刺患者皮肤，询问患者是否疼痛。为避免患者将触觉与痛觉混淆，应交替使用别针的针尖和针帽进行检查比较。注意两侧对称比较，同时记录痛感障碍类型（正常、过敏、减退或消失）与范围。

【正常】　两侧痛觉存在且相同。

【异常】　单侧或两侧痛觉缺失或程度不一致。

【临床意义】　痛觉障碍见于脊髓丘脑侧束损害。

【根据异常体征进一步检查的内容及目的】　头部 CT 或 MRI 检查可明确病变部位、性质。

### 2. 触觉（touch sensation）

【体位】　站立位或卧位。

【操作方法】　用棉签轻触患者的皮肤或黏膜，询问有无感觉。

【正常】　两侧触觉存在且相同。

【异常】　单侧或两侧触觉消失或程度不一致。

【临床意义】　触觉障碍见于脊髓丘脑前束和后索病损。

【根据异常体征进一步检查的内容及目的】　头部 CT 或 MRI 检查可明确病变部位、性质。

### 3. 温度觉

【体位】  站立位或卧位。

【操作方法】  用盛有热水（40～50℃）或冷水（5～10℃）的玻璃试管交替接触患者皮肤，嘱患者辨别冷、热感。

【正常】  两侧温度觉存在且相同。

【异常】  单侧或两侧温度觉消失或程度不一致。

【临床意义】  温度觉障碍见于脊髓丘脑侧束损害。

【根据异常体征进一步检查的内容及目的】  头部 CT 或 MRI 检查可明确病变部位、性质。

## （二）深感觉检查

### 1. 运动觉

【体位】  患者取卧位。

【操作方法】  医生轻轻夹住患者的手指或足趾两侧，上或下移动，令患者根据感觉说出"向上"或"向下"。

【正常】  能准确说出手指或足趾被移动方向。

【异常】  不能准确说出手指或足趾被移动方向。

【临床意义】  运动觉障碍见于后索病损。

【根据异常体征进一步检查的内容及目的】  头部 CT 或 MRI 检查可明确病变部位、性质。

### 2. 位置觉

【体位】  患者取卧位。

【操作方法】  医生将患者的肢体摆成某一姿势，请患者描述该姿势或用对侧肢体模仿。

【正常】  能准确说出肢体被摆放成什么姿势。

【异常】  不能准确说出肢体被摆放成什么姿势。

【临床意义】  位置觉障碍见于后索病损。

【根据异常体征进一步检查的内容及目的】  头部 CT 或 MRI 检查可明确病变部位、性质。

### 3. 震动觉（vibration sense）

【体位】  患者取站立位、坐位或卧位。

【操作方法】  用震动着的音叉柄（128Hz）置于骨突起处（如内、外踝，手指、桡尺骨茎突、胫骨、膝盖等），询问有无震动感觉，判断两侧有无差别。

【正常】  有震动感，两侧无差别。

【异常】  无震动感，或有震动感，但两侧无差别。

【临床意义】  震动觉障碍见于后索病损。

【根据异常体征进一步检查的内容及目的】  头部 CT 或 MRI 检查可明确病变部位、性质。

## （三）复合感觉检查

复合感觉是大脑综合分析的结果，也称皮质感觉。

### 1. 皮肤定位觉（point localization）

【体位】  患者取站立位、坐位或卧位。

【操作方法】  嘱患者闭眼，医生以手指或棉签轻触患者皮肤某处，让患者指出被触部位。

【正常】  能准确指出被触部位。

【异常】　不能准确指出被触部位。

【临床意义】　该功能障碍见于皮质病变。

【根据异常体征进一步检查的内容及目的】　头部 CT 或 MRI 检查可明确病变部位、性质。

2. **两点辨别觉**（two-point discrimination）

【体位】　患者取站立位、坐位或卧位。

【操作方法】　嘱患者闭眼，以钝角分规轻轻刺激皮肤上的两点（小心不要造成疼痛），检测患者辨别两点的能力，再逐渐缩小双脚间距，直到患者感觉为一点时，测其实际间距，两侧比较。检查时应注意个体差异，必须两侧对照。

【正常】　手指的辨别间距是 2mm，舌是 1mm，脚趾是 3～8mm，手掌是 8～12mm，后背是 40～60mm。

【异常】　辨别间距大于上述正常距离。

【临床意义】　当触觉正常而两点辨别觉障碍时则为额叶病变。

【根据异常体征进一步检查的内容及目的】　头部 CT 或 MRI 检查可明确病变部位、性质。

3. **实体觉**（stereognosis）

【体位】　患者取站立位、坐位或卧位。

【操作方法】　嘱患者闭眼，用单手触摸熟悉的物体，如钢笔、钥匙、硬币等，并说出物体的名称。先测功能差的一侧，再测另一手。

【正常】　能准确说出触摸物品的名称。

【异常】　不能准确说出触摸物品的名称。

【临床意义】　功能障碍见于皮质病变。

【根据异常体征进一步检查的内容及目的】　头部 CT 或 MRI 检查可明确病变部位、性质。

4. **体表图形觉**（graphesthesia）

【体位】　患者取站立位、坐位或卧位。

【操作方法】　嘱患者闭眼，在患者的皮肤上画图形（方、圆、三角形等）或写简单的字（一、二、十等），观察其能否识别，需双侧对照。

【正常】　能识别皮肤上所划图形或所写字。

【异常】　不能识别皮肤上所划图形或所写字。

【临床意义】　如有障碍，常为丘脑水平以上病变。

【根据异常体征进一步检查的内容及目的】　头部 CT 或 MRI 检查可明确病变部位、性质。

# 四、神经反射检查

神经反射由反射弧完成，反射弧包括感受器、传入神经元、中枢、传出神经元和效应器等。反射弧中任一环节有病变都可影响反射，使其减弱或消失；反射又受高级神经中枢控制，如锥体束以上病变，可使反射活动失去抑制而出现反射亢进。反射包括生理反射和病理反射，根据刺激的部位，又可将生理反射分为浅反射和深反射两部分。

## （一）浅反射

浅反射（superficial reflexes）系刺激皮肤、黏膜或角膜等引起的反应。

1. **角膜反射**（corneal reflex）　见本章第一节。

2. **腹壁反射**（abdominal reflex）

【体位】　患者仰卧，下肢稍屈曲，使腹壁松弛。

【操作方法】    用钝头竹签分别沿肋缘下（胸髓 7～8 节）、脐平（胸髓 9～10 节）及腹股沟上（胸髓 11～12 节）的方向，由外向内轻划两侧腹壁皮肤（图 2-9-1），分别称为上、中、下腹壁反射。正常反应为上中或下腹壁肌收缩。

【正常】    上、中、下腹壁反射存在。

【异常】    上、中、下腹壁反射消失。

【临床意义】    反射消失分别见于上述不同平面的胸髓病损。双侧上、中、下部反射均消失也见于昏迷和急性腹膜炎患者。一侧上、中、下部腹壁反射均消失见于同侧锥体束病损。肥胖、老年人及经产妇由于腹壁过于松弛也会出现腹壁反射减弱或消失，应予以注意。

【根据异常体征进一步检查的内容及目的】    腹部 B 超或 CT 检查可明确有无腹膜炎，头部 CT 或 MRI 检查可明确有无锥体束损害。

3. **提睾反射**（cremasteric reflex）

【体位】    患者仰卧，下肢稍屈曲，使腹壁松弛。

【操作方法】    竹签由下而上轻划股内侧上方皮肤。

【正常】    同侧提睾肌收缩，睾丸上提。

【异常】    双侧或一侧无提睾肌收缩、睾丸上提。

【临床意义】    双侧反射消失为腰髓 1～2 节病损。一侧反射减弱或消失见于锥体束损害。局部病变如腹股沟疝、阴囊水肿等也可影响提睾反射。

【根据异常体征进一步检查的内容及目的】    腹部 B 超检查可明确有无腹股沟疝、阴囊水肿，头部 CT 或 MRI 检查可明确有无锥体束损害。

4. **跖反射**（plantar reflex）

【体位】    患者仰卧，下肢伸直。

【操作方法】    医生手持患者踝部，用钝头竹签划足底外侧，由足跟向前至近小趾跖关节处转向踇趾侧。

【正常】    足踇屈曲（即 Babinski 征阴性）。

【异常】    反射消失。

【临床意义】    反射消失为骶髓 1～2 节病损。

【根据异常体征进一步检查的内容及目的】    头部 CT 或 MRI 检查可明确病变部位、性质。

5. **肛门反射**（anal reflex）

【体位】    患者仰卧，下肢外展。

【操作方法】    用大头针轻划肛门周围皮肤。

【正常】    肛门外括约肌收缩。

【异常】    肛门外括约肌无收缩。

【临床意义】    反射障碍为骶髓 4～5 节或肛尾神经病损。

【根据异常体征进一步检查的内容及目的】    腰骶椎 CT 或 MRI 检查可明确病变部位、性质。

## （二）深反射

刺激骨膜、肌腱经深部感受器完成的反射称深反射，又称腱反射。检查时患者要合作，肢体肌肉应放松。医生叩击力量要均等，两侧要对比。

反射强度通常分为以下几级。

0：反射消失

1+：肌肉收缩存在，但无相应关节活动，为反射减弱。

2+：肌肉收缩并导致关节活动，为正常反射。

3+：反射增强，可为正常或病理状况。

4+：反射亢进并伴有阵挛，为病理状况。

**1. 肱二头肌反射**（biceps tendon reflex）

【体位】 患者前臂屈曲。

【操作方法】 医生以左手拇指置于患者肘部肱二头肌肌腱上，然后右手持叩诊锤叩击左手拇指。

【正常】 肱二头肌收缩，前臂快速屈曲。

【异常】 肱二头肌收缩消失，前臂不能快速屈曲。

【临床意义】 颈髓5~6节受损。

【根据异常体征进一步检查的内容及目的】 头部CT或MRI检查可明确病变部位、性质。

**2. 肱三头肌反射**（triceps tendon reflex）

【体位】 患者外展前臂，半屈肘关节。

【操作方法】 医生用左手托住其前臂，右手用叩诊锤直接叩击鹰嘴上方的肱三头肌肌腱。

【正常】 肱三头肌收缩，引起前臂伸展。

【异常】 肱三头肌不能收缩，前臂无伸展。

【临床意义】 颈髓6~7节受损。

【根据异常体征进一步检查的内容及目的】 头部CT或MRI检查可明确病变部位、性质。

**3. 桡骨膜反射**（brachioradialis tendon reflex）

【体位】 患者前臂置于半屈半旋前位。

【操作方法】 医生以左手托住其前臂，并使腕关节自然下垂，随即以叩诊锤叩桡骨茎突。

【正常】 可引起肱桡肌收缩，发生屈肘和前臂旋前动作。

【异常】 肱桡肌不能收缩，不发生屈肘和前臂旋前动作。

【临床意义】 颈髓5~6节受损。

【根据异常体征进一步检查的内容及目的】 头部CT或MRI检查可明确病变部位、性质。

**4. 膝反射**（patellar tendon reflex）

【体位】 患者取坐位或卧位。

【操作方法】 坐位检查时，患者小腿完全松弛下垂，与大腿成直角；卧位检查则患者仰卧，医生以左手托起其膝关节使之屈曲约120°，用右手持叩诊锤叩击膝盖髌骨下方股四头肌肌腱。

【正常】 可引起小腿伸展。

【异常】 小腿不能伸展。

【临床意义】 反射中枢在腰髓2~4节。

【根据异常体征进一步检查的内容及目的】 头部CT或MRI检查可明确病变部位、性质。

**5. 跟腱反射**（achilles tendon reflex） 又称踝反射（ankle reflex）。

【体位】 患者仰卧，髋及膝关节屈曲，下肢取外旋外展位。

【操作方法】 医生左手将患者足部背屈成直角，以叩诊锤叩击跟腱。

【正常】 腓肠肌收缩，足向跖面屈曲。

【异常】 足不能向跖面屈曲。

【临床意义】　骶髓 1～2 节受损。

【根据异常体征进一步检查的内容及目的】　头部 CT 或 MRI 检查可明确病变部位、性质。

6. 阵挛（clonus）　锥体束以上病变，深反射亢进时，用力使相关肌肉处于持续性紧张状态，该组肌肉发生节律性收缩，称为阵挛，常见的有以下两种：

（1）踝阵挛（ankle clonus）

【体位】　患者仰卧，髋与膝关节稍屈。

【操作方法】　医生一手持患者小腿，一手持患者足掌前端，突然用力使踝关节背屈并维持之。

【正常】　腓肠肌与比目鱼肌不发生连续性节律性收缩，足部不呈现交替性屈伸动作。

【异常】　腓肠肌与比目鱼肌发生连续性节律性收缩，而致足部呈现交替性屈伸动作，系腱反射极度亢进。

【临床意义】　锥体束以上病变。

【根据异常体征进一步检查的内容及目的】　头部 CT 或 MRI 检查可明确病变部位、性质。

（2）髌阵挛（patellar clonus）

【体位】　患者仰卧，下肢伸直。

【操作方法】　医生以拇指与示指控住其髌骨上缘，用力向远端快速连续推动数次后维持推力。

【正常】　髌骨无上下移动。

【异常】　股四头肌发生节律性收缩使髌骨上下移动。

【临床意义】　锥体束以上病变。

【根据异常体征进一步检查的内容及目的】　头部 CT 或 MRI 检查可明确病变部位、性质。

## （三）病理反射

病理反射指锥体束病损时，大脑失去了对脑干和脊髓的抑制作用而出现的异常反射。1岁半以内的婴幼儿由于神经系统发育未完善，也可出现这种反射，不属于病理性。

### 1. Babinski 征

【体位】　患者仰卧，下肢伸直。

【操作方法】　医生手持患者踝部，用竹签沿患者足底外侧缘，由后向前至小趾近跟部并转向内侧。

【正常】　足趾屈曲（即 Babinski 征阴性）。

【异常】　姆趾背伸，余趾呈扇形展开。

【临床意义】　锥体束病损。

【根据异常体征进一步检查的内容及目的】　头部 CT 或 MRI 检查可明确病变部位、性质。

### 2. Oppenheim 征

【体位】　患者仰卧，下肢伸直。

【操作方法】　医生用拇指及示指沿患者胫骨前缘用力由上向下滑压。

【正常】　不出现 Babinski 征阳性表现。

【异常】　表现同 Babinski 征。

【临床意义】　锥体束病损。

【根据异常体征进一步检查的内容及目的】　头部 CT 或 MRI 检查可明确病变部位、性质。

### 3. Gordon 征

【体位】　患者仰卧，下肢伸直。

【操作方法】　检查时用手以一定力量捏压腓肠肌。

【正常】　不出现 Babinski 征阳性表现。

【异常】　阳性表现同 Babinski 征。

【临床意义】　锥体束病损。

【根据异常体征进一步检查的内容及目的】　头部 CT 或 MRI 检查可明确病变部位、性质。

### 4. Hoffmann 征　通常认为是病理反射，但也有认为是深反射亢进的表现。

【体位】　患者站立位、坐位或仰卧。

【操作方法】　医生左手持患者腕部，然后以右手中指与示指夹住患者中指并稍向上提，使腕部处于轻度过伸位。以拇指迅速弹刮患者的中指指甲。

【正常】　其余四指不出现掌屈反应。

【异常】　其余四指掌屈反应则为阳性。

【临床意义】　颈髓 7 节至胸髓 1 节受损。

【根据异常体征进一步检查的内容及目的】　头部 CT 或 MRI 检查可明确病变部位、性质。

## （四）脑膜刺激征

### 1. 颈强直

【体位】　患者仰卧。

【操作方法】　医生以一手托患者枕部，另一只手置于胸前做屈颈动作。

【正常】　医生无抵抗感觉。

【异常】　如这一被动屈颈检查时感觉到抵抗力增强，即为颈部阻力增高或颈强直。

【临床意义】　在除外颈椎或颈部肌肉局部病变后，即可认为有脑膜刺激征，脑膜刺激征为脑膜受激惹的体征，见于脑膜炎、蛛网膜下腔出血和颅压增高等。

【根据异常体征进一步检查的内容及目的】　头部 CT 或 MRI 检查可明确病变部位、性质。

### 2. Kernig 征

【体位】　患者仰卧，一侧下肢髋、膝关节屈曲成直角。

【操作方法】　医生将患者小腿抬高伸膝。

【正常】　膝关节可伸达 135° 以上。

【异常】　伸膝受阻且伴疼痛与屈肌痉挛。

【临床意义】　见于脑膜炎、蛛网膜下腔出血和颅压增高等。

【根据异常体征进一步检查的内容及目的】　头部 CT 或 MRI 检查可明确病变部位、性质。

### 3. Brudzinski 征

【体位】　患者仰卧，下肢伸直。

【操作方法】　医生一手托起患者枕部，另一手按于其胸前。

【正常】　当头部前屈时，未见双髋与膝关节屈曲。

【异常】　当头部前屈时，双髋与膝关节同时屈曲。

【临床意义】　见于脑膜炎、蛛网膜下腔出血和颅压增高等。

【根据异常体征进一步检查的内容及目的】　头部 CT 或 MRI 检查可明确病变部位、性质。

# 五、自主神经功能检查

自主神经可分为交感神经与副交感神经两个系统，主要功能是调节内脏、血管与腺体等活动。大部分内脏接受交感和副交感神经纤维的双重支配，在大脑皮质的调节下，协调整个机体内、外环境的平衡。临床常用检查方法有以下几种。

## （一）眼心反射

【体位】　患者仰卧，双眼自然闭合。

【操作方法】　患者仰卧，双眼自然闭合，计数脉率。医生用左手中指、示指分别置于患者眼球两侧，逐渐加压，以患者不痛为限。加压 20～30 秒后计数脉率。

【正常】　可减少 10～12 次/分。

【异常】　超过 12 次/分。

【临床意义】　提示副交感（迷走）神经功能增强，迷走神经麻痹则无反应。如压迫后脉率非但不减慢反而加速，则提示交感神经功能亢进。

【根据异常体征进一步检查的内容及目的】　头部 CT 或 MRI 检查可明确病变部位、性质。

## （二）卧立位试验

【体位】　患者取平卧位。

【操作方法】　平卧位计数脉率，然后起立站直，再计数脉率。

【正常】　由卧位到立位脉率增加小于 10～12 次/分。由立位到卧位，脉率减慢小于 10～12 次/分。

【异常】　如由卧位到立位脉率增加超过 10～12 次/分。由立位到卧位，脉率减慢超过 10～12 次/分。

【临床意义】　由卧位到立位脉率增加超过 10～12 次/分为交感神经兴奋性增强。由立位到卧位，脉率减慢超过 10～12 次/分则为迷走神经兴奋性增强。

【根据异常体征进一步检查的内容及目的】　头部 CT 或 MRI 检查可明确病变部位、性质。

## （三）皮肤划痕试验

【体位】　患者取站立位、卧位或坐位。

【操作方法】　用钝头竹签在皮肤上适度加压划一条线，数秒钟后，观察皮肤划痕变化。

【正常】　皮肤先出现白色划痕（血管收缩）高出皮面，以后变红。

【异常】　皮肤白色划痕持续较久，超过 5 分钟。

【临床意义】　提示交感神经兴奋性增高。如红色划痕迅速出现、持续时间较长、明显增宽甚至隆起，提示副交感神经兴奋性增高或交感神经麻痹。

【根据异常体征进一步检查的内容及目的】　头部 CT 或 MRI 检查可明确病变部位、性质。

## （四）竖毛反射

【体位】　患者取站立位、卧位或坐位。

【操作方法】　将冰块置于患者颈后或腋窝，数秒钟后可见竖毛肌收缩。

【正常】　毛囊处隆起如鸡皮。

【异常】 毛囊处不能隆起如鸡皮。

【临床意义】 根据竖毛反射障碍的部位来判断交感神经功能障碍的范围。

【根据异常体征进一步检查的内容及目的】 肌电图或肌肉活检检查可明确病变部位、性质。

## （五）发汗试验

【体位】 患者取站立位、卧位或坐位。

【操作方法】 常用碘淀粉法，即以碘 1.5g、蓖麻油 10.0ml 与 95%乙醇溶液 100ml 混合成淡碘酊涂布于皮肤，干后再敷以淀粉。皮下注射毛果芸香碱 10mg，观察皮肤有无出汗和颜色变化。

【正常】 可见皮肤出汗，出汗处淀粉变蓝色。

【异常】 未见皮肤出汗及颜色变化。

【临床意义】 可协助判断交感神经功能障碍的范围。

【根据异常体征进一步检查的内容及目的】 肌电图检查可明确病变部位、性质。

## （六）Valsalva 动作

【体位】 患者取站立位、卧位或坐位。

【操作方法】 患者深吸气后，在屏气状态下用力做呼气动作 10～15 秒。计算此期间最长心搏间期与最短心搏间期的比值。

【正常】 大于或等于 1.4。

【异常】 小于 1.4。

【临床意义】 提示压力感受器功能不灵敏或其反射弧的传入纤维或传出纤维损害。

【根据异常体征进一步检查的内容及目的】 肌电图检查可明确病变部位、性质。

常用英文单词

mental status 精神状态，corneal reflex 角膜反射，muscle tone 肌张力，abdominal reflexes 腹壁反射，basal ganglion 基底节

（李玉娴 周 婷 李小琳）

# 第三章 临床常用基本操作

## 第一节 胸腔穿刺术

### 【适应证】

1. **诊断性** 原因未明的胸腔积液，可做诊断性穿刺，做胸腔积液涂片、培养、细胞学和生化学检查以明确病因，并可检查肺部情况。

2. **治疗性** 通过抽液、抽气或胸腔减压治疗单侧或双侧胸腔大量积液、积气产生的压迫、呼吸困难等症状；向胸腔内注射药物（抗肿瘤药物或促进胸膜粘连药物等）。

### 【禁忌证】

1. 体质衰弱、病情危重难以耐受穿刺术者。

2. 对麻醉药过敏者。

3. 凝血功能障碍，有严重出血倾向的患者在未纠正前不宜穿刺。

4. 有精神疾病或不合作者。

5. 疑为胸腔棘球蚴病患者，穿刺可引起感染扩散，不宜穿刺。

6. 穿刺部位或附近有感染。

### 【注意事项】

1. 操作前应向患者说明穿刺目的，消除顾虑，同时签好"知情同意书"；对精神紧张者，可于术前半小时给予地西泮 10mg 或可待因 0.03g 以镇静止痛。

2. 操作中应密切观察患者的反应，如有患者头晕、面色苍白、出汗、心悸、胸部压迫感或剧痛、晕厥等胸膜过敏反应或出现连续性咳嗽、气短、咳泡沫痰等现象时，立即停止抽液，并皮下注射 0.1%肾上腺素 0.3～0.5ml 或进行其他对症处理。

3. 一次抽液不应过多、过快。诊断性抽液时抽取 50～100ml 即可。减压抽液时首次不超过 600ml，以后每次不超过 1000ml。如为脓胸，每次尽量抽尽，疑有化脓性感染时，助手用无菌试管留取标本，行涂片革兰染色镜检、细菌培养及药敏试验。检查瘤细胞，至少需要 100ml，并应立即送检，以免细胞自溶。

4. 严格无菌操作，操作中要始终保持胸膜负压，防止空气进入胸腔。

5. 应避免在第 9 肋间以下穿刺，以免穿透膈肌损伤腹腔脏器。

6. 操作前、后测量患者生命体征，操作后嘱患者卧位休息 30 分钟。

7. 对于恶性胸腔积液，可注射抗肿瘤药物或硬化剂诱发化学性胸膜炎，促使脏胸膜与壁胸膜粘连，闭合胸腔，防止胸腔积液重新积聚。具体操作：于抽液 500～1200ml 后，将药物（如米诺环素 500mg）加生理盐水 20～30ml 稀释后注入。推入药物后回抽胸液，再推入，反复 2～3 次后，嘱患者卧床 2～4 小时，并不断变换体位，使药物在胸腔内均匀涂布。如注入的药物刺激性强，可致胸痛，应在药物使用前给予布桂嗪或哌替啶等镇痛剂。

## 【具体操作】

1. **体位**　患者取坐位，面向背椅，两前臂置于椅背上，前额伏于前臂上。不能起床患者可取半坐位，患者前臂上举抱于枕部。

2. **穿刺部位**　选在胸部叩诊实音最明显部位进行，胸液较多时一般常取肩胛线或腋后线第 7、8 肋间；有时也选腋中线第 6、7 肋间或腋前线第 5 肋间为穿刺点。包裹性积液可结合 X 线检查或超声检查确定，穿刺点用蘸有甲紫（龙胆紫）的棉签或其他标记笔在皮肤上做标记。

3. **操作步骤**

（1）常规消毒皮肤：以穿刺点为中心进行消毒，直径 15cm 左右，共 3 次。

（2）打开胸腔穿刺包，戴无菌手套，覆盖消毒洞巾，检查胸腔穿刺包内物品，检查胸穿针与抽液用注射器连接后是否通畅，同时检查是否有漏气情况。

（3）助手协助检查并打开 2% 利多卡因安瓿，术者以 5ml 注射器抽取 2% 利多卡因 2～3ml，在穿刺部位由表皮至胸膜壁层进行局部浸润麻醉。如穿刺点为肩胛线或腋后线，肋间沿下位肋骨上缘进麻醉针，如穿刺点为腋中线或腋前线则取两肋之间进针。

（4）将胸穿针胶管一端用止血钳夹闭，保证闭合紧密不漏气。术者以一手示指与中指固定穿刺部位皮肤，另一只手持穿刺针沿麻醉处缓缓刺入，当针锋抵抗感突感消失时，接上注射器，松开止血钳，使其与胸腔相通，进行抽液。助手用止血钳（或胸穿包的备用钳）协助固定穿刺针，以防刺入过深损伤肺组织。注射器抽满后，止血钳夹闭，取下注射器，排出液体至引流袋内，记数抽液量。

（5）抽液结束拔出穿刺针，局部消毒，覆盖无菌纱布，稍用力压迫片刻，用胶布固定。

## 【术后处理】

1. 术后嘱患者卧位或半卧位休息半小时，测血压并观察有无病情变化。
2. 根据临床需要填写检验单，分送标本。
3. 清洁器械及操作场所。
4. 做好穿刺记录。

## 【并发症和处理原则】

1. **气胸**　胸腔穿刺抽液时气胸发生率为 3%～20%。产生原因一种为气体从外界进入，如接头漏气、更换穿刺针或三通活栓使用不当。这种情况一般不需处理，预后良好。另一种为穿刺过程中误伤脏胸膜和肺脏所致。无症状者应严密观察，摄片随访。如有症状，则需行胸腔闭式引流术。

2. **出血**　穿刺针刺伤可引起肺内、胸腔内或胸壁出血。少量出血多见于胸壁皮下出血，一般无需处理。如损伤肋间动脉可引起较大量出血，形成胸膜腔积血，需立即止血，抽出胸腔内积血。肺损伤可引起咯血，小量咯血可自止，较严重者按咯血常规处理。

3. **膈肌、肝脏等腹腔脏器损伤**　穿刺部位过低可引起膈肌、肝脏等腹腔脏器损伤。

4. **胸膜反应**　部分患者穿刺过程中出现头昏、面色苍白、出汗、心悸、胸部压迫感或剧痛、晕厥等症状，称为胸膜反应。多见于精神紧张患者，为血管迷走神经反射增强所致。此时应停止穿刺，嘱患者平卧、吸氧，必要时皮下注射肾上腺素 0.5mg。

5. **胸腔内感染**　是一种严重的并发症，主要见于反复多次胸腔穿刺者。为操作者无菌观念不强，操作过程中引起胸膜腔感染所致。一旦发生应全身使用抗菌药物，并进行胸腔局部处理，形成脓胸者应行胸腔闭式引流术，必要时外科处理。

6. **复张性肺水肿**    多见于较长时间胸腔积液者经大量抽液或气胸患者。由于抽气过快，肺组织快速复张引起单侧肺水肿，患者出现不同程度的低氧血症和低血压。大多发生于肺复张后即刻或 1 小时内，一般不超过 24 小时。患者表现为剧烈咳嗽、呼吸困难、胸痛、烦躁、心悸等，继而出现咳大量白色或粉红色泡沫痰，有时伴发热、恶心及呕吐甚至出现休克及昏迷。处理措施包括纠正低氧血症、稳定血流动力学，必要时给予机械通气。

（李小琳    秦    雄）

# 第二节    腹腔穿刺术

## 【适应证】

1. 抽取腹腔积液进行各种实验室检验，以便寻找病因，协助临床诊断。

2. 大量腹水引起严重胸闷、气促、少尿等症状使患者难以忍受时，可适当抽放腹水以缓解症状。一般每次放液不超过 3000ml。

3. 腹腔内注射药物，如卡那霉素、链霉素、异烟肼、庆大霉素、环磷酰胺、噻替派、丝裂霉素等，以协助治疗炎症、结核、肿瘤等相关疾病。

## 【禁忌证】

1. 体质衰弱、病情危重难以耐受穿刺术者。
2. 对麻醉药过敏者。
3. 凝血功能障碍，有严重出血倾向者在未纠正前不宜穿刺。
4. 肝性脑病先兆、结核性腹膜炎粘连性包块、巨大卵巢囊肿等患者也禁止行腹腔穿刺。
5. 穿刺部位或附近有感染者。

## 【注意事项】

1. 术中应密切观察患者，如发现头晕、恶心、心悸、气促、脉搏增快、面色苍白时应立即停止操作，并做适当处理。

2. 腹腔放液不宜过快过多，肝硬化患者一次放腹水一般不超过 3000ml，过多放液可诱发肝性脑病和电解质紊乱。但在补充输注白蛋白的基础上，如放腹水 1000ml 予以补充白蛋白 6~8g，也可考虑更大量放液。

3. 在放腹水时若流出不畅，可将穿刺针稍作移动或变换体位。

4. 大量腹水患者，为防止腹腔穿刺后腹水渗漏，在穿刺时注意勿使皮肤至腹膜壁层位于同一条直线上，方法是当针尖通过皮肤到达皮下后，即在另一手协助下向周围移动一下穿刺针尖，改变进针方向，然后再向腹腔刺入。

5. 注意无菌操作，以防止腹腔感染。

## 【具体操作】

1. 术前先嘱患者排空尿液，以免穿刺时损伤膀胱。

2. 穿刺放液前应测量腹围、脉搏、血压和检查腹部体征，以观察病情变化。

3. 扶患者坐在靠椅上，或平卧位、半卧位、稍左侧卧位。

4. 穿刺点一般常选于左下腹部脐与左髂前上棘连线中外 1/3 交点处，也有取脐与耻骨联合中点上 1cm 偏左或偏右 1.5cm 处，或侧卧位脐水平线与腋前线或腋中线之延长线的交点。对少量或包裹性腹水，须 B 超指导下定位穿刺。

5. 将穿刺部位常规消毒，戴无菌手套，铺消毒洞巾，自皮肤至腹膜壁层用 2% 利多卡因逐层做局部浸润麻醉。

6. 术者左手固定穿刺处皮肤，右手持针经麻醉处逐步刺入腹壁，待感到针尖抵抗感突然消失时，表示针尖已穿过腹膜壁层，即可行抽取和引流腹水，并置腹水于消毒试管中以备检验用。诊断性穿刺可直接用无菌的 20ml 或 50ml 注射器并接 7 号针头进行穿刺，大量放液时可用针尾连接橡皮管的 8 号或 9 号针头，助手用消毒血管钳固定针头并夹持橡皮管，用输液夹子调整放液速度，将腹水引流入容器中。腹水不断流出时，应将预先绑在腹部多头绷带逐步收紧，以防腹压骤然降低。

7. 放液结束后拔出穿刺针，盖上消毒纱布，并用多头绷带将腹部包扎，如遇穿刺孔继续有腹水渗漏时，可用蝶形胶布或涂上火棉胶封闭。

## 【术后处理】

1. 术后嘱患者取卧位或半卧位休息，注意复测腹围、脉搏和血压。
2. 清洁器械及操作场所。
3. 做好穿刺记录。
4. 严密观察有无出血和感染等并发症。

## 【并发症和处理原则】

1. **肝性脑病和电解质紊乱** 术前了解患者有无穿刺的禁忌证；放液速度不要过快，放液量要控制，一次不要超过 3000ml；出现症状时，停止抽液，按照肝性脑病处理，并维持酸碱、电解质平衡。

2. **出血** 术前要复核患者的出凝血时间；操作的动作要规范，熟悉穿刺点，避开腹部血管；操作中动作要轻柔。

3. **感染** 严格按照腹腔穿刺的无菌操作，如穿刺术后有感染征象，留取标本（如腹水）做病原学培养。

4. **腹膜反应、休克** 患者如出现头晕、恶心、心悸、气促、脉快、面色苍白等表现，是由于腹膜反应或腹压骤然降低，内脏血管扩张而发生血压下降甚至休克等所致。应注意控制放液的速度；如果出现上述表现应立即停止操作，并做适当处理（如补液、吸氧、使用肾上腺素等）。

5. **麻醉意外** 术前要详细询问患者的药物过敏史，特别是麻醉药；如若使用普鲁卡因麻醉，术前应该做皮试；手术时应该备好肾上腺素等抢救药物。

（胡 柯 李小琳）

# 第三节  骨髓穿刺术

## 【适应证】

骨髓穿刺术常用于血细胞形态学检查，也可以用于造血干细胞、细胞遗传学分析及病原学检查等，以协助临床诊断、观察和疗效及预后判断。

## 【禁忌证】

骨髓穿刺术的绝对禁忌证少，如遇下列情况应注意：

1. 体质衰弱、病情危重难以耐受穿刺术。

2. 对麻醉药过敏。

3. 凝血功能障碍，有严重出血倾向的患者在未纠正前不宜穿刺，如果已明确诊断疾病也可以做，穿刺后必须局部压迫止血 5～10 分钟。

4. 穿刺部位或附近有感染。

5. 晚期妊娠妇女慎做骨髓穿刺，不合作或小孩不宜做胸骨穿刺。

## 【注意事项】

1. 穿刺针进入骨质后避免摆动过大，以免折断。

2. 胸骨柄穿刺不可垂直进针，不可用力过猛，以防穿透内侧骨板。

3. 抽吸骨髓液时，逐渐加大负压，做细胞形态学检查时，抽吸量不宜过多，否则使骨髓液稀释，但也不宜过少。

4. 骨髓液抽取后应立即涂片。

5. 多次干抽时应进行骨髓活检。

6. 注射器与穿刺针必须干燥，以免发生溶血。

7. 术前应做出、凝血时间，血小板等检查。

8. 麻醉前应做普鲁卡因皮试。

## 【具体操作】

1. **患者体位**  采用髂前上棘和胸骨穿刺时，患者取仰卧位；采用髂后上棘穿刺时，患者取侧卧位；采用腰椎棘突穿刺时，患者取坐位或侧卧位。

2. **穿刺部位**

（1）髂前上棘穿刺点：髂前上棘 1～2cm 处，该处骨面平坦，易于固定，操作方便，危险性极小。

（2）髂后上棘穿刺点：骶椎两侧、臀部上方突出的部位，患者在穿刺时姿势比较舒适。

（3）胸骨柄穿刺点：胸骨柄、胸骨体相当于第1、2肋间隙的部位。此处胸骨较薄，且其后有大血管和心房，穿刺时务必小心，以防穿透胸骨而发生意外。但由于胸骨的骨髓液丰富，当其他部位穿刺失败时，仍需要进行胸骨穿刺。

（4）腰椎棘突穿刺点：腰椎棘突突出的部位。

3. **操作步骤**

（1）麻醉：常规消毒局部皮肤，操作者戴无菌手套，辅无菌洞巾。然后用2%利多卡因依次自皮肤、皮下至骨膜逐层浸润麻醉。

（2）固定穿刺针：将骨髓穿刺针的固定器固定在适当的长度上。髂骨穿刺约 1.5cm，胸骨穿刺约 1.0cm。

（3）穿刺：操作者左手拇指和示指固定穿刺部位，右手持骨髓穿刺针与骨面垂直刺入（若为胸骨穿刺则应与骨面成 30°~40° 角刺入），当穿刺针接触到骨质后则左右旋转，缓缓钻刺骨质，当感到阻力消失，且穿刺针已固定在骨内时，表示已进入骨髓腔。

（4）抽取骨髓液：拔出穿刺针针芯，接上干燥的注射器（10ml 或 20ml），用适当的力量抽取骨髓液，当穿刺针在骨髓腔抽吸时患者感到有尖锐酸痛，随即便有红色骨髓液进入注射器。抽取的骨髓液一般为 0.1~0.2ml，若用力过猛或抽吸过多，会使骨髓液稀释。如果需要做骨髓液细菌培养，应在留取骨髓液计数和涂片标本后，再抽取 1~2ml 用于细菌培养。

若未能抽取骨髓液，则可能是针腔被组织块堵塞或"干抽"（dry tap），此时应重新插上针芯，稍加旋转穿刺针或再刺入少许。拔出针芯，如果针芯带有血迹，再次抽取即可取得红色骨髓液。

（5）涂片：将骨髓液滴在载玻片上，立即做有核细胞计数和制备骨髓液涂片数张。

（6）加压固定：骨髓液抽取完毕，重新插入针芯。左手取无菌纱布置于穿刺处，右手将穿刺针拔出，并将无菌纱布敷于针孔上，按压 1~2 分钟后，再用胶布加压固定。

## 【术后处理】

1. 术后应嘱患者静卧休息，同时做好标记并送检骨髓片。
2. 清洁穿刺场所，做好穿刺记录。
3. 抽取骨髓和涂片要迅速，以免凝固。
4. 需同时做周围血涂片，以作对照。

## 【术后护理】

骨髓穿刺虽为有创性检查，但因操作简单、骨髓液抽取少、患者痛苦小，故对机体无大的损害，不需要特殊护理。对于体质弱、有出血倾向者，检查后应采取下列措施。

1. **止血**　一般以压迫止血为主。
2. **卧床休息**　检查后，穿刺局部会有轻微的疼痛。患者可卧床休息一天，限制肢体活动，即可恢复正常。
3. **防止感染**　穿刺时，局部组织经过严格消毒。保持穿刺局部皮肤的清洁、干燥，覆盖的纱布被血或汗打湿后，要及时更换。针孔出现红、肿、热、痛时，可用 2% 碘酊或 0.5% 聚维酮碘等涂搽局部，每天 3~4 次。若伴有全身发热，则应与医生联系，根据病情适当选用抗生素。

## 【并发症和处理原则】

骨髓穿刺术的并发症比较少见，但也有如下几种：

1. **麻醉药过敏**　注意询问病史和术前皮试。
2. **感染**　术前注意消毒，术后注意保护伤口。
3. **出血**　术前行凝血功能检测，术后注意压迫止血。

（周　婷　李小琳）

# 第四节　腰椎穿刺术

## 【适应证】

1. **诊断性**　判断脑脊液的性质，有利于诊断中枢神经系统的炎症（脑炎、脑膜炎等）、脑血管病（脑出血、脑栓塞、蛛网膜下腔出血等）和肿瘤性疾病（脑膜白血病等）；测定颅内压力和了解蛛网膜下隙是否阻塞等；不明原因的昏迷、抽搐；其他辅助检查（气脑造影等）。

2. **治疗性**　腰椎麻醉或鞘内给药；颅脑术后的脑脊液引流等。

## 【禁忌证】

1. 可疑明显颅高压、脑疝或颅内占位病变。
2. 穿刺部位或附近有感染。
3. 休克、衰竭濒危、颅后窝占位性病变或有脑干症状者禁忌行腰椎穿刺。

## 【注意事项】

1. 严格掌握禁忌证，凡疑有颅内压增高者必须先做眼底检查，如有明显视盘水肿或有脑疝先兆者，禁忌穿刺。必要时可先行脱水治疗，降低颅内压后行腰椎穿刺术，避免发生脑疝。

2. 穿刺时患者如出现呼吸、脉搏、面色异常等症状时，应立即停止操作，并做相应处理。

3. 穿刺过程中穿刺针进入皮下组织后进针要缓慢，以免力度过大时刺伤马尾神经或血管，避免暴力穿刺。

4. 鞘内给药时，应先放出等量脑脊液，然后再注入等量药液。

## 【具体操作】

1. **体位**　嘱患者侧卧于硬板床上，背部与床面垂直，头向前胸部屈曲，两手抱膝紧贴腹部，使躯干呈弓形；或由助手在术者对面用一手抱住患者头部，另一手挽住患者双下肢腘窝处并用力抱紧，使脊柱尽量后凸以增宽椎间隙，以便于进针。

2. **穿刺部位**　确定穿刺点后，以髂后上棘连线与后正中线的交会处为穿刺点，一般取第3、4腰椎棘突间隙，有时也可在上一或下一腰椎间隙进行。

3. **操作步骤**

（1）常规消毒皮肤，以穿刺点为中心进行消毒，直径15cm左右，共3次。

（2）打开腰椎穿刺包，戴无菌手套，铺消毒洞巾，检查腰椎穿刺包内物品，注意腰椎穿刺针是否通畅及合适，助手协助检查并打开2%利多卡因局麻药，术者以5ml注射器抽取2%利多卡因2～3ml，在穿刺部位自皮肤到椎间韧带逐层做局部浸润麻醉，注入局麻药时先回抽以避免进入血管，局部浸润麻醉成功后拔出麻醉针头。

（3）术者用左手固定穿刺点皮肤，右手持穿刺针以垂直背部的方向缓慢刺入，成人进针深度为4～6cm，儿童则为2～4cm。当针头穿过韧带与硬脑膜时，可感到阻力突然消失有落空感。此时可将针芯慢慢抽出（以防脑脊液迅速流出，造成脑疝），即可见脑脊液流出。若是未见脑脊液流出，可微调整穿刺针针头的方向及深度。

（4）在放液前先接上测压管测量压力。正常侧卧位脑脊液压力为 0.69～1.764kPa（70～180mmH_2O）或 40～50 滴/分。若了解蛛网膜下隙有无阻塞，可做 Queckenstedt 试验。即在测定初压后，由助手先压迫一侧颈静脉约 10 秒，然后再压另一侧，最后同时按压双侧颈静脉；正常时压迫颈静脉后，脑脊液压力立即迅速升高 1 倍左右，解除压迫后 10～20 秒，迅速降至原来水平，称为梗阻试验阴性，示蛛网膜下隙通畅。若压迫颈静脉后，不能使脑脊液压力升高，则为梗阻试验阳性，示蛛网膜下隙完全阻塞；若施压后压力缓慢上升，放松后又缓慢下降，示蛛网膜下隙有不完全阻塞。凡颅内压明显增高者，禁做此试验。

（5）撤去测压管，收集脑脊液 2～5ml 送检；如需做培养时，应用无菌操作法留标本。

（6）术毕，将针芯插入后一起拔出穿刺针，覆盖消毒纱布，局部按压 1～2 分钟，然后用胶布固定。

（7）术后患者去枕平卧 4～6 小时，以免引起术后低颅压头痛。

## 【术后处理】

1. 术后嘱患者去枕平卧 4～6 小时，测血压并观察有无病情变化。
2. 根据临床需要填写检验单，分送标本。
3. 清洁器械及操作场所。
4. 做好穿刺记录。
5. 执行术后护理及医嘱。

## 【并发症和处理原则】

1. **低颅压综合征** 指侧卧位脑脊液压力在 0.58～0.78kPa（60～80mmH_2O），较为常见。多因穿刺针过粗，穿刺技术不熟练或术后起床过早，使脑脊液自脊膜穿刺孔不断外流所致。常表现为患者于坐起后头痛明显加剧，严重者伴有恶心、呕吐或眩晕、晕厥、平卧或头低位时头痛等即可减轻或缓解。少数尚可出现意识障碍、精神症状、脑膜刺激征等，约持续一日至数日。

处理：嘱患者继续采用足高头低位平卧，并多饮开水（忌饮浓茶、糖水），还可酌情静脉滴注 5%葡萄糖盐水 1000～1500ml，2 次/天，数日，常可治愈。也可再次行腰椎穿刺并在椎管内或硬脊膜外注入生理盐水 15～20ml，消除硬脊膜外间隙的负压以阻止脑脊液继续漏出。

2. **脑疝形成** 在颅内压增高（特别是颅后窝和颞叶占位性病变）时，当腰椎穿刺放液过多过快时，可在穿刺当时或术后数小时内发生脑疝，故应严加注意和预防。

处理：先快速静脉输注 20%甘露醇液 250～400ml 或者高渗利尿脱水剂（甘油果糖注射液），必要时还可自脑室穿刺放液。

3. **原有脊髓、脊神经根症状的突然加重** 因腰椎穿刺放液后压力改变，导致椎管内脊髓、神经根、脑脊液和病变之间的压力平衡也发生改变。可使根性疼痛、截瘫及大小便障碍等症状加重，对于高颈段脊髓压迫症则可发生呼吸困难与骤停，上述症状不严重者，可先向椎管注入生理盐水 30～50ml，疗效不佳时应急请外科医师会诊，考虑行手术处理。

4. **颅内感染** 操作时无菌观念不强或短时间内反复多次穿刺所致。常表现为患者术后出现头痛、发热、意识障碍加重或脑膜刺激征阳性。

处理：采用足量、可透过血脑屏障、半衰期较长的抗生素进行治疗，将穿刺液进行细菌培养+药敏试验，酌情及时调整敏感抗生素，以革兰阳性菌感染为主，常选用头孢三代抗生素，给药途径一般为静脉注射或鞘内注射。

（曹湘玉　李小琳）

# 第五节　导　尿　术

## 【适应证】

1. 尿潴留、充溢性尿失禁患者。
2. 获得未受污染的尿标本。
3. 尿流动力学检查，测定膀胱容量、压力、残余尿量。
4. 危重患者监测尿量。
5. 行膀胱检查（膀胱造影、膀胱内压测量图）。
6. 膀胱内灌注药物进行治疗。
7. 腹部及盆腔器官手术前准备。

## 【禁忌证】

1. 急性下尿路感染。
2. 尿道狭窄及先天性畸形无法留置导尿管者。
3. 相对禁忌证为严重的全身出血疾病及女性月经期。

## 【注意事项】

1. 女性患者导尿时，要仔细辨认尿道外口的位置，导尿管一旦误入阴道应立即拔出，并更换导尿管重新插入。
2. 男性尿道较长，有三个狭窄两个弯曲，如在插管中受阻，稍停片刻，嘱患者做深呼吸，再缓缓插入导尿管，切忌用力过猛过快而损伤尿道黏膜。
3. 若膀胱高度充盈并极度衰弱的患者导尿时，放尿的速度不可太快，首次放尿不应超过 1000ml，以免导致虚脱和血尿。
4. 留置导尿术常选择双腔气囊导尿管，留置导尿若超过 3～4 周，为保持膀胱容量，应采用间断引流的方法，可将引流管夹住，每 3～4 小时开放 1 次。
5. 留置导尿管时，应每天消毒尿道外口，引流袋每天更换 1 次，导尿管 5～7 天更换 1 次。

## 【具体操作】

### 1. 操作前准备
（1）物品准备
1）准备
A. 治疗车上层：一次性无菌导尿包（初步消毒用物和导尿用物）。初步消毒用物：弯盘 1 个，内盛镊子 1 把、消毒液棉球包 1 包（目前常用 0.5%聚维酮碘棉球数个）和手套 1 只。导尿用物：外包治疗巾 1 条、方盘 1 个、弯盘 1 个、镊子 2 把、导尿管 1 根、10ml 注射器 1 支、生理盐水 10ml、消毒液棉球包 1 包（内有 0.5% 聚维酮碘棉球 4 个）、润滑油袋（内有润滑棉片 1 个）、集尿袋 1 个、标本瓶 1 个、纱布 1～2 块、孔巾 1 条、手套 1 副。快速手消毒液、一次性垫巾。

B. 治疗车下层：生活垃圾桶、医疗垃圾桶。

C. 其他：围帘或屏风。

2）检查：无菌导尿包是否在有效期内，密封性是否良好；快速手消毒液是否在有效期内。

（2）操作者准备

1）着装整洁。洗手，戴帽子、口罩。

2）核对患者信息（姓名、床号、腕带等内容）。

3）评估患者病情、临床诊断、导尿目的；了解患者的意识、生命体征、心理状态等；判断患者的合作、理解程度。

4）评估外阴部皮肤、黏膜情况。

5）评估尿潴留患者膀胱充盈度。

（3）患者准备

1）患者及其家属了解导尿的目的、意义、操作过程、配合要点及注意事项；操作者交代导尿术可能存在的风险及并发症，患者及其家属知情同意并签署"导尿同意书"。

2）清洗外阴：嘱患者自己清洗干净；如不能自理，操作者协助患者进行外阴清洁。

（4）环境准备

1）环境清洁、安静，光线充足。

2）关好门窗，调节室温。

3）请现场无关人员离开病室。

**2. 操作步骤**

（1）核对解释：携用物至床旁，再次核对患者姓名、床号，解释导尿目的和注意事项，取得配合。

（2）操作者站在患者右侧，松开床尾盖被，协助患者脱去对侧裤子，盖于近侧腿部，对侧腿用盖被遮盖，注意保暖。

（3）准备体位：患者取屈膝仰卧位，两腿略外展，显露会阴。

（4）铺垫巾于患者臀下。

（5）消毒双手，在患者两腿之间打开初次消毒包。

（6）根据男、女患者尿道的解剖特点进行导尿。

1）男性患者

A. 操作者戴手套后，右手持镊子夹取消毒液棉球依次消毒阴阜、阴茎、阴囊，另一手取无菌纱布裹住阴茎将包皮向后推暴露尿道口，自尿道口向外向后旋转擦拭尿道口、龟头及冠状沟。消毒完毕脱下手套连同污棉球、纱布置于弯盘内，将弯盘置于床尾处。

B. 再次消毒双手。

C. 将导尿包放在患者两腿之间，按照无菌操作原则打开。

D. 戴无菌手套，取出孔巾，铺在患者外阴处并显露阴茎。嘱患者勿移动肢体，以免污染无菌区。

E. 根据操作顺序整理好用物，取导尿管并向气囊内注水后抽空，检查是否渗漏。润滑导尿管。根据需要连接导尿管和集尿袋，放置在弯盘内。

F. 将消毒液棉球置于另一个弯盘内，移至外阴处，再次消毒，左手用无菌纱布裹住阴茎将包皮向后推，暴露尿道口，右手持镊子夹取消毒液棉球，再次消毒尿道口、龟头及冠状沟，最后再加强消毒尿毒口一次，镊子放置弯盘内移出无菌区。

G. 将放置尿管的弯盘移至会阴处，嘱患者深呼吸。

a. 一次性导尿：左手继续持无菌纱布固定阴茎并提起、使之与腹壁成 90°角，右手用另一把镊子夹持导尿管对准尿道口轻轻插入 20～22cm，见尿液流出后再插入 1～2cm，松开左手下移固定导尿管，将尿液引入集尿袋内至合适量。如需做尿培养，弃去前段尿液，用无菌标本瓶接取中段尿 5ml，盖好瓶盖，放置稳妥处（操作结束后在标本瓶上贴标签并送检）。导尿完毕，轻轻拔出导尿管，撤下孔巾，擦净外阴。

b. 留置导尿：左手继续持无菌纱布固定阴茎并提起、使之与腹壁成 90°角，右手用另一把镊子夹持导尿管对准尿道口轻轻插入 20～22cm，见尿液流出后再插入 7～10cm（基本插到导尿管分叉处），将尿液引入集尿袋内。松开左手下移固定导尿管，夹闭导尿管，连接注射器，根据导尿管上注明的气囊容积向气囊注入等量的无菌生理盐水，轻拉导尿管有阻力感，即证明导尿管固定于膀胱内。导尿成功后将包皮复位，撤下孔巾，擦净外阴。集尿袋固定于床旁，安置妥当后放开夹闭的导尿管，保持引流通畅。

H. 整理用物：撤下一次性垫巾，脱去手套。导尿用物按医疗废弃物分类处理。

I. 安置患者：协助患者穿好衣物，取舒适体位并告知患者操作完毕。

J. 消毒双手。

K. 观察记录：询问患者感觉。观察患者反应及排尿等情况，并记录导尿时间、尿量、尿液颜色及性质等情况。

L. 导尿结束时，用无菌注射器抽出导尿管气囊内生理盐水，轻轻拔出导尿管，擦净外阴，盖好盖被，协助患者取舒适体位。

2）女性患者

A. 操作者戴手套后，右手持镊子夹取消毒液棉球依次消毒阴阜、大阴唇，左手分开大阴唇，消毒小阴唇、尿道口至肛门。按照自上而下、由外向内的原则，每次限用一个棉球。消毒完毕脱下手套连同污棉球置于弯盘内，将弯盘置于床尾处。

B. 再次消毒双手。

C. 将导尿包放在患者两腿之间，按照无菌操作原则打开。

D. 戴无菌手套，取出孔巾，铺在患者外阴处并暴露会阴部，使孔巾与导尿包内层包布形成无菌区。嘱患者勿移动肢体，以免污染无菌区。

E. 根据操作顺序整理好用物，取导尿管并向气囊内注水后抽空，检查是否渗漏。润滑导尿管。根据需要连接导尿管和集尿袋，放置在弯盘内。

F. 将消毒液棉球置于另一个弯盘内，移至会阴处，再次消毒，左手分开小阴唇，右手持镊子夹取消毒液棉球，消毒尿道口、两侧小阴唇，最后再加强消毒尿毒口一次，镊子放置弯盘内移出无菌区，分开小阴唇的手保持原位不动。

G. 将放置尿管的弯盘移至会阴处，嘱患者深呼吸。

a. 一次性导尿：左手分开并固定小阴唇，右手用另一把镊子夹持导尿管对准尿道口轻轻插入 4～6cm，见尿液流出后再插入 1～2cm，松开左手下移固定导尿管，将尿液引入集尿袋内至合适量。如需做尿培养，弃去前段尿液，用无菌标本瓶接取中段尿 5ml，盖好瓶盖，放置稳妥处（操作结束后在标本瓶上贴标签并送检）。导尿完毕，轻轻拔出导尿管，撤下孔巾，擦净外阴。

b. 留置导尿：左手分开并固定小阴唇，右手用另一把镊子夹持导尿管对准尿道口轻轻插入 4～6cm，见尿液流出后再插入 5～7cm，将尿液引至集尿袋内。松开左手下移固定导尿管，夹闭导尿管，连接注射器，根据导尿管上注明的气囊容积向气囊注入等量的无菌生理盐水，轻拉导尿管有阻力感，即证明导尿管固定于膀胱内。导尿成功后，撤下孔巾，擦净外阴。集尿袋固定于床旁，安置妥当后放开夹闭的导尿管，保持引流通畅。

H. 整理用物：撤下一次性垫巾，脱去手套。用物按医疗废弃物分类处理。

I. 安置患者：协助患者穿好衣物，取舒适体位并告知患者操作完毕。

J. 消毒双手。

K. 观察记录：询问患者感觉。观察患者反应及排尿等情况，并记录导尿时间、尿量、尿液颜色及性质等情况。

L. 导尿结束时，用无菌注射器抽出导尿管气囊内生理盐水，轻轻拔出导尿管，擦净外阴，盖好盖被，协助患者取舒适体位。

## 【并发症和处理原则】

1. **尿路感染**　导尿相关尿路感染是医院感染中最常见的感染类型。其危险因素包括患者方面和导尿管置入与维护方面。患者方面的危险因素主要包括年龄、性别、基础疾病、免疫力和其他健康状况等。导尿管置入和维护方面的危险因素主要包括：导尿管置入方法、导尿管留置时间、导尿管护理质量和抗菌药物临床使用等。导尿管相关尿路感染方式主要为逆行性感染。医务人员应针对危险因素加强导尿管相关尿路感染的预防与控制工作。置管前严格掌握留置导尿管的适应证；仔细检查导尿包；对留置导尿管的患者，应该采用密闭式引流装置；告知患者留置导尿管的目的、配合要点和置管后的注意事项。置管时严格遵循无菌操作原则，如导尿管被污染应当重新更换无菌导尿管。置管后保持尿液引流通畅，避免打折、弯曲；任何时候保证集尿袋高度在膀胱水平以下；活动或搬运时夹闭引流管，防止尿液逆流；任何时候防止移动和牵拉导尿管；保持尿道口清洁，定期更换集尿袋和导尿管。鼓励患者多饮水，达到自然冲洗尿路的目的。如患者出现尿路感染时，应及时更换导尿管，并留取尿液进行微生物病原学检查，必要时应用抗生素治疗。

2. **尿道损伤**　导尿时选择导尿管的型号过大或者是导尿管突然被拉力（如患者烦躁或翻身时）牵拉，有时甚至会将整个导尿管拉出造成尿道损伤；导尿管气囊卡在尿道内口，气囊压迫膀胱壁或尿道，也会造成尿道黏膜的损伤。医务人员应正确选择导尿管型号，最大限度降低尿道损伤；置管时动作要轻柔，置管后将导尿管固定稳妥，防止脱出，从而避免损伤尿道黏膜。

3. **气囊破裂致膀胱异物**　导尿管气囊内注入液体过多、压力过大或者是导尿管自身问题，可能会导致气囊破裂。插管前认真检查气囊质量；导尿时应根据导尿管上注明的气囊容积向气囊注入等量的无菌溶液。如发生气囊破裂，及时请泌尿外科会诊。

4. **导尿管阻塞**　导尿管被尿结晶沉渣或血块堵塞，引流不畅。医务人员应随时观察尿液引流情况，必要时请泌尿外科会诊。

5. **虚脱或血尿**　身体极度虚弱且膀胱过度充盈的患者一次性大量放尿，可导致腹压突然下降，大量血液进入腹腔血管，引起血压下降，产生虚脱；或因膀胱突然减压而引起膀胱通透性增加，黏膜充血、出血，发生血尿。因此，尿潴留患者放尿时速度宜缓慢，首次放尿不超过 500ml，以后每小时放尿 500ml。

6. **拔管困难**　抽净气囊内的液体，盲目拔管，会导致拔管困难。因此，拔管前应认真观察抽出的溶液量，在证明气囊内的液体完全抽吸干净后再拔管。必要时行超声检查。

（彭晓燕　刘新岗）

# 第六节　吸　氧　术

## 【适应证】

1. 各种慢性阻塞性肺疾病、先天性心脏病、高山病等引起动脉血氧含量减少，动脉血氧分压降低，组织供氧不足所致的呼吸功能障碍的患者均应给予氧疗。

2. 一氧化碳中毒、严重贫血、高铁血红蛋白血症造成血红蛋白结合的氧不易释放或血氧含量降低的血液性缺氧和氰化物、巴比妥类药物中毒，放射线照射量大，氧耗增加导致组织细胞利用氧异常的组织性缺氧，必须给予氧疗。

3. 各种急诊和外科术后大出血、休克、心肺功能不全、心力衰竭、血容量不足、大动脉栓塞的患者，由于血流量减少而致组织供氧量减少，使局部和全身循环性缺氧。

## 【禁忌证】

1. 有氧中毒史及氧敏感试验阳性者绝对禁忌吸氧。
2. 未经处理的纵隔气肿、气胸和活动性出血性疾病。
3. 二度以上房室传导阻滞、病态窦房结综合征等。
4. 视网膜脱离、重度鼻窦炎等。

## 【注意事项】

1. 用氧前，检查氧气压力表装置有无漏气，氧气管连接是否通畅。

2. 吸氧时严格遵守操作规程。注意用氧安全，切实做好"四防"，即防震、防火、防热、防油。氧气筒应放在阴凉处，搬运时要避免倾倒撞击，周围严禁使用易燃易爆及烟火，至少距明火 5m，距暖气 1m，氧气表及螺旋口勿涂油，也不能用带油的手装卸氧气表。

3. 用氧时严格按照医嘱调节氧流量，先调节后应用；吸氧过程中如需调节氧流量时，应先拔出鼻导管，再分离鼻导管与湿化瓶连接处，调节好氧流量再接上。停止用氧时，应先拔出鼻导管，再关流量开关。

4. 常用湿化液为灭菌蒸馏水。对于急性肺水肿患者可用 20%～30%乙醇溶液，具有降低肺泡内泡沫的表面张力，使肺泡泡沫破裂、消散，改善肺部气体交换，减轻缺氧症状的作用。

5. 氧气筒内氧气不可用尽，压力表至少要保留 0.5MPa（5kg/cm$^2$）以免灰尘进入氧气筒内，再次充气时引起爆炸。

6. 对未用完或已用尽得氧气筒，分别挂"满"或"空"的标志。

7. 用氧过程中加强病房巡视，做好监测工作，防止氧疗不良反应的发生。

## 【具体操作】

### 1. 操作前准备

（1）物品准备

1）准备

A. 治疗车上层：氧气压力表装置、手电筒、治疗卡、记录单，治疗盘内备冷开水、纱布、棉签、弯盘、扳手、鼻导管、湿化瓶（内盛 1/3～1/2 的蒸馏水）。

B. 治疗车下层：生活垃圾桶、医疗垃圾桶。

C. 氧气瓶筒（挂有"四防"和"有氧"标志）。

2）检查：一次性输氧管是否在有效期内，密封性是否良好；快速手消毒液是否在有效期内。

（2）操作者准备

1）着装整洁。洗手，戴帽子、口罩。

2）核对患者信息（姓名、床号、腕带等内容）。

3）评估患者病情、意识、心理状态及合作程度等。

4）评估鼻腔情况，有无鼻中隔偏曲等鼻部疾病及鼻腔手术史。

（3）患者准备：患者及其家属了解吸氧的目的、意义、操作过程、配合要点及注意事项；患者取舒适体位。

（4）环境准备：环境清洁、安静，温度适宜，远离火源，室内禁止吸烟。

**2. 操作步骤**

（1）核对解释：携用物至床旁，再次核对患者姓名、床号，查看腕带信息，解释吸氧的目的和注意事项，取得配合。协助患者取舒适体位。

（2）用手电筒检查鼻腔有无分泌物堵塞及异常，用湿棉签清洁、湿润双侧鼻腔。

（3）装表

1）氧气筒供氧：打开氧气筒总开关，放出少许氧气冲瓶口灰尘后关总开关。安装氧气压力表，连接通气导管、湿化瓶、连接输氧管；关流量开关，开总开关，检查氧气装置有无漏气。

2）中心供氧：先关流量开关，安装氧气管道装置，将流量表插入壁式氧气孔并听到"咔嚓"声，连接通气导管、湿化瓶、输氧管，检查氧气装置有无漏气。

（4）上氧

1）根据医嘱、患者需要选择吸氧方式。

2）开流量开关，根据医嘱和病情调节氧流量。

3）将鼻导管前端蘸冷开水试气并润湿鼻导管，并轻轻插入患者鼻腔内，妥善固定。

（5）安置患者：协助患者取舒适体位，向患者解释用氧注意事项及鼻氧管的更换期限。

（6）消毒双手。

（7）观察　询问患者感觉。用氧过程中观察患者缺氧症状、实验室指标、氧气装置有无漏气，是否通畅，有无氧疗不良反应。

（8）记录　详细记录用氧方式、用氧开始时间及氧流量并签名。挂输氧卡于适当处。

（9）停氧

1）核对解释：向患者说明停氧的理由，用纱布包裹，取下鼻导管，关流量开关。

2）安置患者：擦净患者鼻面部，协助患者取舒适体位，整理床单位。

3）卸表

A. 氧气筒供氧：关总开关，开流量开关，放余气后关流量开关，卸湿化瓶、通气导管和氧气表。

B. 中心供氧：卸湿化瓶、通气导管和氧气表。

4）记录：详细记录氧气停止时间、氧气有效期并签名。

（10）整理用物，垃圾分类处理。洗手。

## 【不良反应和处理原则】

当氧浓度高于 60%，持续时间超过 24 小时可出现氧疗不良反应。常见的不良反应有：

1. **氧中毒** 其特点是肺实质改变，表现为胸骨下不适、疼痛、灼热感，继而出现呼吸增快、恶心、呕吐、烦躁、断续的干咳。预防措施：避免长时间、高浓度氧疗，经常做血气分析，动态观察氧疗的治疗效果。

2. **肺不张** 吸入高浓度氧气后，肺泡内氮气被大量置换，一旦支气管有阻塞，其所属肺泡内的氧气被肺循环血液迅速吸收，引起吸入性肺不张。表现为烦躁，呼吸、心率增快，血压上升，继而出现呼吸困难、发绀、昏迷。预防措施：控制吸氧浓度，鼓励患者做深呼吸，多咳嗽和经常改变体位，防止分泌物阻塞。

3. **呼吸道分泌物干燥** 氧气是一种干燥气体，吸入后导致呼吸道黏膜干燥、分泌物黏稠，不易咳出，且有损纤毛运动。预防措施：氧气吸入前一定要先湿化再吸入，定期做雾化吸入。

4. **晶状体后纤维组织增生** 见于新生儿，以早产儿多见。由于视网膜血管收缩、阻塞，视网膜纤维化，最后出现不可逆转的失明。预防措施：新生儿应控制氧浓度（在 40% 以下）和吸氧时间，密切监测 $PaO_2$。

5. **呼吸抑制** 见于 II 型呼吸衰竭者（$PaO_2$ 降低，$PaCO_2$ 升高），由于 $PaCO_2$ 长期处于高水平，呼吸中枢失去了对二氧化碳的敏感性，呼吸的调节主要依靠缺氧对外周化学感受器的刺激来维持，吸入高浓度氧，解除缺氧对呼吸的刺激性作用，使呼吸中枢抑制加强甚至呼吸停止。预防措施：对于 II 型呼吸衰竭患者应给予低浓度、低流量（1～2L/min）给氧，维持 $PaO_2$ 在 60mmHg 即可。

（彭晓燕　刘新岗）

# 第四章　心电图操作及阅读

## 第一节　心电图机操作

### 【目的】

了解被检查者心脏电活动情况，是心律失常和心肌梗死最常用的检测手段之一。

### 【适应证】

1. 心电图检查对心律失常具有肯定的临床价值。

2. 心电图检查是临床诊断心肌梗死和观察其演变的可靠方法。

3. 心电图检查是房室肥大、心肌缺血、药物和电解质紊乱、永久心脏起搏器植入前后的辅助诊断方法。

4. 心电图检查是各种危重患者诊治及外科术前评估手术风险、术中监测的措施。

### 【操作步骤】

1. 向被检查者或家属告知心电图（electrocardiogram，ECG）检查的目的、方法，消除患者紧张情绪，使其肌肉放松，平卧在检查床上。

2. 使用交流电的心电图机连接地线可靠。

3. 打开电源开关，进行机器预热。检查记录纸是否充足，各导联线是否完整，常规定标电压 1mV=10mm，常规走纸速度每秒 25mm。

4. 注意室温，平卧放松，暴露前胸部、双侧腕关节及踝关节；清洁皮肤，涂抹导电液（导电糊、生理盐水、75%乙醇溶液），保持皮肤与电极良好接触及导电性能。

5. 安放电极，连接导线。

（1）肢体导联：电极安放在两上肢腕关节内侧和两下肢踝关节内侧的上方。导联线一般为黑色，末端（插头）接电极处有颜色和标记符号，以区别上下左右。具体连接方法见表 4-1。

表 4-1　肢体导联连接方法

| 导联线插头标志 | RA | LA | LL | RL |
|---|---|---|---|---|
| 颜色 | 红 | 黄 | 绿 | 黑 |
| 连接部位 | 右上肢 | 左上肢 | 左下肢 | 右下肢（地线） |

注：上述连接方式可使Ⅰ、Ⅱ、Ⅲ、aVR、aVL、aVF 导联成立。

（2）胸导联：一般导联线颜色均为白色，导联线末端（插头）接电极处有颜色和标记符号，以区别 $V_1$～$V_6$ 导联。具体连接方法见表 4-2。

表 4-2　胸导联连接方法

| 导联线插头标识 | 颜色 | 连接部位 |
| --- | --- | --- |
| $V_1$（$C_1$） | 红 | 胸骨右缘第 4 肋间 |
| $V_2$（$C_2$） | 黄 | 胸骨左缘第 4 肋间 |
| $V_3$（$C_3$） | 绿 | $V_2 \sim V_4$ 连线的中点 |
| $V_4$（$C_4$） | 棕 | 左锁骨中线第 5 肋间 |
| $V_5$（$C_5$） | 黑 | 左腋前线与 $V_4$ 平齐 |
| $V_6$（$C_6$） | 紫 | 左腋中线与 $V_4$ 平齐 |

注：胸前导联使用杯状电极吸附。

（3）附加导联：$V_7 \sim V_9$ 导联电极分别放在左腋后线、左肩胛线、左脊柱旁线与 $V_4$ 同一水平线交点上。$V_{3R} \sim V_{5R}$ 分别放在右胸与 $V_3 \sim V_5$ 导联对称部位。后壁导联对诊断后壁心肌梗死有辅助诊断价值；右胸导联对右心室梗死、右位心及右心室肥厚有较大的诊断价值。

6. 描记图形：嘱被检查者平静呼吸，观察基线是否稳定，有无交流电或肌电干扰，如有应设法排除；每个导联记录 3～5 个心动周期，遇心律失常者，可选择 "Ⅱ" 或 "$V_1$" 导联记录较长时间的心电图，做多导联同步记录最好，以满足分析心律失常的需要。

7. 心电图记录完毕后，取下电极，动作轻柔，协助被检查者整理衣物；关闭电源，取下记录的心电图，收好导联线，为下次使用做好准备。记录纸上必须标注姓名、性别、年龄、检查日期、加做导联要标明后壁或是右胸导联。

## 【注意事项】

1. 女性乳房下垂者应托起乳房，将 $V_3$、$V_4$、$V_5$ 的电极位置安放在乳房下的胸壁上，不应安放在乳房上。

2. 描记 $V_7$、$V_8$、$V_9$ 导联时，患者必须取仰卧位，可选扁平电极或是一次性监护电极连接，不应取侧卧位进行描记。

3. 如发现Ⅲ或 aVF 导联的 Q 波较深，可嘱被检查者深吸气屏住气后快速记录，若 Q 波明显变浅或消失，考虑膈肌抬高所致；反之不排除下壁心肌梗死可能。

# 第二节　心电图基本知识

## 一、心脏的传导系统

窦房结发放的激动由窦房结→结间束→心房→房室交界区（房室结+房室束）→束支→浦肯野纤维这样的途径依次传导至心脏内部。这个途径由具有自律性、兴奋性和传导性的特殊心肌细胞组成，称为心脏的传导系统（图 4-1）。因其无收缩性，故不同于普通的心肌组织。心脏有规律的收缩和舒张，其源于特殊心肌细胞的自律性、兴奋性和传导性。

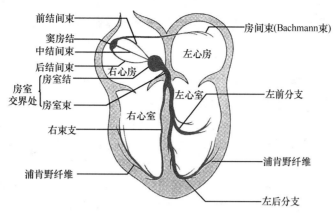

图 4-1　心脏传导系统示意图

### 1. 激动生成频率

（1）窦房结（一级起搏点）：60～100 次/分。

（2）房室交界区（二级起搏点）：40～60 次/分。

（3）浦肯野纤维（三级起搏点）：20～40 次/分。

### 2. 传导速度

（1）房室结（最慢）：20～40mm/s。

（2）浦肯野纤维（最快）：4000mm/s。

（3）心房肌（较快）：900～1000mm/s。

（4）心室肌（较慢）：400mm/s。

**3. 兴奋性**　是指可兴奋细胞在受到刺激时有产生兴奋的能力。心肌兴奋性的周期性改变包括：①绝对不应期；②有效不应期；③相对不应期；④易损期；⑤超常期。

## 二、正常心电图形波特点和正常值

心脏电激动每一周期产生一心电波组，包括 P—QRS—T—U。有人概括为 4 波（P 波、QRS 波、T 波、U 波），2 段（PR 段、ST 段），2 间期（P—R 间期、Q—T 间期）（图 4-2）。

**1. P 波**　代表心房激动时所产生的电位变化。

【形态】　正常 P 波方向向上，呈钝圆形；在 Ⅰ、Ⅱ、aVF、V₄～V₆ 导联均向上，在 aVR 导联向下，在 Ⅲ、V₁、V₂ 等导联可向上、向下或呈双向。

【正常】　时限<0.12 秒，振幅在肢导联<0.25mV，胸导联<0.20mV。

【意义】　P 波消失常为节律问题；在心电图中只要有一个导联 P 波异常，提示心房有病变。

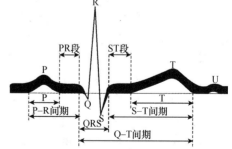

图 4-2　典型心电图各波段

**2. P—R 间期**　从 P 波起点至 QRS 波群的起点，自心房开始除极至心室开始除极的时间。

【正常】　0.12～0.20 秒。幼儿及心跳过速者，P—R 间期可缩短；老年人及心跳过慢者，P—R 间期可稍延长，但不超过 0.22 秒。

【意义】 P—R 间期<0.12 秒为缩短，见于预激综合征；P—R 间期>0.20 秒，见于一度房室传导阻滞。

3. QRS 波群 代表心室肌除极的电位变化。

【正常】 时限 0.06～0.10 秒，最宽不超过 0.11 秒；振幅在胸导联 $V_1$ 的 R 波一般不超过 1.0mV；$V_5$ 的 R 波不超过 2.5mV。

【意义】 振幅超过正常，电压过高，提示心室肥大。

4. S 波 其自身没有公认的正常值，但以胸前导联 R/S 的比值来判断是否正常。通常 $V_1$ R/S<1，$V_3$ R/S≈1，$V_5$ R/S>1。从 $V_1$～$V_6$ 导联的 R 波逐渐升高，S 波逐渐降低。

5. 低电压 6 个肢导联的 QRS 波群振幅（正向波与负向波振幅的绝对值相加）一般不应都小于 0.5mV，6 个胸导联的 QRS 波群的振幅（正向波与负向波振幅的绝对值相加）一般不应都小于 0.8mV，否则称为低电压。

6. Q 波 正常人的 Q 波时限一般不超过 0.03 秒（除Ⅲ和 aVR 导联外），深度不超过同导联 R 波的 1/4。正常人 $V_1$、$V_2$ 导联中不应有 Q 波，但偶尔可呈 QS 型。

7. J 点 QRS 波群的终末与 ST 段起始的交界点。

8. ST 段 起自 QRS 波群的终点至 T 波的起点，代表心室缓慢复极过程。

【正常】 ST 段多为一等电位线，可稍向上或向下偏移，但在任一导联，ST 段下移一般不应超过 0.05mV，ST 段上抬 $V_4$～$V_6$ 导联及肢导联不超过 0.1mV，$V_2$ 导联不超过 0.3mV，$V_3$ 导联不超过 0.5mV。

【意义】 ST 段向上、向下偏移超过正常范围，提示心肌梗死、心肌缺血、心包炎等。

9. T 波 代表心室快速复极时的电位变化。

【正常】

（1）方向：在正常情况下，T 波的方向大多和 QRS 主波方向一致。在Ⅰ、Ⅱ、$V_4$～$V_6$ 导联向上，aVR 导联向下，Ⅲ、aVL、aVF、$V_1$～$V_3$ 导联可向上、双向或向下。若 $V_1$ 的 T 波向上，则 $V_2$～$V_6$ 导联就不应再向下。

（2）振幅：在正常情况下，除Ⅰ、aVL、aVF、$V_1$～$V_3$ 导联外，T 波的振幅一般不应低于同导联 R 波的 1/10。T 波在胸导联有时可高达 1.2～1.5mV 尚属正常。

【意义】 异常可见于心肌病变，需结合临床资料解释。

10. Q—T 间期 代表心室激动开始到复极完毕所需的时间，随心率而改变。心率快，Q—T 间期短；心率慢，Q—T 间期延长。

【正常】 0.32～0.44 秒。一般女性的 Q—T 间期较男性略延长。

【意义】 延长可见于心肌病变、药物影响等。

11. U 波 是在 T 波之后 0.02～0.04 秒出现的振幅很低小的波，代表心室后继电位，其产生机制目前尚未完全清楚。

【正常】 U 波方向大体与 T 波一致。在胸导联较易见到，尤其 $V_3$、$V_4$ 导联较为明显。

【意义】 U 波明显升高常见于低血钾。

# 三、心电图的测量方法

心电图纸上印有粗细一系列方格，由纵线和横线组成。纵线称电压线，横线称时间线。在记录心电图时，按国际统一规定走纸速度为 25mm/s；定准电压为 10mm/mV；横的小格为 0.04 秒,每 5 个小格组成一个中格为 0.20 秒,5 个中格为 1 秒;纵的小格 1mm 为 0.1mV,10 个纵的小格 1mV（图 4-3）。心电图的测量用两脚分规进行,一般选择基线平稳、波幅大的导联。

### 1. 心率的测量

（1）计算法：如心律整齐，将 60÷（P—P 或 R—R）即得出每分钟心率。如 P—P 间期为 0.8 秒,则心率=60/0.8=75（次/分）。若有心律不齐,则需测量 5 个以上 P—P 或 R—R 间期,取其平均值来测算。成人心率正常值是 60～100 次/分。

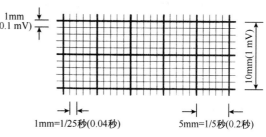

图 4-3　心电图记录纸方格的含义

（2）10 倍法：若心律不齐（如心房颤动）,应记录一段较长的心电图,则需连续计算 6 秒距离内的 P 波或 R 波数（作为起点的 P 波或 R 波不算在内）乘 10,即为每分钟的心房率或心室率。

（3）查表法：为了简便计算,在求得 R—R 平均值（秒）后,自表中直接查出心率（表 4-3）。

表 4-3　自 R—R 间期推算心率表

| 1 | 2 | 1 | 2 | 1 | 2 | 1 | 2 | 1 | 2 | 1 | 2 |
|---|---|---|---|---|---|---|---|---|---|---|---|
| 77.5 | 77.5 | 67 | 89.5 | 56 | 107 | 45 | 133 | 34 | 176 | 23 | 261 |
| 77 | 78 | 66 | 91 | 55 | 109 | 44 | 136 | 33 | 182 | 22 | 273 |
| 76 | 79 | 65 | 92.5 | 54 | 111 | 43 | 139 | 32 | 187 | 21 | 286 |
| 75 | 80 | 64 | 94 | 53 | 113 | 42 | 143 | 31 | 193 | 20 | 300 |
| 74 | 81 | 63 | 95 | 52 | 115 | 41 | 146 | 30 | 200 | 19 | 316 |
| 73 | 82 | 62 | 97 | 51 | 117.5 | 40 | 150 | 29 | 207 | 18 | 333 |
| 72 | 83 | 61 | 98.5 | 50 | 120 | 39 | 154 | 28 | 214 | 17 | 353 |
| 71 | 84.5 | 60 | 100 | 49 | 122.5 | 38 | 158 | 27 | 222 | 16 | 375 |
| 70 | 86 | 59 | 101.5 | 48 | 125 | 37 | 162 | 26 | 230 | 15 | 400 |
| 69 | 87 | 58 | 103 | 47 | 127.5 | 36 | 166.5 | 25 | 240 | 14 | 428 |
| 68 | 88 | 57 | 105 | 46 | 130 | 35 | 171.5 | 24 | 250 | 13 | 461 |

注：①表中 R—R 间期均为小数点以下的秒数（平均值）,如 R—R 间期为 0.75 秒,则心率为 80 次/分,R—R 间期为 0.15 秒,心率为 400 次/分；若 R—R 间期为 1.5 秒,则心率为 40 bpm。② 表中 1、2 两项可以互用,进行分别查出。

### 2. 各波段振幅的测量

P 波振幅测量的参考水平应以 P 波起始前的水平线为基准。测量 QRS 波群、J 点、ST 段、T 波和 U 波振幅,统一采用 QRS 起始部水平线作为参考水平。如果 QRS 起始部为一斜段时（受心房复极波影响,预激综合征等情况）,应以 QRS 波群起点作为测量参考点。

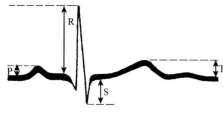

图 4-4　各波段振幅的测量

测量正向波形的高度时,应以参考水平线上缘垂直地测量到波的顶端；测量负向波形的深度时,应以参考水平线下缘垂直地测量到波的底端（图 4-4）。

### 3. 各波段时间的测量

近年来广泛使用 12 导联同步心电图仪记录心电图,对各波、段时间的测量作了统一规定（图 4-5）：测量 P 波和 QRS 波群时间，应分别从 12 导联同步记录中最早的 P 波起点测量至最晚的 P 波终点，以及从最早 QRS 波群起点测量至最晚的 QRS 波群终点；P—R 间期应从 12 导联同步心电图中最早的 P 波起点，测量至最早的 QRS 波群起点；Q—T 间期应从 12 导联同步心电图中最早的 QRS 波群起点，测量至最晚的 T 波终点。

如果使用的是单导联心电图仪记录，仍应采用既往的测量方法：测量 P 波及 QRS 波群时间，应选择 12 个导联中最宽的 P 波及最宽的 QRS 波群进行测量；P—R 间期应选择 12 个导联中 P 波宽大且有 Q 波的导联进行测量（多为Ⅱ导联）；Q—T 间期测量应取 12 个导联中最长的 Q—T 间期（图 4-6）。

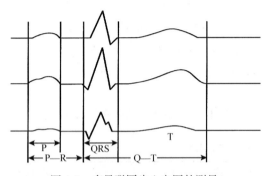

图 4-5　多导联同步心电图的测量

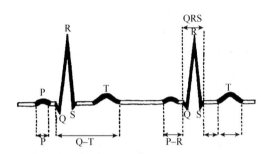

图 4-6　心电图各波段时间的测量

**4. 平均心电轴**　心电轴通常是指平均 QRS 心电轴（mean QRS axis），它是心室除极在额平面各瞬间心电向量的总综合向量，用与Ⅰ导联轴正电段的夹角度数来表示。

（1）测定方法

1）目测法：根据Ⅰ、Ⅲ导联 QRS 波群的主波方向，估计有无心电轴偏移（图 4-7）。

A. Ⅰ、Ⅲ导联主波都向上，表示电轴不偏。

B. Ⅰ导联主波向上，Ⅲ导联主波向下，表示电轴左偏。

C. Ⅰ导联向下，Ⅲ导联主波向上，表示电轴右偏。

D. Ⅰ、Ⅲ导联主波都向下，表示电轴不确定。

2）查表法：根据Ⅰ、Ⅲ导联 QRS 波幅代数和，可估测心电轴度数或范围（表 4-4）。

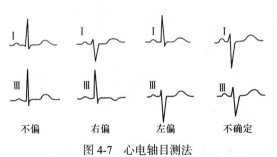

图 4-7　心电轴目测法

不偏　右偏　左偏　不确定

表 4-4　标准肢体导联电轴表

| Ⅰ / Ⅲ | -10 | -9 | -8 | -7 | -6 | -5 | -4 | -3 | -2 | -1 | 0 | 1 | 2 | 3 | 4 | 5 | 6 | 7 | 8 | 9 | 10 |
|---|---|---|---|---|---|---|---|---|---|---|---|---|---|---|---|---|---|---|---|---|---|
| -10 | 240 | 242 | 244 | 246 | 248 | 251 | 254 | 257 | 261 | 265 | -90 | -84 | -78 | -72 | -66 | -60 | -53 | -47 | -41 | -35 | -30 |
| -9 | 238 | 240 | 242 | 244 | 247 | 249 | 252 | 256 | 260 | 264 | -90 | -83 | -77 | -70 | -63 | -56 | -49 | -42 | -36 | -30 | -25 |
| -8 | 236 | 238 | 240 | 242 | 245 | 247 | 251 | 256 | 259 | 264 | -90 | -82 | -75 | -68 | -59 | -51 | -43 | -37 | -30 | -24 | -19 |
| -7 | 234 | 236 | 238 | 240 | 243 | 245 | 249 | 253 | 257 | 262 | -90 | -81 | -73 | -64 | -55 | -45 | -37 | -30 | -23 | -18 | -13 |
| -6 | 232 | 234 | 235 | 237 | 240 | 243 | 246 | 251 | 256 | 261 | -90 | -80 | -70 | -60 | -49 | -39 | -30 | -22 | -16 | -11 | -7 |
| -5 | 229 | 230 | 231 | 235 | 237 | 240 | 244 | 248 | 254 | 260 | -90 | -77 | -65 | -53 | -41 | -30 | -19 | -14 | -9 | -4 | 0 |
| -4 | 226 | 228 | 230 | 234 | 235 | 236 | 240 | 244 | 251 | 258 | -90 | -74 | -58 | -43 | -30 | -19 | -11 | -5 | -1 | 3 | 6 |

续表

| III＼I | −10 | −9 | −8 | −7 | −6 | −5 | −4 | −3 | −2 | −1 | 0 | 1 | 2 | 3 | 4 | 5 | 6 | 7 | 8 | 9 | 10 |
|---|---|---|---|---|---|---|---|---|---|---|---|---|---|---|---|---|---|---|---|---|---|
| −3 | 223 | 225 | 226 | 230 | 231 | 232 | 235 | 240 | 246 | 255 | −90 | −68 | −50 | −30 | −15 | −7 | −1 | 4 | 8 | 11 | 13 |
| −2 | 220 | 221 | 222 | 223 | 224 | 227 | 230 | 234 | 240 | 250 | −90 | −54 | −30 | −10 | −1 | 6 | 11 | 13 | 16 | 18 | 19 |
| −1 | 215 | 216 | 217 | 218 | 219 | 220 | 222 | 225 | 230 | 240 | −90 | −30 | −2 | 8 | 14 | 18 | 20 | 21 | 22 | 23 | 24 |
| 0 | 210 | 210 | 210 | 210 | 210 | 210 | 210 | 210 | 210 | 210 | | 30 | 30 | 30 | 30 | 30 | 30 | 30 | 30 | 30 | 30 |
| 1 | 206 | 206 | 203 | 201 | 200 | 198 | 194 | 187 | 178 | 150 | 90 | 60 | 50 | 44 | 42 | 40 | 39 | 38 | 37 | 36 | 35 |
| 2 | 199 | 197 | 195 | 193 | 190 | 185 | 179 | 168 | 150 | 124 | 90 | 70 | 60 | 52 | 50 | 47 | 45 | 43 | 42 | 41 | 40 |
| 3 | 192 | 190 | 188 | 184 | 180 | 173 | 163 | 150 | 132 | 112 | 90 | 75 | 66 | 60 | 56 | 52 | 50 | 48 | 46 | 44 | 43 |
| 4 | 186 | 184 | 179 | 175 | 169 | 167 | 150 | 137 | 120 | 106 | 90 | 78 | 70 | 65 | 60 | 56 | 54 | 52 | 50 | 48 | 47 |
| 5 | 180 | 176 | 172 | 166 | 159 | 150 | 139 | 127 | 114 | 103 | 90 | 80 | 74 | 68 | 64 | 60 | 51 | 55 | 53 | 51 | 49 |
| 6 | 173 | 169 | 164 | 158 | 150 | 147 | 130 | 120 | 114 | 100 | 90 | 82 | 76 | 71 | 67 | 63 | 60 | 58 | 56 | 54 | 52 |
| 7 | 167 | 162 | 157 | 150 | 143 | 134 | 125 | 116 | 110 | 99 | 90 | 83 | 77 | 73 | 69 | 66 | 60 | 58 | 56 | | 54 |
| 8 | 161 | 152 | 150 | 144 | 136 | 129 | 120 | 112 | 107 | 98 | 90 | 83 | 79 | 75 | 71 | 68 | 65 | 62 | 60 | 58 | 56 |
| 9 | 155 | 150 | 145 | 138 | 131 | 125 | 116 | 110 | 105 | 97 | 90 | 84 | 80 | 76 | 73 | 70 | 67 | 64 | 62 | 60 | 58 |
| 10 | 150 | 145 | 140 | 135 | 127 | 120 | 114 | 108 | 101 | 96 | 90 | 85 | 81 | 77 | 74 | 71 | 68 | 66 | 64 | 62 | 60 |

注：当Ⅰ、Ⅲ导联 QRS 波群电压超过表内数字时，应先将两者减半后再查表。

（2）分类与临床意义

1）正常心电轴：0～90°，见于正常人。

2）心电轴左偏：＜90°，见于心脏横位、左心室肥大、左前分支阻滞等。

3）心电轴右偏：＞90°，见于心脏垂位、右心室肥大、左后分支阻滞等。

**5. 心脏循长轴转位的判断**

（1）正常胸导联 QRS 波振幅的演变：单极概念认为无心脏转位时，$V_1$～$V_2$ 反映右心室壁的电位变化，呈 rS 型（R/S＜1）；$V_3$～$V_4$ 位于右心室和左心室图形之间的过渡区，多呈 RS 型（R/S≈1）；$V_5$～$V_6$ 反映左心室壁的电位变化，呈 Rs 或 pRS 型（R/S＞1）。

（2）顺钟向转位（clockwise rotation）：从心尖向心底部看，如果心脏沿其长轴做顺钟向转位，右心室向前、向左转旋，左心室被动向后转动，右心室占据心前区大部分，右心室波型向左延伸，$V_1$～$V_4$ 导联记录到 rS 型 QRS 波群；重度顺钟向转位时，$V_1$～$V_6$ 导联记录均为 rS 型。

（3）逆钟向转位（counterclockwise rotation）：从心尖向心底部看，如果心脏沿其长轴做逆钟向转位，左心室向右、向前转动，右心室被动向后转动，左心室占据心前区大部分，所以左心室波型向右延伸，$V_3$～$V_4$ 导联 QRS 波群以 R 波为主，呈 Rs 型；重度逆钟向转位时，$V_2$ 导联甚至 $V_1$ 导联出现以 R 波为主的 Rs 型 QRS 波群。

"顺钟向转位"可见于右心室肥大，而"逆钟向转位"可见于左心室肥大。需要指出的是，心电图上的这种转位图形亦可见于正常人，提示这种图形改变有时为心电位的变化，并非都是心脏在解剖上转位的结果（图 4-8）。

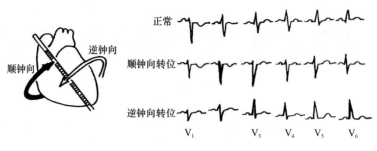

图 4-8    心脏循长轴转位

# 四、心电图的分析步骤和方法

**1. 伪差的辨认**    比较常见的有下列技术操作上的伪差。

（1）导联线接错所致的伪差：最易发生的错误是左、右两上肢导联颠倒或胸导联线接错。

（2）标准电压所致的伪差：定准电压是否正常，有无电压减半。

（3）电极板与皮肤之间接触不良、被检者躯体移动、交流电干扰、肌肉震颤等均可产生伪差。

（4）其他：当心电图走纸速度出现不匀时，则心电图线条显色深浅不一，各组波群宽窄不一。出现无法解释的改变。

**2. 定性分析**    定性分析是基础，可先将各导联大致看一遍，注意 P、QRS、T 各波的有无及其相互之间的关系，心电轴的大概方位，波形大小，有无增宽变形及 ST-T 的形态等。通过定性分析，对大部分较单纯心电图变化即能做出正确判断。

**3. 定量分析**    定量分析是辅助（填写心电图报告），常用参数有 P—P 间隔、R—R 间隔、P—R 间期、P 波时间、QRS 时间、Q—T 间期及各波振幅等。

在上述分析的前提下，心电图正常者不需做特征的描写，心电图有可疑及不正常者，应进行特征的描写。特征的描写力求简明扼要，排列有序，突出重点，力求做到从特征引出诊断，以特征解释诊断。

**4. 心电图诊断**    综合以上各项结果，至少应考虑心脏在心律、传导、房室肥大及心肌供血状态等方面有无异常，结合患者的临床资料做出心电图诊断，并书写心电图报告。

# 第三节    常见心电图阅读

# 一、心房、心室肥大

**1. 心房肥大**

（1）右心房肥大（right atrial enlargement）

【心电图表现与阅读】    右心房肥大时除极向量主要向右下方扩大，其延长的除极时间与左心房后除极的时间重叠，不出现总除极时间延长，只表现为 P 波电压升高。其心电图表现如图 4-9 所示。

A. 肺型 P 波    在 Ⅱ、Ⅲ、aVF 导联，表现为 P 波尖而高耸，振幅≥0.25mV，称为肺型 P 波。

B. $V_1$ 导联 P 波直立时，振幅≥0.15mV，如 P 波呈双向时，其振幅的算术和≥0.20mV。

【临床意义】　上述肺型 P 波，并非慢性肺源性心脏病所特有，引起右心房肥大的其他病因还有先天性心血管疾病，如房间隔缺损、肺动脉瓣狭窄、法洛四联症等。

【治疗】　积极治疗原发病、缓解右心房压力。

（2）左心房肥大（left atrial enlargement）

【心电图表现与阅读】　左心房肥大除极向量主要向左上后方增大，由于左心房除极在后表现为心房除极时间延长。其心电图表现如图 4-10 所示。

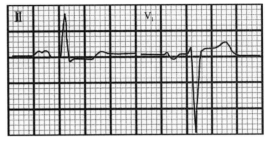

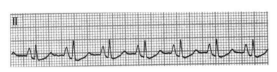

图 4-9　右心房肥大　　　　　　　　　　图 4-10　左心房肥大

A. 二尖瓣型 P 波：在 Ⅰ、Ⅱ、aVL 导联表现为 P 波增宽≥0.12 秒，或呈前低后高的双峰型，峰距≥0.04 秒，第二峰为左心房除极高峰向后延所致。常见于二尖瓣狭窄等所致左心房肥大。

B. V$_1$ 导联 P 波常呈正负双向：正向部分为右房除极；负向部分为左心房除极，向左后扩大，故负向部分加深。将 V$_1$ 负向 P 波的时间乘以负向 P 波振幅，称为 P 波终末电势（Ptf），左心房肥大时，Ptf$_{V1}$（绝对值）≥0.04mm/s。

【临床意义】　上述二尖瓣型 P 波，并非二尖瓣疾病所特有。心房内传导阻滞、各种原因引起的左心房负荷增加的疾病也可出现。

【治疗】　积极治疗原发病、缓解左心房压力。

（3）双心房肥大（biatrial enlargement）

【心电图表现与阅读】　由于左右心房激动并非完全同时，而有先后，故其向量不易抵消而各自表现出来。具有左、右心房肥大的特点：P 波在 Ⅱ、Ⅲ、aVF 导联振幅≥0.25mV，时间≥0.11 秒，V$_1$ P 波双向，正向部分高尖，负向部分宽钝。

【临床意义】　常见于严重的先天性心血管疾病，风湿性心瓣膜病、扩张型心肌病等。

### 2. 心室肥大

（1）左心室肥大（left ventricular hypertrophy）

【心电图表现与阅读】　左心室肥大时，大于正常的除极向量朝向左后上方或下方，左室相关的导联（Ⅰ、aVL、V$_5$ 和 V$_6$）的 R 波振幅增加，对侧导联（V$_1$ 和 V$_2$）则出现较深的 S 波。其心电图表现如图 4-11 所示。

A. QRS 波群电压升高：胸导联，R$_{V5}$>2.5mV，R$_{V5}$+S$_{V1}$>4.0mV（男性）或>3.5mV（女性）；肢体导联，R$_{aVL}$>1.2mV（向左上方大时）；R$_{aVF}$>2.0mV（向左下大时）。

B. ST—T 改变：在以 R 为主的导联（如 V$_5$ 导联）上，ST 段呈下斜型压低 0.05mV 以上，T 波低平、双向或倒置。在以 S 波为主的导联（如 V$_1$ 导联）上则反而可见直立的 T 波。此类 ST—T 改变多为继发性改变，亦可能同时伴有心肌缺血。

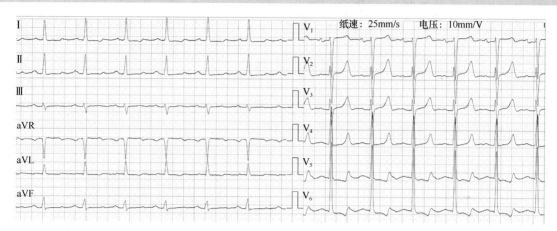

图 4-11　左心室肥大

C. 心电轴左偏：一般不超过-30°。

D. QRS 时限延长：但不超过 0.11 秒。

一般而言，上述各项改变，项目越多，诊断的可靠性就越高。如仅有电压升高，则只能诊断左室面高电压。

【临床意义】　常见于高血压、主动脉瓣膜病、室间隔缺损、动脉导管未闭、心肌病等。

【治疗】　主要针对基础疾病的治疗，如原发性高血压。

（2）右心室肥大（right ventricular hypertrophy）

【心电图表现与阅读】　左右心室壁厚度比为 3:1，当右心室肥大至相当高度时，其心脏除极向量朝向右室侧，所以在代表右心室的导联（$V_1$、aVR）R 波振幅增加，对侧导联（$V_5$ 和 $V_6$）S 波加深。大体可以认为出现与左心室肥大相反的变化。其心电图表现如图 4-12 所示。

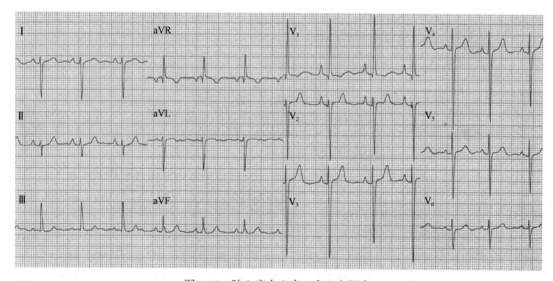

图 4-12　肺心病右心房、右心室肥大

A. QRS 波群改变：胸导联，$R_{V1} \geq 1.0mV$，$R_{V1} + S_{V5} > 1.05mV$（重症>1.2mV）；$V_1$ R/S≥1；$V_5$ R/S≤1，$V_1 \sim V_5$（$V_6$）导联呈 rS 型（R/S<1），呈重度顺钟向转位；肢导联，$R_{aVR} \geq 0.5mV$ 或 R/S≥1。

B. 电轴右偏≥+90°。

C. ST—T 改变：右室面导联（$V_1$、$V_2$）ST 段下降，T 波倒置，属于继发性 ST-T 改变。

【临床意义】 常见于慢性肺心病、先天性心血管疾病，如房间隔缺损、肺动脉瓣狭窄、法洛四联症。二尖瓣狭窄也常有右心室肥大。

【治疗】 积极治疗原发病、缓解右心室压力。

（3）双侧心室肥大（biventricular hypertrophy）

1）只表现出一侧肥大的心电图改变，以左心室肥大为多见。

2）有左、右心室肥大心电图表现：① 左、右胸导联分别显示左、右心室肥大心电图；②有左室肥大心电图表现，但电轴右偏。

3）近似正常心电图，左、右心室均等肥大，向量互相抵消。

# 二、心肌梗死

急性心肌梗死（acute myocardial infarction）指因持久而严重的心肌缺血所引起的部分心肌坏死。当发生心肌梗死后，随着时间推移在心电图上可先后出现缺血、损伤和坏死三种类型的图形。

1. **心肌梗死的基本图形**

（1）缺血型：T 波高耸，典型者呈冠状 T 波。

（2）损伤型：ST 段呈弓背上抬。

（3）坏死型：出现异常或病理性 Q 波（Q 波时间≥0.04 秒、振幅≥1/4R）或者呈 QS 波。新近的梗死性 Q 波诊断标准为：Q 波时间≥0.03 秒，深度≥0.1mV，而且需要在相邻的两个导联出现。病理性 Q 波的标准不适合用在Ⅲ和 aVR 导联，因为正常时这两个导联可出现病理性 Q 波。

2. **心肌梗死的图形演变与分期** 心肌梗死发生后，随着心肌缺血→损伤→坏死和恢复，心电图上述三种基本图形的改变呈现特定的演变规律。根据图形的演变过程和时间可概括为四个时期（图 4-13）。

（1）超急性期（亦称超急性损伤期）：属早期，心肌梗死后数分钟至数小时，心电图上最早的变化表现为 T 波振幅增大或变尖，以后迅速出现 ST 段斜直上抬，与高耸直立 T 波相连。由于这些表现持续时间短，临床上常记录不到。

（2）急性期：开始于梗死后数小时或数日至数周。心电图上高耸 T 波开始降低后出现病理性 Q 波，ST 段呈弓背向上抬高，抬高显著可形成单向曲线，继而逐渐下降，T 波由直立开始倒置，并逐渐加深。急性期三种心电图改变可并存。

（3）近期（亚急性期）：出现于梗死后数周至数月，从 ST 段恢复到等电位线开始，T 波由倒置较深逐渐变浅，缓慢恢复到正常或长期维持倒置，坏死型 Q 波持续存在。

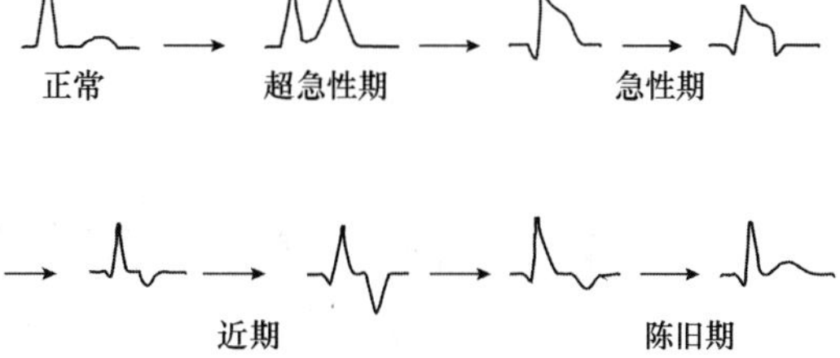

（4）陈旧期（愈合期）：急性心肌梗死发生数月至数年。此期，心电图图形的演变过程已经结束：① ST 段恢复正常；若梗死后 ST 段持续抬高，如超过 6 个月，一般认为发生了室壁瘤。② T 波恢复正常或持续倒置或低平而稳定。③ 坏死型 Q 波多数持续终身，

图 4-13 急性心肌梗死的心电图演变与分期

但部分病例病理性 Q 波可能缩小甚至消失。

**3. 心肌梗死定位诊断**　心肌梗死的部位多与冠状动脉供血区域相关,且与这些区域相应的导联有明确关联。根据心电图坏死型图形(病理 Q 波或 QS 波)出现的导联,可以判断心肌梗死的部位(表 4-5、图 4-14、图 4-15),进而推断冠状动脉病变的部位。

表 4-5　心电图导联与梗死部位及冠状动脉病变位置的关系

| 出现 Q 波的导联 | 梗死部位 | 冠状动脉病变的位置 |
| --- | --- | --- |
| $V_1 \sim V_3$ | 前间壁 | 左前降支 |
| $V_3 \sim V_5$ | 前壁 | 左前降支 |
| $V_1 \sim V_5$ | 广泛前壁 | 左前降支 |
| I、aVL、$V_5$、$V_6$ | 侧壁 | 左前降支或左回旋支 |
| II、III、aVF | 下壁 | 右冠状动脉或左回旋支 |
| $V_7 \sim V_9$ | 正后壁 | 左回旋支或右冠状动脉 |
| $V_{3R} \sim V_{4R}$ | 右心室 | 右冠状动脉 |

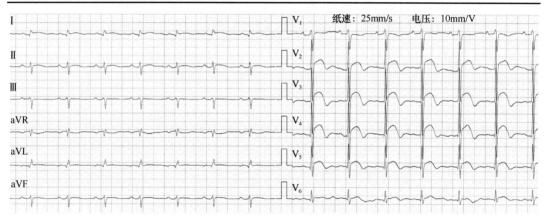

图 4-14　急性广泛前壁心肌梗死

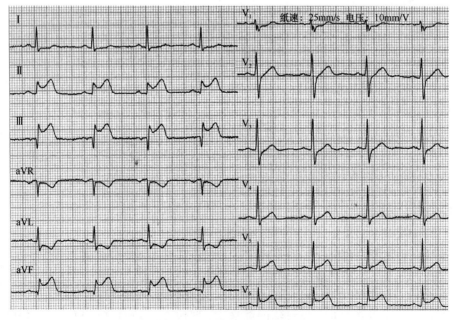

图 4-15　急性下壁心肌梗死

在急性心肌梗死发病早期（数小时内），尚未出现坏死型 Q 波时，心肌梗死的部位可根据 ST 段抬高或压低及 T 波异常（升高或深倒置）出现于哪些导联来判断。

**4. 临床意义**　特征性的心电图改变和演变对诊断急性心肌梗死具有快速、准确、可靠而实用等优点。对于临床诊疗具有极其重要的价值。

**5. 治疗**　强调及早发现，及早住院，并加强住院前的就地处理。对患者要进行生命体征的监护，以发现心电图和其他一般状况出现的变化。监护心肌梗死的患者，应谨记：特定导联监测特定心脏部位。例如：①前壁心肌梗死监测 $V_1$ 或 $MCL_1$ 导联；②间隔部心肌梗死监测 $V_1$ 或 $MCL_1$ 导联；③侧壁心肌梗死监测 $V_6$ 或 $MCL_6$ 导联；④下壁心肌梗死监测 Ⅱ 导联。

# 三、心 律 失 常

**1. 窦性心律及窦性心律失常**　凡由窦房结发出激动所形成的心律，总称为窦性心律（窦律）。

（1）正常窦性心律

1）窦性 P 波方向：Ⅰ、Ⅱ、aVF、$V_4$～$V_6$ 导联向上，aVR 导联向下（图 4-16）。

2）P—R 间期为 0.12～0.20 秒。

3）P 波频率 60～100 次/分。

4）两个 P—P 间期相差<0.12 秒。

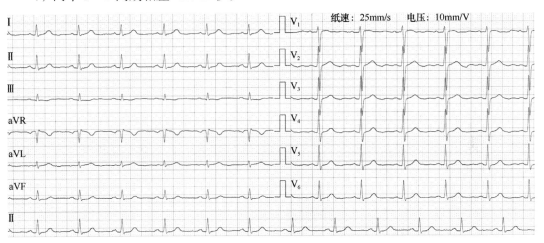

图 4-16　正常窦性心律

（2）窦性心动过速（sinus tachycardia）

【心电图表现与阅读】　窦性心律时 P 波频率>100 次/分（图 4-17）。

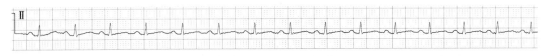

图 4-17　窦性心动过速

【临床意义】　窦性心动过速可发生在健康人运动、激动等时候，或应用某些药物后（如阿托品、肾上腺素等）。病理情况多见于发热、贫血、心肌炎、休克、缺氧（如慢性肺部疾病）等。

【治疗】　一般窦性心动过速本身不需要特殊治疗，但应积极治疗原发病。

（3）窦性心动过缓（sinus bradycardia）

【心电图表现与阅读】　窦性心律时 P 波频率＜60 次/分，一般不低于 40 次/分（图 4-18）。

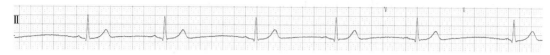

图 4-18　窦性心动过缓

【临床意义】　窦性心动过缓发生于正常的年轻人（尤其是运动员）和老年人，主要原因是迷走神经张力过高。患有冠心病、心肌炎、心肌病、病态窦房结综合征等疾病或用洋地黄、β 受体阻滞药等可以发生窦性心动过缓。

【治疗】　窦性心动过缓的治疗取决于发生的病因、诱因及患者的症状。例如，病态窦房结综合征的患者，如有严重低血压、反复晕厥且药物治疗不佳者，应安装人工心脏起搏器。

（4）窦性心律不齐（sinus arrhythmia）

【心电图表现与阅读】　窦房结发出激动显著不齐，两个 P—P 间距相差＞0.12 秒，常伴窦性心动过缓（图 4-19）。

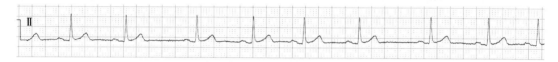

图 4-19　窦性心律不齐

【临床意义】　呼吸性窦性心律不齐是常见的心电生理现象，是健康的重要标志之一。

（5）窦性停搏（sinus arrest）

【心电图表现与阅读】　窦性停搏又称窦性静止。其心电图表现（图 4-20）：在窦性心律规则的 P—P 间隔中突然出现无 P 波及其后继的 QRS 波群，形成长的 P—P 间距，且与基础 P—P 间距无倍数关系。在窦性停搏后常出现交界性逸搏或室性逸搏。

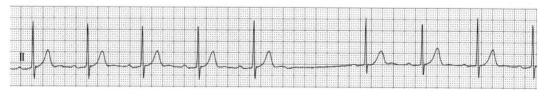

图 4-20　窦性停搏

【临床意义】　主要是由于迷走神经张力过高或窦房结本身病变所致。

【治疗】　有症状的窦性停搏、逸搏心律的频率较低者应安装人工心脏起搏器。

（6）病态窦房结综合征（sick sinus syndrome，SSS）

【心电图表现与阅读】　窦房结及其周围组织存在器质性病变，导致窦房结起搏和（或）窦房传导功能障碍，产生以缓慢性心律失常为主的多种心律失常综合征，常引起头晕、黑蒙、晕厥等临床表现。其心电图表现如图 4-21 所示。

A. 持续性窦性心动过缓＜50 次/分，且不易用阿托品等药物纠正。

B. 可伴有窦性停搏或窦房阻滞。

C. 慢-快综合征：在显著窦性心动过缓基础上，常与室上性心律失常（房性心动过速、心房扑动、心房颤动等）交替出现，称为慢-快综合征。

D. 双结病变：若病变同时累及房室交界区，可合并一度、二度甚至三度房室传导阻滞，或发生窦性停搏时，长时间不出现交界性逸搏，此情况称为双结病变。

【临床意义】 常见病因有冠心病、高血压、心肌病等。

【治疗】 应针对原发病治疗，对症状明显或高度、三度房室传导阻滞，反复发生阿-斯综合征者，应对不同类型的心律失常者植入不同起搏方式的起搏器进行治疗。

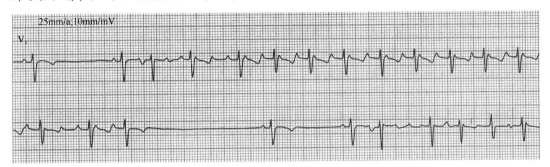

图 4-21 窦性心动过缓、短阵房性心动过速、慢-快综合征

**2. 期前收缩** 窦房结以下的某个异位起搏点，在窦性激动到达之前提前发出激动，称为期前收缩或过早搏动，简称早搏。根据异位起搏点部位分为室性期前收缩、房性期前收缩与交界性期前收缩。

（1）室性期前收缩（premature ventricular contraction）

【心电图表现与阅读】 室性期前收缩的心电图表现如图 4-22 所示。

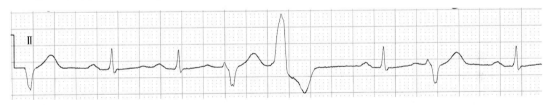

图 4-22 频发室性期前收缩

A. 提前出现宽大畸形的 QRS-T，QRS 时限通常 >0.12 秒，T 波方向多与 QRS 主波方向相反，可呈二联律、 三联律。

B. 代偿间歇完全，即室性期前收缩前后两个窦性 P—P 间距等于窦性周期（正常 P—P 间期）的两倍。

C. 畸形的 QRS 波前，没有和它相关的 P 波。

【临床意义】 室性期前收缩可见于正常人，频发或多源性室性期前收缩多见于心脏病患者。

【治疗】 偶发期前收缩，一般无需治疗。若频发，属于有危险性期前收缩，必须立即治疗，如发生急性心肌梗死时，即使是一个期前收缩也是危险的，应进行治疗。一般常用胺碘酮、利多卡因等。

（2）房性期前收缩（premature atrial contraction）

【心电图表现与阅读】 房性期前收缩的心电图表现如图 4-23 所示。

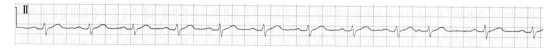

图 4-23　房性期前收缩

A. 提前出现的异样 P 波，多数后继的 QRS 波形态正常。

B. P′—R 间期通常＞0.12 秒。

C. 大多代偿间歇不完全，即早搏前后的两个窦性 P 波的间距小于正常 P—P 间距的 2 倍。如异位 P′后无 QRS—T 波，则称为房性期前收缩未下传。有时 P′波下传引起 QRS 波增宽变形，多呈右束支阻滞图形，称为房性期前收缩伴室内差异性传导。

【临床意义】　房性期前收缩给正常人带来的危险非常小。然而对有心脏病的患者，房性期前收缩可以引起更严重的心律失常，如心房颤动或心房扑动。因此，有必要进一步检查原因。

【治疗】　大部分无症状的患者不需要治疗。如果患者有症状，主要是消除诱因，同时治疗基础疾病。对频发期前收缩，可以选用 β 受体阻滞药或钙通道阻滞药。

（3）交界性期前收缩（premature junctional contraction）

【心电图表现与阅读】　交界性期前收缩，简称界早，异位节律点在房室交界处，其冲动下传至心室，也可逆行传导激动心房。其心电图表现如图 4-24 所示。

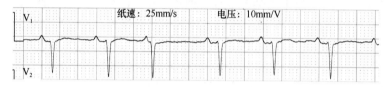

图 4-24　交界性期前收缩

A. 提前出现的室上性 QRS 波，也可呈室内差异性波形。

B. 大多为完全性代偿间歇。

C. P 波的特点：① 逆行性 P 波（Ⅱ、Ⅲ、aVF 倒置，aVR 直立）可在 QRS 波群前，但 P′—R 间期通常＜0.12 秒；② 逆行性 P 波也可在 QRS 波后，但 R—P′间期通常＜0.20 秒（室早的 R—P′ 间期＞0.20 秒）；③QRS 波前后无任何 P 波，或与 QRS 相重叠。

【临床意义】　与房性期前收缩相同。

**3. 异位性心动过速**　连续三个或三个以上期前收缩即可称为阵发性心动过速，简称为阵速。

（1）阵发性室上性心动过速（paroxysmal supraventricular tachycardia）

【心电图表现与阅读】　指激动起源点在房室交界处以上，可分为房性与交界性心动过速，常因 P′不易辨别，所以统称为阵发性室上性心动过速，具有突发突止的特点。其心电图表现（图 4-25）：频率一般为 160～250 次/分，节律快而规则，QRS 波形态一般正常，伴有束支阻滞或室差异性传导时，可呈宽 QRS 波。

【临床意义】　阵发性室上性心动过速可见于健康人，也可见于心脏病患者。

【治疗】　对反复发病，体表心电图不能确定类型者，可行电生理检查及射频消融术。

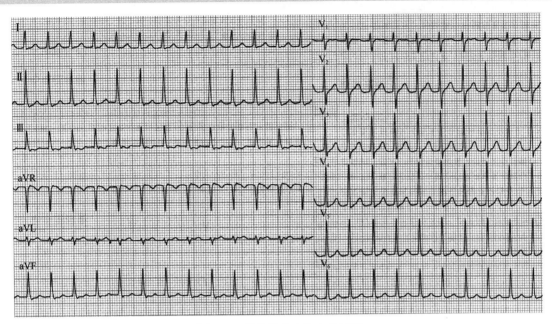

图 4-25　阵发性室上性心动过速

（2）阵发性室性心动过速（paroxysmal ventricular tachycardia）

【心电图表现与阅读】　阵发性室性心动过速指激动起源点在束支分叉以下。其心电图表现如图 4-26 所示。

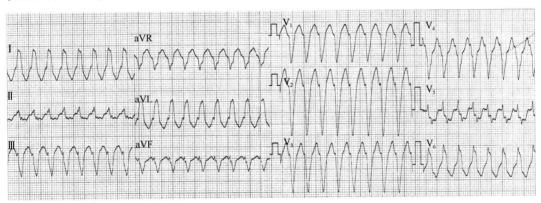

图 4-26　阵发性室性心动过速

A. 心室率基本整齐，可略有不匀，心室率多在 140～200 次/分。

B. QRS 波形呈室性波形，QRS 时限>0.12 秒，并有继发性 ST—T 改变。

C. P 波与 QRS 波关系不大，仅有个别 P 波下传，形成的 QRS 波称为心室夺获。

【临床意义】　多发生于严重的器质性心脏病，特别是急性心肌梗死的早期经常发生。其他可见于重症心肌炎、重症心力衰竭、低血钾等。

【治疗】　常用治疗药物有胺碘酮、利多卡因等。在有些病例，由于心排血量下降，血压、呼吸、意识等生命体征水平恶化，电复律治疗是第一选择，必要时采取心脏按压等方法治疗。

#### 4. 扑动与颤动

（1）心房扑动（atrial flutter）

【心电图表现与阅读】　心房扑动属于心房内大折返环路激动，大多为短阵性。其心电图表现如图 4-27 所示。

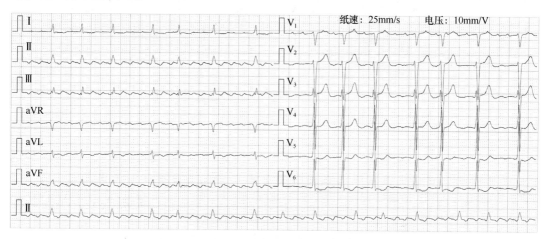

图 4-27　心房扑动（呈 2∶1～4∶1 房室传导）

A. P 波消失，被心房扑动波 F 波所代替，F 波呈大锯齿形，其大小、形态、间隔基本相同，扑动波之间的等电位线消失，在Ⅱ、Ⅲ、aVF 或 V₁ 导联最为明显，其频率为 250～350 次/分。

B. 心律：心室律规则或不规则，取决 F 波的房室传导比例是否恒定；如房室传导比例不固定，在 2∶1、3∶1、4∶1 等之间变动，则室律不规则。

C. QRS 波形态，多呈室上性，即 QRS 时限＜0.10 秒；若伴室内差异性传导、束支阻滞、预激综合征等，则 QRS 波增宽。

【临床意义】　同心房颤动，多见于器质性心脏病。

【治疗】　应针对原发病治疗。最有效的终止方法是直流电复律，也可选用抗心律失常药物。

（2）心房颤动（atrial fibrillation）

【心电图表现与阅读】　心房颤动时心房内有多个微小折返激动向不同方向传导，使心房仅有不规则的颤动而无整体收缩，仅有部分不规则冲动下传心室。其心电图表现如图 4-28 所示。

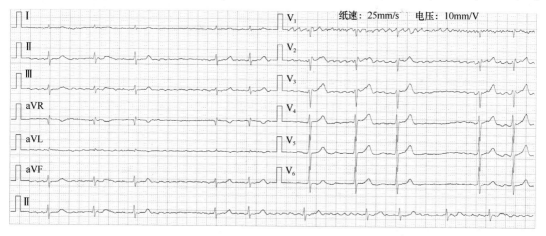

图 4-28　心房颤动

A. P 波消失，被心房颤动波 f 波所代替，其大小、形态、间隔均不相同，在Ⅱ、Ⅲ、Avf，尤其 V1 导联最明显。

B. f 波的频率 350～600 次/分。

C. f 波下传的 R—R 间距绝对不规则，是心房颤动的重要特点。

D. QRS 波形态多呈室上性，当心房颤动伴室内差异性传导、束支阻滞时 QRS 波可宽大畸形。

【临床意义】　心房颤动最常见于二尖瓣膜病、甲状腺功能亢进、冠状动脉粥样硬化性心脏病（冠心病）等三种疾病，特别是二尖瓣膜病易于出现心律失常。少数病因不明，称为特发型心房颤动。

【治疗】　心房射血的缺失可以影响心室舒张末期容积的 20%。同时，心室率较快时，舒张充盈时间较短，导致心排血量减少。因此，心房颤动心率在正常范围内的，一般不需要治疗。心率在 100 次/分以上的病例，应当用洋地黄等药物将心率控在 100 次/分以下，同时治疗基础疾病。

（3）心室扑动与心室颤动（ventricular flutter and fibrillation）

【心电图表现与阅读】　心室扑动与心室颤动，是极其严重的心律失常，常为临终表现，是猝死的最常见原因。心室扑动是心室肌产生环形激动的结果。其心电图表现（图 4-29）：①出现连续快速而相对规则的大振幅波，频率达 200～250 次/分；②基线消失，QRS-T 互相融合而无法区分；③心室扑动持续时间极短，向两种情况变化，要么很快恢复，要么转为心室颤动。

心室颤动是由于心室内发生多灶性局部兴奋的结果，以致完全失去排血功能。往往是心脏停搏前的短暂现象。其心电图表现（图 4-29）：QRS-ST-T 均消失，出现大小不等、极不匀齐的低小波，频率 200～500 次/分。

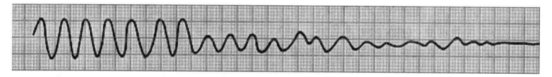

图 4-29　心室扑动与心室颤动

【临床意义】　见于有严重的器质性心脏病、各种疾病晚期、触电等。

【治疗】　立即进行急救处理，尽早实施电击除颤。

**5. 房室传导阻滞**（atrioventricular block，AVB）　是临床上常见的一种心脏传导阻滞。多数由器质性心脏病引起，少数可见于迷走神经张力升高的正常人。

（1）一度房室传导阻滞

【心电图表现与阅读】　心房冲动都能传导至心室，但传导延缓。阻滞部位多位于房室结，预后较好。其心电图表现如图 4-30 所示。

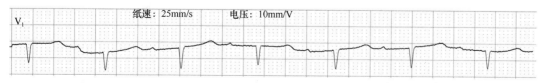

图 4-30　一度房室传导阻滞

A. P—P 间期延长：成人 P—P 间期>0.20 秒，老年人 P—P 间期>0.22 秒，或对两次检查结果进行比较，在心率没有明显改变的情况下，而 P—R 间期较原来延长超过 0.04 秒。

B. 窦性 P 波之后均伴有 QRS 波。

【临床意义】　冠心病、心肌炎、心肌病、高血钾、风湿热或老年性心脏退行性变均可引起一度房室传导阻滞。一些药物如洋地黄、钙通道阻滞药、β 受体阻滞药也可引起。卧位时发生的一度房室传导阻滞可能是迷走神经张力升高的结果。

【治疗】　心率正常者无需治疗，但应查明原因，观察其过程。如果出现严重心动过缓，则按照该病治疗原则处理。注意病情是否向高度传导阻滞方面发展。

（2）二度房室传导阻滞

【心电图表现与阅读】

A. 二度 I 型房室传导阻滞（又称为文氏现象，也称为 Mobitz I 型），其心电图表现（图 4-31）：①窦性 P 波，P—P 间期规则；脱落之前 R—R 间期逐渐缩短。②P—R 间期逐渐延长，直到 P 波不能下传，发生心室波群脱落，脱落后的 P—R 间期又为最短，以后重复上述表现，周而复始。通常以 P 波与 P 波下传数的比例表示房室阻滞的程度，如 3∶2 传导表示 3 个 P 波中有 2 个 P 波下传心室，1 个 P 波不能下传。

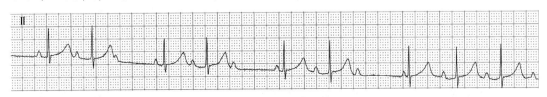

图 4-31　二度 I 型房室传导阻滞

B. 二度 II 型房室传导阻滞（又称为 Mobitz II 型），其心电图表现（图 4-32）：①窦性 P 波，P—P 间期规则。②P—R 间期固定，可为正常或延长，伴室波脱漏。部分 P 波后无 QRS 波群，房室传导以 P∶QRS 比例来表示，如 7∶6、6∶5、5∶4、4∶3 下传等。③其中连续 2 个或 2 个以上的 P 波被阻滞而不能下传者，称为高度房室传导阻滞，如 3∶1、5∶3 等。

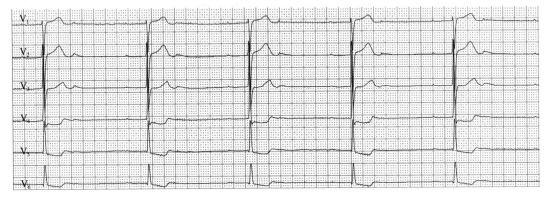

图 4-32　二度 II 型房室传导阻滞

【临床意义】　①二度 I 型房室传导阻滞，与一度房室传导阻滞相同，阻滞部位多发生在房室结，与二度 II 型相比预后较好，很少发生阿-斯综合征。② 二度 II 型房室传导阻滞，阻滞的部位大多位于房室束的远端，但 QRS 波群的形态仍正常，较易发展为三度房室传导阻滞，预后较差。其可见于大部分心脏疾病，以及一些药物如洋地黄、奎尼丁等抗心律失常药物过量使用时。一般在健康人不应见到。

【治疗】 ①二度Ⅰ型房室传导阻滞，心率在正常范围，无自觉症状，则无须治疗。如果心动过缓倾向严重，可给予异丙肾上腺素、阿托品等治疗观察。 ② 二度Ⅱ型房室传导阻滞，因阻滞部位发生在束支水平，容易发生阿-斯综合征。有眩晕发作者应安装心脏起搏器。

（3）三度房室传导阻滞

【心电图表现与阅读】 三度房室传导阻滞又称完全性房室传导阻滞，所有心房冲动均不能通过交界区传至心室。此时，心脏有两个起搏点控制，心房由来自窦房结或异位心房节律（房性心动过速、心房扑动或心房颤动）控制；心室则受阻滞部位以下的起搏点控制，出现交界性或室性逸搏心律。其心电图表现如图 4-33 所示。

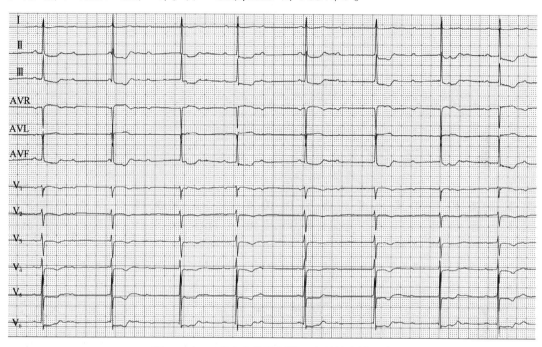

图 4-33 三度房室传导阻滞、交界性逸搏心律

A. P 波与 QRS 波无关，心房与心室两者各有其固定节律，P 波可在 QRS 波前、后或重叠。

B. 心房率>心室率：心室率慢，其频率由阻滞部位决定，①室率在 40～60 次/分，为交界性逸搏心律；② 室率在 20～40 次/分，为室性逸搏心律。

C. QRS 波群形态：① QRS 波呈室上性，QRS 时限<0.10 秒，为交界性逸搏心律；② QRS 宽大畸形，QRS 时限≥0.12 秒，为室性逸搏心律。

【临床意义】 可因心脏疾病如冠心病、心肌病、心肌炎及一些药物如洋地黄、奎尼丁、β 受体阻滞药等过量使用而发生。

【治疗】 ①针对不同病因进行治疗；②对于症状明显、心室率缓慢者，应及早给予临时性或永久性心脏起搏治疗。

### 6. 束支阻滞

（1）右束支阻滞（right bundle branch block，RBBB）

【心电图表现与阅读】 右束支阻滞，起始向量仍如正常；始于室间隔中部，自左向右除极。QRS 前半部不变。最后除极改为右室，终末向量为右室壁缓慢除极指向右前方。QRS 波后半部时间延迟、形态改变。由于除极向量的变化，导致复极向量亦发生变化，产生继发性 ST-T 改变。其心电图表现如图 4-34 所示。

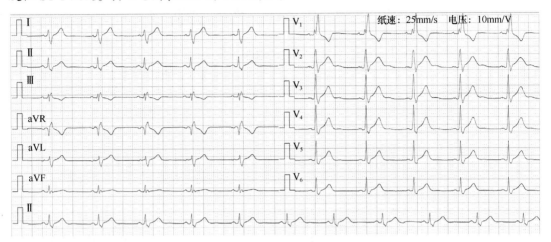

图 4-34　完全性右束支阻滞

A. QRS 波群形态改变：$V_1 \sim V_2$ 导联呈 rsR′或宽大挫折的 R 波；Ⅰ 、$V_5 \sim V_6$ 导联的 S 波宽钝。

B. 继发性 ST-T 改变：$V_1 \sim V_2$ 导联 ST 段轻度压低、T 波倒置。

C. QRS 波时限≥0.12 秒，为完全性右束支阻滞；QRS 波时限<0.12 秒，为不完全性右束支阻滞。

【临床意义】　右束支细而长，由单侧冠状动脉分支供血，其不应期比左束支长，故传导阻滞多见。其可见于各种心脏病患者，也见于健康人。

【治疗】　本身不需要治疗，针对基础疾病进行治疗。

（2）左束支阻滞（left bundle branch block，LBBB）

【心电图表现与阅读】　左束支阻滞时，冲动改为由右向左，并通过室间隔心肌缓慢扩布到左束支区域心肌，由于左室壁缓慢除极，使主体向量向左后上方，使 $V_5$、$V_6$ QRS 主波增宽、粗钝。由于除极向量的变化，导致复极向量亦发生变化，产生继发性 ST-T 改变。其心电图表现如图 4-35 所示。

A. QRS 波群形态改变：$V_5 \sim V_6$ 导联 R 波宽而粗钝或有切迹，常无 Q 波及 S 波，$V_1 \sim V_2$ 导联呈宽大 QS 波或 rS 波，r 波极小。肢体导联Ⅰ、aVL 图形似 $V_5 \sim V_6$，Ⅲ、aVR 图形似 $V_1 \sim V_2$ 导联。

B. 继发性 ST-T 改变：以 R 波为主的导联 ST 段下移，T 波倒置。

C.　QRS 时限≥0.12 秒，为完全性左束支阻滞；QRS 时间<0.12 秒，为不完全性左束支阻滞。

D. 心电轴常轻度左偏。

【临床意义】　左束支粗而短，由双侧冠状动脉分支供血，不易发生传导阻滞；如有发生，多为心血管器质性病变所致。

【治疗】　针对基础疾病进行治疗。无针对左束支本身的治疗。

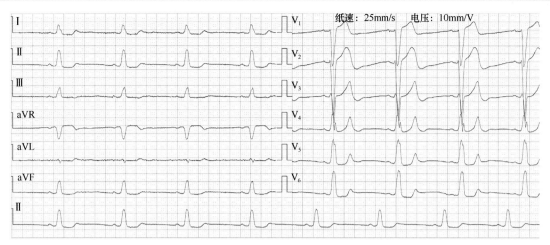

图 4-35 窦性心动过缓、完全性左束支阻滞

**7. 预激综合征**（pre-excitation syndrome） 在心房激动通过正常途径下传至心室之前，通过异常传导途径使室上性激动提前激动心室的综合征称为预激综合征。

【心电图表现与阅读】 典型预激综合（WPW 综合征）的心电图表现如图 4-36 所示。

A. QRS 波起始部含预激波：表现 QRS 波起始部钝挫。

B. P—R 间期缩短<0.12 秒。

C. QRS 波增宽≥0.12 秒。

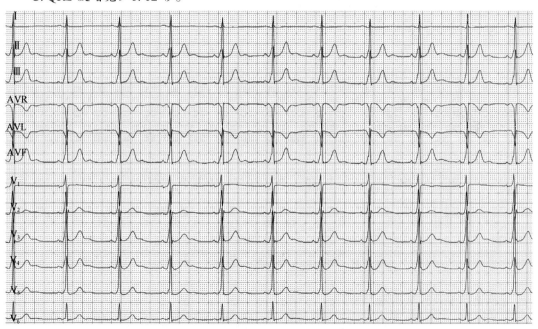

图 4-36 WPW 综合征（左侧旁路）

【临床意义】 预激综合征多见于健康人，其主要危害是常可引发房室折返性心动过速。WPW 综合征如合并心房颤动，还可以引起快速的心室率甚至发生心房颤动。

【治疗】 导管射频消融可以彻底根治。

（袁 克）

# 第五章 临床诊疗思维综合训练

## 第一节 呼吸系统疾病

## 病 例 1

〔慢性支气管炎〕并〔轻、中度肺气肿〕、〔慢性阻塞性肺疾病（COPD）高危期〕（重点关注 COPD 的诊断标准）

患者：易某，女，71 岁，2015 年 2 月 5 日住院。

### （一）主诉

反复咳嗽、咳痰、气促 4 年，再发加重 3 天。

### （二）病史询问

【诊断思路和问诊目的】 患者主诉为反复咳嗽、咳痰、气促 4 年，再发加重 3 天。诊断思路应遵循优先考虑常见病、多发病的原则，慢性支气管炎应该首先考虑。因此，问诊主要围绕"慢性支气管炎"的诱因和病因、发病时主要症状和特点，以及伴随症状、是否曾接受何种药物治疗和效果如何等问题展开，并兼顾重要鉴别疾病的临床表现，寻找符合慢性支气管炎或并发肺气肿等诊断的证据。

【问诊主要内容及目的】

（1）发病前是否有受寒感冒、劳累等诱因：患者多在受寒感冒、劳累、不良及异味空气刺激或感染等诱因情况下急性起病，但亦可无明显诱因。

（2）发病时主要症状及特点：反复咳嗽、咳痰、气促、胸痛等，这些都是慢性支气管炎的典型表现。

（3）是否存在水肿、发绀、咯血、腹胀、夜间阵发性呼吸困难和端坐呼吸等左心衰竭、右心衰竭的症状。

（4）入院前曾做过哪些检查：若检查过如肺胸影像学及心电图、肺功能等，对慢性支气管炎的诊断和鉴别诊断具有重要价值。

（5）既往有何种疾病，是否伴有其他肺胸疾病，是否有自身免疫性疾病病史或风湿、结核病史，是否存在家族遗传病史，或有较长期接触粉尘及有害气体史或吸烟史等，应予注意。对年龄较大者还需注意是否合并其他老年性慢性疾病，有利于对患者采取综合治疗。慢性支气管炎复发率高，因此，询问既往病史就显得尤为重要。

【问诊结果及思维提示】

（1）结果：患者，女性，71 岁，既往：否认糖尿病、高血压、心脑血管病、结核及其他自身免疫性疾病史，无病毒性肝炎及其他重要病史，否认家族遗传病史。无长期接触粉尘和有害气体史，无药物及食物过敏史，无吸烟及饮酒史。从四年多前起出现反复阵咳、咳白色黏痰、泡沫样，每天咳痰量 50～100ml，逐年加重，冬春寒冷季节多发，似对冷空气和某些气味敏感，易引发气喘，如遇受寒感冒则易伴发热并转黄色黏痰，曾几次住院治疗，诊断慢性阻塞性肺疾病和肺源性心脏病，症状好转出院。3 天前受寒后咳嗽、气促加重，淡黄色黏痰增多，不易咳出，活动气促，慢步亦然。无胸痛、无咯血，无夜间阵发性呼吸困难和端坐呼吸。自发病以来，神清，精神欠佳，食欲差，小便正常，大便每天 1 次，成形，体重如常。

（2）思维提示：通过问诊可明确，患者为老年女性，病史 4 年多，主要表现为反复阵咳、咳白色黏痰、泡沫样，逐年加重，冬春寒冷季节多发，似对冷空气和某些气味敏感，易引发气喘，如遇受寒感冒则易伴发热并转黄色黏痰。3 天前受寒后再次加重。主要表现为慢性反复咳喘症状，均符合慢性支气管炎、肺气肿的临床特点。且曾几次外院诊断慢性阻塞性肺疾病和肺源性心脏病，应在体格检查时重点注意肺部和脏的视诊、触诊、叩诊、听诊，以及腹部检查的肝区体征，肝颈静脉回流征是否阳性，下肢水肿等右心衰竭、左心衰竭的表现等。

### （三）体格检查

**【重点检查内容及目的】**　考虑患者为慢性支气管炎、慢性阻塞性肺疾病，因此在对患者进行系统、全面检查的同时，应重点注意准确测量体温、脉搏、呼吸、血压，注意肺胸和心脏的视诊、触诊、叩诊、听诊、有无"桶状胸"及右心衰竭、左心衰竭体征如肝大、下肢水肿、肝颈静脉回流征，进一步明确诊断并评估病情。

**【检查结果及思维提示】**

（1）检查结果：T 37.5℃，P 98/分，R 24 次/分，BP 90/60mmHg，H 155cm，W 54.5kg，体重指数（BMI）22.5kg/m$^2$。慢性病容，营养欠佳，神清语言尚清，自主体位，查体合作。全身皮肤黏膜无黄染及出色点，无色素沉着、乳晕稍黑，周身浅表淋巴结无肿大，毛发分布正常。双眼睑无水肿，双眼无突出，双侧眼球运动正常，双侧瞳孔等大正圆，对光反射存在。口唇呈轻度发绀，伸舌居中。颈软，颈静脉无怒张，甲状腺不大，气管居中，稍呈桶状胸，呼吸动度稍减弱，语颤减弱，双侧胸肺叩诊稍呈过清音，双肺呼吸音稍减低，散布少量干湿啰音，无胸膜摩擦音。心前区无隆起，心尖冲动（又称心尖冲动）位左前第 5 肋间左锁骨中线内 0.5cm，心界不大，心率 98 次/分，律齐，各瓣膜区未闻及病理性杂音。腹平软，无压痛及反跳痛，未扪及包块，墨菲征阴性，肝脾肋沿下未扪及，肝颈静脉回流征阴性，腹部移动性浊音阴性，肠鸣正常，脊柱正常，双下肢无凹陷性水肿，四肢肌力、肌张力正常。生理反射正常，双手平举震颤试验阴性，生理反射存在，病理反射未引出。

（2）思维提示：体格检查结果与问诊后初步考虑慢性支气管炎、肺气肿的思路一致。进一步做实验室和影像学检查的主要目的是明确病变部位和性质。

### （四）实验室和影像学检查

**【初步检查内容及目的】**

（1）血、尿、便三大常规，肝功能、肾功能及电解质，凝血功能、血脂、血糖、甲状腺功能等检查，其目的是为了解患者一般情况和内环境平衡情况，以利了解气管、支气管、肺疾患的并发症、伴发病及对机体多器官器质功能可能造成的损害，如慢性肺胸疾患可能伴有"低 T$_3$综合征"，并了解下一步治疗用药的可能禁忌证，并为较全面评估病情提供多方面信息。

（2）动脉血气分析是急慢性肺、胸部疾病的必查项目，是了解急慢性呼吸衰竭，呼吸性酸中毒、代谢性酸中毒等的重要指标。

（3）肺功能检测是了解肺功能情况的必需项目，也是诊断和鉴别慢性阻塞性肺疾病、肺源性心脏病的必备依据。

（4）心肌酶谱、N 端脑钠肽是了解肺胸疾患导致肺源性心脏病，心脏损害程度的重要指标。

（5）肺、胸、心脏的影像学、超声、心电图等检查，将为慢性支气管炎、肺气肿、慢性阻塞性肺疾病、肺源性心脏病等的诊断和鉴别诊断提供重要依据。

【检查结果及思维提示】

（1）结果

1）血常规：HB 116g/L，WBC $7.1 \times 10^9$/L，N 72.44%，PT $166 \times 10^9$/L。

2）便常规：未见异常；尿常规：未见异常。

3）肝功能：总蛋白 65.3g/L，白蛋白 34.9g/L↓，球蛋白 30.4g/L↑。

4）肾功能：正常范围；血电解质：正常范围。

5）红细胞沉降率（ESR） 5mm/h；血脂：正常范围。

6）甲状腺功能：正常范围；空腹血糖 5.8mmol/L。

7）心肌酶谱：正常范围；N 端脑钠肽 2140pg/ml↑。

8）血气分析：pH 7.324～7.326↓，$PCO_2$ 66.6～69.5mmHg↑，$PO_2$ 50.9～65.7mmHg↓，$SO_2$ 80.90%～90.7%↓；血乳酸 1.50～2.30mmol/L↑。

9）心电图：窦性心律，正常心电图。

10）心脏彩超：各房室大小正常范围，二尖瓣、三尖瓣轻度反流，EF 值为 65%。

11）胸腹部 CT 平扫：两肺透亮度稍增高，肺纹理增多，紊乱，气管、主支气管通畅，纵隔、心影未见异常，胸腔无积液。肝脏大小正常，表面稍呈波浪状改变，脾胰双肾正常，未见占位病变，肝内外胆管正常；CT 诊断：结合临床考虑"慢性支气管炎并轻中度肺气肿"；肝脏所见不排除肝硬化（请结合临床）。

12）肺功能检测结果：各项主要指标[肺活量（VC）、肺总量（TCL）、残气量（RV）/肺总量（TCL）、最大通气量（MVV）、一秒用力呼气量（$FEV_1$）]均在大致正常范围，都在预计值的 80%以上，$FEV_1$/FVC>80%，$FEF_{25}$、$FEF_{50}$、$FEF_{75}$>80%预计值。

（2）思维提示

1）胸腹部 CT 平扫：两肺透亮度稍增高，肺纹理增多，紊乱，气管、主支气管通畅，纵隔、心影未见异常，胸腔无积液。结合临床考虑"慢性支气管炎并轻中度肺气肿"。

2）肺功能检测结果：各项主要指标[肺活量（VC）、肺总量（TCL）、残气量（RV）/肺总量（TCL）、最大通气量（MVV）、一秒用力呼气量（$FEV_1$）]均在大致正常范围，都在预计值的 80%以上，$FEV_1$/FVC>80%，$FEF_{25}$、$FEF_{50}$、$FEF_{75}$>80%预计值。

3）血气分析：pH 7.324～7.326↓，$PCO_2$ 66.6～69.5mmHg↑，$PO_2$ 50.9～65.7mmHg↓，$SO_2$ 80.90%～90.7%↓；血乳酸 1.50～2.30mmol/L↑。

4）心电图：窦性心律，正常心电图；心脏彩超：各房室大小正常范围，二尖瓣、三尖瓣轻度反流，EF 值 65%。

本病例在外院曾诊断为慢性阻塞性肺疾病（COPD）和肺源性心脏病。COPD 是一种破坏性的肺部疾病，以不完全可逆的气流受限为特征的疾病，气流受限通常呈进行性发展并与肺对有害颗粒或气体的异常炎症反应有关。不完全可逆的气流受限是 COPD 诊断的必备条件，吸入支气管舒张药后 $FEV_1$/FVC<70%及 $FEV_1$<80%预计值可确定为不完全可逆性气流受限，有少数患者并无咳嗽、咳痰症状，仅在肺功能检查时 $FEV_1$/FVC<70%，而 $FEV_1$≥80%预计值，在除外其他疾病后，亦可诊断为 COPD。根据 $FEV_1$/FVC，$FEV_1$%预计值和症状可对 COPD 的严重程度做出分级。慢性阻塞性肺疾病的严重程度分级标准：0级，高危状态，以慢性咳嗽、咳痰为特征。肺功能仍然正常。Ⅰ级，轻度 COPD，以轻度气流受限（$FEV_1$/FVC<70%但 $FEV_1$≥80%预计值）为特征。通常但不是所有都有慢性咳嗽、咳痰的症状。在这个阶段，患者可能甚至都没有察觉到他们的肺功能有异常。这提醒了医务工

作者必须对所有的吸烟者做肺功能测试来观察并记录他们的肺功能情况。Ⅱ级，中度 COPD，以加重的气流受限（$50\% \leqslant FEV_1 < 80\%$预计值）和活动后气急的症状的进展为特征。这阶段的患者通常开始因为他们的呼吸困难或一次急性发作而寻求医疗帮助。Ⅲ级，重度 COPD，以进一步加重的气流受限（$30\% \leqslant FEV_1 < 50\%$预计值）为特征，气急加重，反复急性发作使患者的生活质量受到影响。Ⅳ级，极重度 COPD，以严重的气流受限（$FEV_1 \leqslant 30\%$预计值）或慢性呼吸衰竭为特征。呼吸衰竭定义为在海平面水平，动脉血氧分压（$PaO_2$）小于 8.0kPa（60mmHg）伴或不伴动脉血二氧化碳分压（$PaCO_2$）大于 6.7kPa（50mmHg）。呼吸衰竭可能影响心脏，如肺源性心脏病（右心衰竭）。肺源性心脏病的临床表现包括颈静脉压升高和踝部水肿。极严重的 COPD，只要有上述并发症，即使 $FEV_1 > 30\%$预计值也应归为Ⅳ级。

慢性支气管炎是指气管、支气管黏膜、黏膜下层、基底层、外膜及其周围组织的非特异性慢性炎症，是老年人常见病、多发病。其易进展为慢性阻塞性肺疾病和慢性肺源性心脏病。其病因较复杂，相关因素有大气污染、吸烟、病毒和致病细菌感染、过敏因素、机体的个体因素等。COPD 与慢性支气管炎和肺气肿密切相关。如患者每年咳嗽、咳痰达 3 个月以上，连续 2 年或更长，并可除外其他已知原因的慢性咳嗽，可以诊为慢性支气管炎，肺气肿则是指肺部终末细支气管远端气腔出现异常持久的扩张，并伴有肺泡壁和细支气管的破坏而无明显的肺纤维化，"破坏"是指呼吸性气腔扩大且形态不均匀一致，肺泡及其组成部分的正常形态被破坏和丧失，当慢性支气管炎和（或）肺气肿患者肺功能检查出现气流受限并且不能完全可逆时，则诊断 COPD，如患者只有慢性支气管炎和（或）肺气肿，而无气流受限，则不能诊断为 COPD，而视为 COPD 的高危期，支气管哮喘也具有气流受限，但支气管哮喘是一种特殊的气道炎症性疾病，其气流受限具有可逆性，它不属于 COPD。

本病例根据其临床表现和各项辅助检查结果，可确诊为慢性支气管炎并肺气肿（轻中度），但从肺功能检查各项指标分析，均尚在大致正常范围，不能确定其有不完全可逆性气流受限存在，其慢性支气管炎和肺气肿尚无气流受限，则不能诊断为 COPD，而视为 COPD 的高危期。同时心电图、超声和影像学检查结果也无肺动脉高压、右心扩大、右心功能不全（衰竭）的证据，故而其肺源性心脏病诊断也不能成立。须鼓励患者积极防治，防止病情进一步发展，而发展至慢阻塞性肺疾病和肺源性心脏病的结果。

### （五）初步诊断

1. 慢性支气管炎（并发感染，急性发作期）。

2. 肺气肿（轻中度），COPD 高危期。

3. Ⅱ型呼吸衰竭并混合性酸中毒（呼吸性酸中毒并代谢性酸中毒）（均为轻中度）。

### （六）治疗方案及理由

【方案】　①头孢噻肟 1.0g 静脉滴注，每天 2 次，使用前须做皮肤过敏试验；②α 糜蛋白酶雾化吸入；③复方甘草流浸膏 3 片/次，口服，每天 3 次；④沙丁胺醇 2 ~ 4mg/次，口服，每天 2 ~ 3 次（必要时酌情给予）；⑤鼻饲管给氧，必要时酌情给予无创辅助通气及相应对症支持治疗。

【理由】　根据患者病史、症状、体征和辅助检查，可以明确诊断。在排除患者存在计划治疗用药可能存在的禁忌证后，按上述方案处理。慢性支气管炎急性发作最主要的原因是感染，控制感染是治疗的关键。入院后经采用 β 内酰胺类抗生素（头孢噻肟 1.0g 静脉滴注，每天 2 次，使用前须做过敏皮试）抗感染。同时酌情给予祛痰、止咳治疗，以祛痰为主，镇咳药物应慎重使用，特别是痰量较多时，防止不当镇咳反而影响排痰和气道引流，选用周围性镇咳药如复方甘草流浸膏，酌情选择稀释痰液的药物，给予 α 糜蛋白酶雾化吸入。根据喘息情况，必要时酌情给予沙丁胺醇 2～4mg 口服每天 2～3 次。必要时还酌情给予无创辅助通气及相应对症支持治疗，住院 9 天，病情明显缓解，进入临床缓解期，出院回家休养并门诊随访。

（尹辉明　谌梦奇）

# 病　例　2

〔慢性阻塞性肺疾病〕并〔肺源性心脏病〕

患者：柴某，男，56 岁，2016 年 3 月 10 日住院。

## （一）主诉

反复咳嗽、咳痰、胸痛、活动气喘 4 年余，加重伴下肢水肿 1 月余。

## （二）病史询问

**【诊断思路和问诊目的】**　患者主诉为反复咳嗽、咳痰、胸痛、活动气喘 4 年余，加重伴下肢水肿 1 月余。诊断思路应遵循优先考虑常见病、多发病的原则，慢性阻塞性肺疾病并肺源性心脏病应该首先考虑。因此，问诊主要围绕慢性阻塞性肺疾病并肺源性心脏病的诱因和病因、发病时主要症状和特点以及伴随症状、是否曾接受何种药物治疗和效果如何等问题展开，并兼顾重要鉴别疾病的临床表现，寻找符合"肺心病"诊断的证据。

**【问诊主要内容及目的】**

（1）发病前是否有反复感冒受寒、劳累、嗜烟等诱因：患者多在反复感冒受寒、呼吸道感染、劳累或烟雾和异味气体刺激后急性起病，有的也可无明显诱因。

（2）发病时主要症状及特点：为较剧烈的咳嗽、咳痰、胸痛、活动气喘、下肢水肿等，以上这些都是慢性阻塞性肺疾病并肺源性心脏病的典型表现。

（3）是否存在嘴唇发绀、颈静脉充盈（怒张）、腹胀等右心功能不全（心力衰竭）的表现。

（4）入院前曾做过哪些检查：若做过肺胸影像学，心脏、腹部肝脏等彩超及心电图和肺功能等检查，对慢性阻塞性肺疾病并肺源性心脏病的诊断和鉴别诊断具有重要价值。

（5）既往有何种疾病，是否伴有其他肺胸疾病，是否有结核史，肺尘埃沉着病史，是否存在相关的家族遗传病史，有无高血压和其他心血管病史。中老年人近些年来的多发病如糖尿病、风湿性疾病等也需要排查。对年龄较大者还需注意是否合并其他老年性慢性疾病，以上问诊有利于对患者采取综合治疗。因此，询问既往病史也很重要。

**【问诊结果及思维提示】**

（1）结果：患者，男性，56 岁，既往曾嗜好烟、酒 10 余年，现已戒除。6 年前曾患过慢性支气管炎和肺结核，经积极用药而"治愈"。否认"高血压""糖尿病""心脑血管疾病""风湿性疾病""病毒性肝炎"及其他重要病史。否认家族遗传病史，无食物、药物过敏史。4 年多前起出现阵发性干咳、胸闷、气促，且反复发作，胸前区疼痛，活动时明显，有压榨感，但无放射痛，劳动耐力下降，曾数次就诊于县（区）医院，并曾经做胸部 X 线和心电图等检查，诊断为慢性支气管炎并肺源性心脏病。4 个多月前受凉后上述症状加重，咳嗽、咳少量白色黏液痰，无咯血及咳粉红色痰史。最严重时呼吸浅快，夜间端坐呼吸，伴口唇、指端发绀、头晕，偶有上腹隐痛、腹胀、四肢乏力，双下肢出现水肿。期间常有寒热、恶心、呕吐。饮食睡眠欠佳。二便基本如常。

（2）思维提示：通过问诊可明确，患者为中年男性，病史 4 年余，曾有烟酒嗜好 10 余年。

主要表现为阵发性干咳、胸闷、气促，反复发作，胸前区疼痛。4 个多月前受凉后上述症状加重，伴口唇、指端发绀、双下肢出现水肿。其表现为慢性支气管炎并发肺动脉高压，右心功能不全等慢性阻塞性肺疾病并肺源性心脏病的临床症状，曾经在当地医院做胸部 X 线和心电图等检查，诊断为慢性支气管炎并肺源性心脏病。应在体格检查时注意体温、脉搏、呼吸、血压"四测"，重点关注肺部、心脏的视诊、触诊、叩诊、听诊，是否存在支气管、肺部相应慢性炎症、渗出、通气障碍乃至肺气肿的相关阳性体征和心脏扩大、心律失常及腹部检查的肝区体征，肝颈静脉回流征是否阳性等右、左心功能不全（心力衰竭）等体征。

## （三）体格检查

【重点检查内容及目的】　考虑患者为"慢阻肺并发肺心病"，因此在对患者进行系统、全面检查的同时，应重点注意准确测量体温、呼吸、脉搏、血压，注意有无口唇、指甲发绀，颈静脉充盈，重点关注肺、胸、心脏的视诊、触诊、叩诊、听诊，是否存在支气管、肺部相应慢性炎症、渗出、通气障碍乃至肺气肿的相关阳性体征和心脏扩大、心律失常及腹部检查的肝区体征，肝颈静脉回流征是否阳性，下肢水肿等右、左心功能不全（心力衰竭）等体征。从而进一步明确诊断并评估病情。

【检查结果及思维提示】

（1）结果：T 37.2℃，P 110 次/分，R 25 次/分，BP 120/80mmHg，H 165cm，W 67.5kg，体重指数（BMI）24.7kg/m$^2$。发育正常，营养欠佳，神志尚清，少言寡语，自主体位，查体合作。全身皮肤黏膜无黄染，无色素沉着、无浅表淋巴结肿大，毛发分布正常。双眼睑轻微水肿，双眼球无突出、运动正常，双侧瞳孔等大正圆，对光反射存在。口唇发绀，伸舌居中。颈软，颈静脉充盈，气管居中，甲状腺不大，脊柱右侧弯，胸廓畸形，双肺叩诊呈中高清音，语颤正常，双肺呼吸音增粗，两下肺散布湿啰音，间有少许哮鸣音、无胸膜摩擦音。心前区无隆起，心尖冲动位于左前第 5 肋间左锁骨中线内 0.5cm，心界略向右侧扩大，心率为 110 次/分，律齐，胸骨左缘第 2 肋间处和胸骨体下端左缘可闻及 Ⅱ～Ⅲ 级收缩期吹风样杂音。腹平软，无压痛及反跳痛，肝于肋沿下 2cm 可扪及，质软，脾未见异常，墨菲征阴性，肝颈静脉回流征阳性。腹部移动性浊音阴性，双肾区无叩痛，脊柱向右侧弯，双手指甲稍发绀，双下肢轻中度凹陷性水肿，双手平举震颤阴性，生理反射存在，病理反射未引出。

（2）思维提示：体格检查结果与问诊后初步考虑慢性阻塞性肺疾病伴肺源性心脏病的思路一致。进一步做实验室和影像学检查的主要目的是明确病变部位和性质。

## （四）实验室和影像学检查

【初步检查内容及目的】

（1）血、尿、便三大常规，肝功能、肾功能及电解质，凝血功能、甲状腺功能、血脂、空腹血糖等检查，其目的是为了解患者机体一般情况、内环境稳定情况、主要原发病对机体器官功能的损害和（或）并发症、伴发病呼吸衰竭情况，如慢性肺胸疾病常引起低 $T_3$ 综合征，长期低氧血症可致继发性红细胞增多和高凝等。并了解下一步治疗用药是否存在禁忌证等。

（2）动脉血气分析是诊断急慢性呼吸衰竭、呼吸性（代谢性）酸中毒、呼吸性（代谢性）碱中毒的重要指标。

（3）肌酶谱、N 端脑钠肽是了解肺源性心脏病心肌损害的必要指标。

（4）肺功能检测是诊断慢性阻塞性肺疾病的主要依据。

（5）影像学、超声、心电图检查将为慢性阻塞性肺疾病、肺源性心脏病的诊断和鉴别诊断提供必不可少的重要依据。

**【检查结果及思维提示】**

（1）结果

1）血常规：HB 162g/L，WBC $8.6 \times 10^9$/L，N 81.74%，PT $152 \times 10^9$/L。

2）尿常规：未见异常；便常规：未见异常。

3）肝功能：正常范围。

4）血清电解质：钠 142mmol/L，钾 4.62mmol/L，氯 109mmol/L，钙 2.25mmol/L，磷 1.21mmol/L，镁 2.82mmol/L。

5）肾功能：BUN 11.69mmol/L↑，CRE 118.3μmol/L，UA 569μmol/L↑。

6）血脂：正常范围；空腹血糖 4.80mmol/L。

7）凝血功能：正常；红细胞沉降率 3mm/h。

8）甲状腺功能：$FT_3$ 2.85pmol/L↓，$FT_4$ 13.43pmol/L，$TT_3$ 0.92nmol/L，$TT_4$ 88.60nmol/L，超敏 TSH 0.84mU/L。

9）免疫全项：IgE 88.40U/ml（正常值＜165U/ml），CRP 0.65mg/dl（正常值＜0.8mg/dl），补体 C3 143ng/dl（正常范围为 79～152ng/dl），IgM 59U/ml↓，IgG 896U/ml，IgA 158U/ml，抗核抗体：阴性。

10）心肌酶谱：正常范围；N 端脑钠肽 10 032pg/ml↑。

血气：pH 7.291↓，$PCO_2$ 68.7mmHg↑，$PO_2$ 51.7mmHg↓，$SO_2$ 80.1%↓；血乳酸 0.85mmol/L。

11）肺功能检测：见表 5-1。

表 5-1　肺功能检测结果

| 项目 | 预计值 | 实测值 | 实测/预计（%） |
| --- | --- | --- | --- |
| FVC | 4.00 | 3.48 | 87.2 |
| $FEV_1$ | 3.20 | 1.24 | 38.8 |
| $FEV_1$/FVC | 0.80 | 0.36 | 45.0 |
| MVV | 119.21 | 48.29 | 40.5 |
| RV/TLC | – | – | 52.7 |
| 一氧化碳弥散量（DLCO） | 9.16 | 4.59 | 50.1 |

A. FVC 正常，可以除外明显的限制性通气功能障碍。

B. $FEV_1$ 降低，可以明确有阻塞性原因，如果 FVC 正常，则其降低可能为阻塞性通气功能障碍所致。

C. $FEV_1$/FVC 降低，可以肯定存在通气功能障碍。

D. MVV 预计=1.24×30=37.2，MVV 实测为 48.29，可能为严重阻塞性的原因。

E. RV/TLC 显著增高，提示肺通气过度，符合严重阻塞性通气功能障碍的改变，符合影像学检查显示存在肺气肿。

F. DLCO 降低，表示肺弥散障碍，与 RV/TLC 相吻合，符合严重阻塞性通气功能障碍（不完全可逆的气流受限），肺气肿的肺功能改变。

结论：重度阻塞性通气功能障碍，中度弥散障碍。

12）影像学、超声、心电图检查：

门诊头胸部 CT：头部未见异常；肺部：肺气肿征、慢性支气管炎 X 线征并肺大疱形成，右肺上叶陈旧性肺结核纤维钙化灶。心电图：窦性心动过速；P 波高尖，P 波电压 ≥1.22mV，呈肺型 P 波。右心室肥大，电轴右偏，额面平均电轴≥+90°，重度顺钟向转位（$V_5R/S \leq 1$）。肢体导联低电压。不完全性右束支传导阻滞。

心脏彩超：右心增大；右心室流出道内径（$\geq 30mm$），右心室内径（$\geq 20mm$），右心室前壁的厚度 $\geq 5.0mm$，左、右心室内径的比值 $< 2$。右肺动脉内径或肺动脉干及右心房增大，肺动脉高压（重度），三尖瓣中重度反流。左心室顺应性减退，收缩功能测值 EF 67%。

胸部 CT 平扫：呈慢性支气管炎、肺气肿并肺大疱 X 线征，右肺上叶陈旧性肺结核纤维化病灶。

肺胸 X 线片：呈慢性支气管炎 X 线征并右肺上叶陈旧性肺结核纤维化病灶并肺大疱形成，肺气肿 X 线征。另示右下肺动脉干扩张，其横径 $\geq 15mm$；其横径与气管横径的比值 $\geq 1.07$；肺动脉段明显突出，其高度 $\geq 3mm$；右心室扩大 X 线征。

（2）思维提示

1）影像学结果证实有慢性支气管炎、肺气肿、胸廓畸形，且有右肺上叶陈旧性肺结核纤维化病灶并肺大疱形成。

2）肺功能检查结果符合重度阻塞性通气功能障碍（不完全可逆的气流受限），中度弥散障碍，慢性阻塞性肺疾病（COPD）诊断成立。

3）肺胸心力衰竭心脏影像学、超声、心电学检查结果均证实存在由于肺（慢性阻塞性肺疾病）、胸廓和肺动脉血管慢性病变所致的肺循环阻力增加，导致肺动脉高压、右心肥大，进而导致右心功能不全（心力衰竭）等所表现的阳性结果，临床上则表现有心界略向右侧扩大，胸骨左缘第二肋间处和胸骨体下端左缘可闻及 $II \sim III$ 级收缩期吹风样杂音，剑突下出现收缩期搏动，肺动脉区第二心音亢进（$P_2 > A_2$），以及颈静脉怒张，肝大、压痛，肝颈静脉反流征阳性，下肢水肿及静脉压增高等。慢性肺源性心脏病诊断成立。

4）动脉血气分析证实患者病情于急性发作期并发有 II 型呼吸衰竭并二氧化碳潴留，呼吸性酸中毒。

5）该病例甲状腺功能 $FT_3$ 2.85pmol/L↓，$FT_4$ 13.43pmol/L，$TT_3$ 0.92nmol/L，$TT_4$ 88.60nmol/L，超敏 TSH 0.84mIU/L；应考虑低 $T_3$ 综合征，其是非甲状腺疾病引起的伴有 $T_3$ 降低的综合征，多见于严重的全身性疾病、创伤和心理疾病，其血清 $T_3$ 降低，$rT_3$ 升高，TSH 大多正常，但大约15%的患者可有 TSH 的异常（降低或升高），所以测 $rT_3$ 非常必要。低 $T_3$ 综合征一般无须处理。

6）该病例血尿酸增高（UA 569μmol/L↑），提示可能合并有慢性肾功能不全（BUN 11.69mmol/L↑），也可能与曾服用吡嗪酰胺（抗结核）及噻嗪类利尿药和阿司匹林抗血小板治疗有关，应停药观察并予以复查。

**（五）初步诊断**

1. 慢性阻塞性肺疾病（COPD）。
2. 慢性肺源性心脏病并右心功能不全（心力衰竭）。
3. II 型呼吸衰竭并二氧化碳潴留，呼吸性酸中毒。
4. 低 $T_3$ 综合征。
5. 高尿酸血症。

**（六）治疗方案及理由**

【方案】 ①β 内酰胺类抗生素（头孢噻肟 1.0g 静脉滴注，每天2次，使用前须做过敏皮试）。②呋塞米片，起始 20mg/d，酌情加至 40mg/d，根据利尿效果及水肿消退情况酌情减量停药。③磷酸肌酸钠注射剂 1.0g/生理盐水 200ml 稀释后静脉滴注，每天2次。④α 糜蛋白酶雾化吸入。⑤沙丁胺醇 2～4mg，口服，每天 2～3 次（必要时酌情给予）。⑥复方甘草流浸膏 3 片/次，每天 3 次。⑦鼻饲管给氧；必要时酌情给予无创辅助通气及相应的对症支持治疗。

【理由】　根据患者病史、症状、体征和辅助检查，可以明确诊断。并在排除计划治疗用药可能产生的禁忌证和注意药物毒副作用的条件下，确定治疗方案。慢阻肺并肺心病急性发作期控制感染是首要措施，故采用头孢噻肟 1.0g 静脉滴注，每天 2 次，使用前须做过敏皮试，用药 3 天后急性感染症状得到控制，继续使用至 1 周。然后改善通气，缓解呼吸困难和呼吸衰竭、呼吸性酸中毒，起始采用鼻饲管给氧，必要时酌情给予无创辅助通气。同时给予 α 糜蛋白酶雾化吸入，沙丁胺醇 2～4mg 口服，复方甘草流浸膏口服等方法祛痰止咳。给予呋噻咪利尿是为了减轻水肿，减少回心血量，减轻心脏前负荷，改善心功能。给予磷酸肌酸钠注射是为了改善心肌能量代谢，改善心肌功能。由于肺源性心脏病患者对强心苷类正性肌力作用的药物耐受性较差，易致毒性反应，故一般慎用。

另该病例甲状腺功能：$FT_3$ 2.85pmol/L↓，$FT_4$ 13.43pmol/L，$TT_3$ 0.92nmol/L，$TT_4$ 88.60nmol/L，超敏 TSH 0.84mU/L，应考虑低 $T_3$ 综合征，其是非甲状腺疾病引起的伴有 $T_3$ 降低的综合征，多见于严重的全身性疾病、创伤和心理疾病，其血清 $T_3$ 降低，$rT_3$ 升高，TSH 大多正常，但大约 15% 的患者可有 TSH 的异常（降低或升高），所以测 $rT_3$ 非常必要。低 $T_3$ 综合征一般无须处理。

再者该病例血尿酸增高（UA 569μmol/L↑），提示可能合并有慢性肾功能不全（BUN 11.69mmol/L↑），也可能与曾服用吡嗪酰胺（抗结核）及噻嗪类利尿药和阿司匹林抗血小板药物治疗有关，应予复查并停药观察，酌情给予苏打片（每天 3g）碱化尿液，以帮助排尿酸，必要时可酌情加用苯溴马隆助降尿酸。

患者住院 13 天，经积极稳妥治疗，严密观察，病情缓解，出院回家疗养，并注意随访观察。

（尹辉明　谌梦奇）

# 病　例　3

〔支气管哮喘〕（"支气管哮喘"急性发作并发纵隔气肿、双侧气胸、早期肺性脑病）

患者：尹某，女，37 岁，2016 年 4 月 11 日住院。

## （一）主诉

发作性喘息、胸闷、伴咳嗽 4 年余，再发 1 天，加重 1 小时。

## （二）病史询问

【诊断思路和问诊目的】　患者主诉为发作性喘息、胸闷伴咳嗽 4 年余，再发 1 天，加重 1 小时。诊断思路应遵循优先考虑常见病、多发病的原则，支气管哮喘应该首先考虑。因此，问诊主要围绕支气管哮喘的诱因和病因、发病时主要症状和特点及伴随症状、是否曾接受何种药物治疗和效果如何等问题展开，并兼顾重要鉴别疾病的临床表现，寻找符合支气管哮喘诊断的证据。

【问诊主要内容及目的】

（1）发病前是否有受寒感冒、劳累等诱因：患者可在接触某种烟雾、气味、致敏物质、受寒感冒、劳累或感染等应激诱发后急性起病，但亦可找不出明显诱因。如能了解患者发作的诱因对于支气管哮喘的诊断和防治都有重要意义。

（2）发病时主要症状及特点：发作性喘息、哮鸣、胸闷、发绀或伴发咳嗽等都是支气管哮喘的典型表现。

（3）是否存在口唇、眼睑、指端发绀，如存在说明患者支气管哮喘发作频度和重度。

（4）入院前曾做过哪些检查：若检查过胸部影像学和肺功能及致敏原等，对支气管哮喘的诊断和鉴别诊断乃至防治都具有重要价值。

（5）既往有何种疾病，是否伴有其他自身免疫性疾病或肝炎、结核病史等。是否存在家族遗传病史，其他心脏病、肺支气管疾病史、其他过敏性疾病（如皮肤过敏史）或食物、药物过敏史。对年龄较大者还需注意是否合并其他老年性慢性疾病，有利于对患者采取综合治疗。因此，询问既往病史就显得尤为重要。

【问诊结果及思维提示】

（1）结果：患者女性，37岁，既往曾有对某些异味气尘过敏史（本人不能详细记述）。否认"高血压""心脑血管病""肺结核""风湿性疾病"及其他重要病史，不嗜烟酒。无其他过敏性疾病（如皮肤过敏史）或食物、药物过敏史，否认家族遗传病史。2012年4月8日起因接触某种气尘（患者不能详述）而诱发喘息、咳嗽数日，在当地住院诊断为"支气管哮喘"。此后间断使用"沙丁胺醇喷雾剂"，病情反复。曾先后数次住院治疗。于2016年4月10日再次出现喘息、咳嗽、胸闷，自用"沙丁胺醇喷雾剂"，效果欠佳。次日（4月11日）凌晨3点出现喘息、胸闷明显加重及极度呼吸困难、言语不能成句、口唇发绀、头颈部及双下肢间断抽动，伴意识模糊。且当日突发两侧面颊部、颈胸部皮下气肿（因气道反复痉挛，气道压力过大，导致自发性气胸并皮下气肿）而急诊入院。患者自发病以来，神清、精神可，食欲差，小便正常，大便每天1次，成形，体重如常。

（2）思维提示：通过问诊可明确，患者为中年女性，病史4年余。曾有对某些异味气尘（本人不能详述）过敏史。主要表现为2012年4月8日起因接触某种气尘（患者不能详述）而诱发喘息、咳嗽，在当地住院诊断为"支气管哮喘"，此后曾反复发作。2016年4月10日再次出现诱因不详的喘息，且渐次加重，直至发生头颈部及双下肢间断抽动，伴意识模糊，两侧面颊部、颈胸部皮下气肿，自发性气胸。以上均符合重症支气管哮喘的诊断，并出现重症并发症的临床特点。应在体格检查时重点注意有无发绀和肺胸、心脏的视诊、触诊、叩诊、听诊是否存在"桶状胸""气胸""颧、颈、上胸皮下气肿""肺部哮鸣音""肺源性心脏病相关体征"。腹部检查的肝区体征，是否有肝颈静脉回流征阳性、下肢水肿等右心衰竭的体征，并注意神经系统查体的阳性体征。

## （三）体格检查

【重点检查内容及目的】　考虑患者为支气管哮喘（重症），因此在对患者进行系统、全面检查的同时，应重点注意准确测量体温、脉搏、呼吸、血压，注意有无发绀和肺胸、心脏的视诊、触诊、叩诊、听诊是否存在"桶状胸""气胸""颧、颈、上胸皮下气肿""肺部哮鸣音""肺源性心脏病相关体征"。腹部检查的肝区体征，肝颈静脉回流征、下肢水肿等右心衰竭的体征是否阳性，并注意神经系统查体的阳性体征。进一步明确诊断并评估病情。

【检查结果及思维提示】

（1）检查结果：T 36.0℃，P 152次/分，R 37次/分，BP 153/117mmHg，H 161cm，W 58.5kg，体重指数（BMI）22.5kg/m²。发育正常，营养中等，急性面容，意识模糊，精神极差，语言迟混，端坐位，查体不合作。全身皮肤黏膜无黄染及出血点，无色素沉着、乳晕稍黑。浅表淋巴结无肿大，毛发分布正常。双眼睑稍显轻度水肿，双眼无突出，双侧眼球运动尚正常，双侧瞳孔等大正圆，对光反射稍显迟钝。口唇及指甲发绀，两侧面颊部、颈、上胸部皮下有揉面感样水肿。伸舌居中。颈软，颈静脉稍显充盈，气管居中，甲状腺不大，无血管杂音。"桶状胸"，双侧呼吸动度对称，语颤减弱，双肺叩诊过清音，两肺尖区叩过清音尤显，呼吸音消失。余双肺区呼吸音减低，可闻及干啰音和多量哮鸣音。无胸膜摩擦音。心界不大，心尖冲动位左前第五肋间左锁骨中线内 0.5cm，心率 152 次/分，律齐，各瓣膜区未闻及病理性杂音。腹平软，无压痛及反跳痛，未扪及包块，肝脾肋沿下未扪及，肝颈静脉回流征阴性。墨菲征阴性，腹部移动性浊音阴性，肠鸣正常，双肾区无叩痛，脊柱未见异常，双下肢无凹陷性水肿，双手平举震颤试验阴性，四肢肌力、肌张力正常。生理反射存在，病理反射未引出。

（2）思维提示：体格检查结果与问诊后初步考虑支气管哮喘急性发作的思路一致。进一步做实验室和影像学检查的主要目的是明确病变部位和性质。

### （四）实验室和影像学检查

【初步检查内容及目的】

（1）血、尿、便三大常规，肝功能、肾功能及电解质，凝血功能、空腹血糖、血淀粉酶、痰菌培养、甲状腺功能等可了解患者机体基本情况，内环境平衡情况和继发感染、并发症、伴发病以及后续药物治疗用药可能存在的禁忌证等。

（2）肺功能测试和支气管激发试验，对支气管哮喘诊断、病情判断评估与慢性阻塞性肺疾病的鉴别诊断等都有重要价值。

（3）动脉血气分析是评估支气管哮喘病情、判断呼吸衰竭和呼吸性酸碱失衡的重要依据。

（4）心肌酶谱可了解支气管哮喘对心脏心肌的损害情况。

（5）脑脊液检查可以了解支气管哮喘急性发作并发肺性脑病对颅内的损害情况。

（6）致敏原点刺试验为查找患者致敏原提供线索（患者曾有对某些异味气尘过敏史，但本人不能详述），且有助哮喘发作的防治。

（7）影像学、超声、心电图、脑电图检查，将为支气管哮喘发作及其并发症的诊断和鉴别诊断提供必要的依据。

【检查结果及思维提示】

（1）结果

1）血常规：HB 117g/L，WBC $16.1 \times 10^9$/L↑，N 60.54%，E 10.44%↑（$2.31 \times 10^9$/L↑）；L 26.04%（$5.75 \times 10^9$/L↑），M 3.04%，Pt $470 \times 10^9$/L↑。

2）尿常规：未见异常；粪常规：未见异常。

3）肝功能：正常；肾功能：正常；电解质：正常范围。

4）凝血功能：正常；空腹血糖 6.82mmol/L；血淀粉酶：正常。

5）心肌酶谱：LDH 313U/L↑，余项正常。

6）痰菌培养：正常咽喉杂菌生长。

7）脑脊液检查：正常范围。

8）动脉血气分析：pH 7.169↓，$PCO_2$ 77.0mmHg↑，$PO_2$ 65.0mmHg↓，$SO_2$ 90.2%↓；血乳酸 0.50mmol/L。

9）免疫全项：IgE 172.40U/ml↑（正常值＜165U/ml），CRP 1.45mg/dl↑（正常值＜0.8mg/dl），补体 C3 61ng/dl↓（正常范围为 79～152ng/dl），IgM 42U/ml↓，IgG 909U/ml，IgA 166U/ml；抗核抗体阴性。

10）甲状腺功能：正常范围。

11）肺功能测试：经肺功能动态测试及相关试验结果支气管激发试验阳性；支气管舒张试验阳性[一秒钟用力呼气容积（FEV$_1$）增加 15%以上，且 FEV$_1$增加绝对值>200ml]；最大呼气流量（PEF）日内变异率或昼夜波动率≥20%。结论：①患者存在阻塞性通气功能障碍；②气道阻塞呈可逆性；③肺功能指标呈昼夜波动；④气道高反应性敏感性增高；⑤肺一氧化碳弥散功能正常。以上情况符合支气管哮喘的肺功改变。

12）致敏原点刺试验：粉尘螨阳性（+++）、花粉阳性（+++）。

13）影像学、心电图、脑电图检查：急诊 CT 检查提示皮下及纵隔气肿，双侧气胸、纵隔气肿，支气管疾病，头颅无异常。复查头、胸部、肝胆胰脾 CT：①皮下及纵隔气肿较前增多；②双侧气胸、腹腔积气；③双侧背部胸膜增厚；④肝胆胰脾无异常。心电图，窦性心动过速。脑电图 EEG 检查，表现为以弥漫中高波幅慢波为主的轻度异常。

（2）思维提示

1）急诊 CT 检查提示皮下及纵隔气肿，双侧气胸、纵隔气肿，支气管疾病；复查 CT：①皮下及纵隔气肿较前增多；②双侧气胸、腹腔积气。

2）肺功能测试：经肺功能动态测试及相关试验结果，支气管激发试验阳性；支气管舒张试验阳性[一秒钟用力呼气容积( FEV$_1$)增加 15%以上,且 FEV$_1$增加绝对值>200ml]；最大呼气流量（PEF）日内变异率或昼夜波动率≥20%。结论：①患者存在阻塞性通气功能障碍；②气道阻塞呈可逆性；③肺功能指标呈昼夜波动；④气道高反应性敏感性增高；⑤肺一氧化碳弥散功能正常。以上情况符合支气管哮喘的肺功能改变。

3）血气分析：pH 7.169↓，PCO$_2$ 77.0mmHg↑，PO$_2$ 65.0mmHg↓，SO$_2$ 90.2%↓。

4）血常规：嗜酸粒细胞 10.44%↑。

5）免疫全项：IgE 172.40U/ml↑（正常值<165U/ml）。

6）EEG 表现为以弥漫中高波幅慢波为主的轻度异常。

7）致敏原点刺试验：粉尘螨阳性（+++）、花粉阳性（+++）。支持支气管哮喘急性发作并发皮下气肿，气胸；Ⅱ型呼吸衰竭及重症呼吸性酸中毒，因缺氧和高碳酸血症引起二氧化碳麻醉导致早期肺性脑病，表现为头颈部及双下肢间断抽动伴意识模糊等临床症状。引起支气管哮喘发病可能的致敏原为粉尘螨、花粉等（因点刺试验试剂盒限制，不排除尚有其他可能致敏原存在）。

支气管哮喘的临床症状不难识别。但掌握诊断标准仍是不可忽略的要求。①反复发作喘息、气急、胸闷或咳嗽，多与接触变应原、冷空气、物理性和化学性刺激及病毒性上呼吸道感染、运动等有关。②发作时在双肺可闻及散在的或弥漫性，以呼气相为主的哮鸣音，呼气相延长。③上述症状和体征可经治疗缓解或自行缓解。④除外其他疾病所引起的喘息、气急、胸闷和咳嗽。⑤临床表现不典型者（如无明显喘息或体征），应至少具备以下三项中至少一项阳性：支气管激发试验或运动激发试验阳性；支气管舒张试验阳性，FEV$_1$增加≥12%，且 FEV$_1$增加绝对值≥200ml；昼夜呼气峰流量峰值（PEF）日内（或 2 周）变异率≥20%。符合①～④条或④、⑤条者，可以诊断为支气管哮喘。

了解主要的鉴别诊断，将有利于诊断的进一步明确，避免误诊。其主要的鉴别诊断如下：

（1）慢性阻塞性肺疾病：该疾病多见于具有长期吸烟史和（或）环境职业污染接触史者，中老年男性居多。常见症状为长期咳嗽、咳痰、喘息、胸闷、活动后呼吸困难，疾病急性发作时或疾病进入晚期、严重阶段，患者静息状态下即可出现呼吸困难。在疾病的临床过程中，特别在病情较重的患者，可能会发生体重下降、食欲缺乏、外周肌肉萎缩和功能障碍、精神抑郁和（或）焦虑等全身性症状。合并感染时可咳血痰或咯血。其特征为气流受限不完全可逆（不同于哮喘，哮喘是可逆性气流受限），呈进行性发展。确诊需要肺功能检查：吸入支气管舒张剂后，$FEV_1/FVC<70\%$。

（2）心源性哮喘：常见于有器质性心脏病基础的老年患者发生急性左心衰竭时，发作时的症状与哮喘发作类似。本病特征为咳粉红色泡沫状痰液。胸部 X 线检查和心脏超声检查可发现心脏增大、左心室射血分数降低等。

（3）大气道肿瘤或异物：气管或主支气管内发生肿瘤病变时，由于大气道梗阻，患者可能出现呼吸困难、喘鸣音等，但是对支气管扩张剂的反应差，胸部 CT、肺功能检查、支气管镜检查等可提供相关诊断依据。笔者曾见到类似病例，之前被误诊为哮喘很久，使用治疗哮喘药物无效，延误了疾病的最佳治疗时机。

（4）其他少见疾病：如变应性支气管肺曲菌病、变应性肉芽肿性血管炎、肺嗜酸性粒细胞增多症等，症状与哮喘类似，但按照哮喘治疗效果很差。这时需要进行一些必要的辅助检查，如经支气管镜检查进行分泌物细胞分类及肺活检、外周血嗜酸粒细胞计数、血清总 IgE 及真菌特异性 IgE 抗体、抗中性粒细胞胞质抗体、胸部 CT 及鼻窦 CT、肺功能检查等甚至必要时需要行肾活检、肌电图等检查。明确诊断才能得到正确的治疗。

### （五）初步诊断

1. 支气管哮喘（急性发作）。
2. 并发皮下、纵隔气肿、双侧气胸。
3. 并发 II 型呼吸衰竭及重症呼吸性酸中毒。
4. 早期肺性脑病。

### （六）治疗方案及理由

【方案】　①甲泼尼龙 80mg，12 小时一次（口服）；②沙丁胺醇经呼吸机管道雾化吸入；③经双侧胸腔闭式引流及胸骨上窝切开排气，紧急气管插管机械通气（患者有意识障碍，呼吸出现浅慢、不规则，有低氧血症和呼吸暂停危险时实施）；④β 内酰胺类抗生素（头孢噻肟 1.0g 静脉滴注，每天 2 次，使用前须做过敏皮试）。

【理由】　根据患者病史、症状、体征和辅助检查，可以明确诊断。患者入院时病情急重，当即送入重症监护治疗病房（ICU），在严密观察下实施救治。哮喘急性发作期治疗目的在于尽快缓解症状，改善低氧血症，给予沙丁胺醇经呼吸机管道雾化吸入，本品为选择性 $β_2$ 受体激动剂，能选择性地激动支气管平滑肌的 $β_2$ 受体，有较强的支气管扩张作用。沙丁胺醇气雾吸入时对心脏的兴奋作用比异丙肾上腺素小。同时给予甲泼尼龙 80mg，12h1次（口服），具有抗感染、抗病毒、抗过敏的作用。可增加 $β_2$ 受体的反应性，阻断花生四烯酸炎症反应的途径，减低毛细血管基膜的渗透性，减少白细胞黏附，减少生成气道黏液，抑制免疫球蛋白 E 受体的结合。同时采取经双侧胸腔闭式引流及胸骨上窝切开排气，并在患者有意识障碍，呼吸出现浅慢、不规则，有低氧血症和呼吸暂停危险时实施紧急气管插管机械通气。为了防止可能的并发感染，采用 β 内酰胺类抗生素（头孢噻肟 1.0g 静脉滴注，每天 2 次，使用前须做过敏皮试）。经过一系列救治措施，病情缓解，改为低流量给氧，继续解痉平喘、祛痰及酌情给予抗感染、对症支持治疗。2 天后症状明显缓解，顺利脱机拔管，激素减量，住院 18 天，病情好转稳定，出院，安排随访追踪。并告知患者注意改变生活环境，尤其注意在各个花开季节，尽量避免到有花草开放的处所，尽量避免接触花粉、可疑粉尘和可疑气尘，以期防止和减少哮喘发作。

（尹辉明　谌梦奇）

# 第二节　循环系统疾病

# 病　例　1

〔风湿性心脏联合瓣膜病〕

患者：杨某，女，48 岁，2016 年 5 月 8 日住院。

## （一）主诉

反复心悸、气促 3 年再发伴上腹不适 3 天。

## （二）病史询问

【诊断思路和问诊目的】　患者主诉为反复心悸、气促 3 年再发伴上腹不适 3 天。3 年来出现阵发性心悸、气促，多在活动后发作，经休息可缓解。诊断思路应遵循优先考虑常见病、多发病的原则，应该首先考虑心脏病，而尤以心脏瓣膜病致左心功能不全，致发作性左心衰竭，而冠心病则多伴有心绞痛（或胸闷胸痛）。因此，问诊主要围绕慢性风湿性心脏瓣膜病的诱因和病因、发病时主要症状和特点及伴随症状、是否有风湿性关节病史，是否曾接受相应药物治疗和效果如何等问题展开，并兼顾重要鉴别疾病的临床表现，寻找符合风湿性心脏瓣膜病诊断的证据。

【问诊主要内容及目的】

（1）发病前是否有劳累等诱因：患者可在精神创伤、劳累或风寒感冒、感染等应激后急性起病，但亦可无明显诱因。

（2）发病时主要症状及特点：心悸、气促，多在活动后发作，休息可缓解，下肢水肿、乏力伴咳嗽，咳少量白黏痰，偶尔有痰中带少许血丝等都是风湿性心脏瓣膜病致心功能不全的典型表现。

（3）是否存在有风湿热或游走性多关节炎病史和相关的症状、体征。

（4）入院前曾做过哪些检查：若检查过心脏彩超等，对风湿性心脏瓣膜病的诊断和鉴别诊断具有重要价值。

（5）既往有何种疾病，是否伴有其他风湿性疾病，是否有自身免疫性疾病病史或肝炎、结核病史，是否存在家族遗传史。对年龄较大者还需注意是否合并其他老年性慢性疾病，有利于对患者采取综合治疗。询问既往病史很重要。

【问诊结果及思维提示】

（1）结果：患者，女，48 岁，否认高血压、糖尿病、脑血管病、肝炎、结核病、其他内分泌和自身免疫病及其他重要病史。据不确切记忆：20 来岁前曾有过"游走性四肢关节肿痛病史"，具体不详（一般仅 50% 有风湿热或游走性多关节炎病史）。3 年来出现阵发性心悸、气促，多在活动后发作，经休息可缓解。当地卫生院诊断为"心脏病"，具体不详，未进行系统治疗。3 天前受凉后心悸、气促加重，轻微活动即心悸、呼吸困难，伴咽喉部不适、轻痛，上腹部不适，食欲缺乏，偶咳嗽，咳少量白黏痰，偶尔有痰中带少许血丝，但无咳粉红色血痰史，伴头痛、视物模糊。夜间尚能平卧，无阵发性夜间呼吸困难发生。双下肢轻度水肿，二便如常。否认食物、药物过敏史。已婚、配偶及两儿女健在。否认家族遗传病史。

（2）思维提示：通过问诊可明确，患者为中年女性，病史3年，无明显诱因，主要表现为心脏疾病致心功能不全、心力衰竭症状，如阵发性心悸、气促，多在活动后发作，经休息可缓解。3天前受凉后心悸、气促等病情加重，双下肢轻度水肿，但无"心绞痛"症状。且20来岁前曾有过"游走性四肢关节肿痛病史"，较符合风湿性心脏瓣膜病的临床特点。应在体格检查时重点注意有无"二尖瓣面容"，"脉率如何"、"脉律如何"、"脉搏短绌"，重点进行心脏的视诊、触诊、叩诊、听诊，是否存在心脏扩大、心动过速、心音亢进、心瓣膜杂音，腹部检查的肝区体征，是否存在肝颈静脉回流征阳性、下肢水肿等心力衰竭体征。

### （三）体格检查

**【重点检查内容及目的】**　由于考虑患者为风湿性心脏瓣膜病，因此在对患者进行系统、全面检查的同时，应重点注意准确测量脉搏、血压，注意有无二尖瓣面容，脉率异常、脉律异常、脉搏短绌情况，心脏的视、触、叩、听四诊的情况，是否存在心脏扩大、心动过速、心音亢进、心瓣膜杂音，有无左心衰竭、右心衰竭体征如腹部检查的肝区体征，肝颈静脉回流征阳性、下肢水肿等，进一步明确诊断并评估病情。

**【检查结果及思维提示】**

（1）检查结果：T 37.4℃，P 98次/分（有脉搏短绌），R 18次/分，BP 120/80mmHg，H 158cm，W 56.5kg，体重指数（BMI）22.6kg/m$^2$。发育正常，营养中等，神清语顺，自主体位，查体合作。全身皮肤黏膜无黄染及出血点，无色素沉着、乳晕褐黑。浅表淋巴结无肿大，毛发分布正常。双侧颧颊部显潮红、口唇稍有发绀（示二尖瓣面容），双眼睑无水肿，双眼无突出，双侧眼球运动正常，双侧瞳孔等大正圆，对光反射存在。伸舌居中，咽部充血。颈软、颈静脉无怒张，甲状腺不大，气管居中。双肺呼吸音稍粗，未闻及干湿啰音。心前区稍微隆起，胸骨左缘可扪及右心室收缩期抬举性搏动，心尖冲动位于左第5前肋间锁骨中线外0.5cm，可触及轻微细颤，心界向左扩大，心率为112次/分，节律绝对不齐，第一心音强弱不等，二尖瓣区可听到Ⅲ级收缩期吹风性杂音并舒张期隆隆性杂音，三尖瓣区听到Ⅲ级收缩期吹风性杂音，主动脉瓣区则听到舒张期较粗吹风性杂音。腹平软，无压痛及反跳痛，肝颈静脉回流征阴性。脊柱未见异常，双下肢轻度凹陷性水肿，双手平举震颤试验阴性，四肢肌力、肌张力正常。生理反射存在，病理反射未引出。

（2）思维提示：体格检查结果与问诊后初步考虑风湿性心脏联合瓣膜病的思维一致。进一步做实验室和影像学检查的主要目的是明确病变部位和性质。

### （四）实验室和影像学检查

**【初步检查内容及目的】**

（1）血、尿、便三大常规，肝肾功能及电解质，空腹血糖检查，以上检查为了解患者机体一般情况，内环境的稳定情况，心功能不全（心力衰竭）对机体器官和功能的影响，也为了解患者可能存在的对下一步治疗用药的禁忌证情况。

（2）风湿性疾病本身与机体免疫反应和免疫损伤和炎症反应存在相关性，同时也是判断病情活动情况的依据。因此检查免疫全套、类风湿因子、抗链球菌溶血素"O"、红细胞沉降率、C反应蛋白等均属必要。

（3）凝血功能检查为了解风湿性心瓣膜病常见重要脏器栓塞并发症发生情况和治疗处理用药提供依据。

（4）心肌酶谱为了解患者心肌损伤情况和监测病情提供了重要依据。

（5）肺胸影像学、超声、心电图检查是风湿性心脏瓣膜病定性定位诊断和评估病情的重要依据。

**【检查结果及思维提示】**

（1）结果

1）血常规：HGB 119g/L，WBC $6.8 \times 10^9$/L，N 64%，PT $187 \times 10^9$/L。

2）尿常规：正常；便常规：正常。

3）肝功能：轻度黄胆，ALT 74U/L。

4）肾功能：正常范围，尿酸 444.7μmol/L。

5）电解质：正常范围；空腹血糖 5.8mmol/L。

6）免疫全套：免疫球蛋白，IgG 17.86g/L↑，IgA 3.12g/L，IgM 3.12g/L↑，补体 C3 0.11g/L↓，补体 C4 0.65g/L↓。

7）类风湿因子呈弱阳性；抗链球菌溶血素"O"阳性；红细胞沉降率增快（ESR 45mm/h↑）；C 反应蛋白（CRP） 38mg/L↑。

8）心肌酶谱：CK 223U/L↑，CKMB 35U/L↑，LDH 320U/L↑，MYO 393.4ng/L↑。

9）凝血功能：正常范围。

10）心电图：快速性心房颤动征象。

11）心脏彩超：左心室增大，左心房右心房均稍增大，二尖瓣狭窄并关闭不全，二尖瓣中度反流；主动脉瓣及肺动脉瓣膜增粗，三尖瓣中重度反流，主动脉瓣轻中度反流，肺动脉瓣反流，左心室顺应性减退，左心室收缩功能测值偏低值（EF 55%）。双侧颈动脉硬化斑块形成，双侧颈总动脉处管径轻度狭窄，心律不齐。

12）CT 平扫：右肺上叶前段及下叶小片状密影，头部未见异常。心影向左增大。

（2）思维提示

1）心脏彩超：左心室增大，左心房右心房均稍增大，二尖瓣狭窄并关闭不全，二尖瓣中度反流；主动脉瓣及肺动脉瓣增粗，三尖瓣中重度反流，主动脉瓣轻中度反流，肺动脉瓣反流，左心室顺应性降低，左心室收缩功能测值偏低值（EF 55%）。双侧颈动脉硬化斑块形成，双侧颈总动脉处管径轻度狭窄，心律不齐。心电图：快速性心房颤动征象。CT：右肺上叶前段及下叶小片状密影，头部未见异常。心影向左增大。

2）抗链球菌溶血素"O"阳性；红细胞沉降率增快（ESR 45mm/h↑）；免疫全套：免疫球蛋白，IgG 17.86g/L↑，IgA 3.12g/L，IgM 3.12g/L↑，补体 C3 0.11g/L↓，补体 C4 0.65g/L↓，心肌酶谱：CK 223U/L↑，CKMB 35U/L↑，LDH 320U/L↑，MYO 393.4ng/L↑。以上证实该例为心脏联合瓣膜病并发心律失常，快速性心房颤动，且提示溶血性链球菌感染引发风湿免疫性活动，其是作为导致风湿性全心炎和引起该病例心脏瓣膜病变的主要致病因素。

**（五）初步诊断**

1. 风湿性心脏瓣膜病（联合瓣膜病：二尖瓣狭窄并关闭不全，并主动脉瓣关闭不全、三尖瓣关闭不全）

2. 心脏扩大，心功能Ⅲ级（根据患者自觉的活动能力分级）。

3. 心律失常，快速性心房颤动。

**（六）治疗方案及理由**

**【方案】** ①青霉素 80U，肌内注射，8 小时 1 次（使用前必须先做过敏皮试，显示阴性方可应用）。②地高辛 0.125mg/d，（在严密监测心率的情况下使用）。③阿司匹林肠溶片

50mg/d（餐后）。④呋塞米片，起始 20mg/d，酌情加至 40mg/d。根据利尿效果及水肿消退情况酌情减量直至停药。⑤坎地沙坦酯片 4mg/d。⑥磷酸肌酸钠注射液 1.0g，200ml 生理盐水稀释后静脉滴注，每天 2 次。

【理由】　根据患者病史、症状、体征和辅助检查，可以明确诊断。患者血常规、肝肾功能、内环境大致正常平衡，无目前计划治疗用药的禁忌证。风湿热的病因，目前虽未完全明白，但近年来有充分证据表明它与溶血性链球菌感染有密切关系。该病例此次因感冒后病情加重，并有咽部充血，咽痛不适等症状，"抗链球菌溶血素 "O" 阳性；红细胞沉降率增快（ESR 45mm/h↑），提示风湿热活动可能，因此给予青霉素 80U，肌内注射，8 小时 1 次。另患者存在快速心房颤动，心室率为 112 次/分（大于 100 次/分），为控制心室率并改善心力衰竭症状，酌情给予用地高辛 0.125mg/d。须在严密监测心率的情况下使用，当心率小于 90～100 次/分时则停用。酌情给予呋塞米利尿消水，减少回心血量，减轻心脏前负荷，根据利尿效果及水肿消退情况酌情减量停药。酌用阿司匹林肠溶片意在抗血小板聚集，防止左心房内血栓形成而导致重要器官栓塞（主要是脑栓塞）。酌情给予坎地沙坦酯片意在防止和延缓心脏重构。磷酸肌酸在肌肉收缩的能量代谢中发挥重要作用。它是心肌和骨骼肌的化学能量储备，并用于 ATP 的再合成，ATP 的水解为肌动球蛋白收缩过程提供能量。磷酸肌酸钠注射剂是为了改善心肌的能量代谢和保护心肌的作用及其他必要情况酌情给予的，用于对症支持治疗。在有条件时可考虑转上级医院手术治疗。

临床提示：风湿性心脏瓣膜病是急性风湿热侵犯心脏后所遗留的慢性心脏病变，目前在我国仍相当多见。风湿性心脏瓣膜病以二尖瓣受累最为常见，其次为主动脉瓣，三尖瓣很少见，肺动脉瓣则更为罕见，慢性风湿性心脏病可累及数个瓣膜。临床上最常见的是单独二尖瓣病变，约占 70%，次之为二尖瓣合并主动脉瓣病变，约占 25%，单独主动脉瓣病变占 2%～3%，三尖瓣或肺动脉瓣病变则多与二尖瓣或主动脉瓣病变合并存在。临床上诊断风湿性心脏瓣膜病过程中，心脏瓣膜杂音的听取起到十分重要的作用。心脏杂音也可见于健康人，更多发生于心血管疾病患者。因此，心瓣膜杂音是诊断心脏病（尤其是风湿性心脏瓣膜病）的重要依据，如在心尖区出现舒张中期伴收缩期前递增性隆隆样杂音，可诊断为二尖瓣狭窄。胸骨左缘第 2 肋间连续性机器样响亮的杂音，且伴有连续震颤，常提示动脉导管未闭。因而心脏杂音在心脏病诊断中占有极其重要的地位。

从心脏瓣膜杂音产生的机制可知，无论何种病变（如心脏扩大、瓣膜脱垂、瓣膜本身病变而致关闭不全或狭窄）导致的瓣膜存在反流，尤其是中重度反流或因瓣膜开口狭窄，血流通过受阻，都会产生不同程度的收缩期或舒张期杂音。这就要求医生有熟练掌握听诊技巧和认真负责的诊查态度，不放过任何查体过程中的蛛丝马迹。避免简单粗略检查和主观臆断，而以"无病理性杂音"一言以"挡塞"之。值得注意的是，在认真仔细听诊后终未证实明确杂音存在的某些风湿性心脏瓣膜病病例中尚存在有亚型风湿性心脏病瓣膜病的可能，而导致将风湿性心脏病误诊为冠状动脉粥样硬化性心脏病、肺源性心脏病、心肌病等。其原因在于病变瓣膜开口处的质地（震动）、口径、通过血流的量、黏度、流速、阻力、漩涡形成等因素，以及影响这些因素的其他条件（甚至包括体位、技巧）。遇到此种情况则更需要认真仔细检查，并借助相应的辅助诊查工具（影像、超声、心音学），以求取正确的诊断结果。

值得注意的是：①杂音出现的时间。收缩晚期、全收缩期及舒张期杂音都有病理意义。②杂音的部位和传导。不同的心脏病变，所产生的杂音各有其最响的部位和传导范围，这与病变位置、血流方向及将杂音传到体表的介质性质有关。例如，二尖瓣狭窄的杂音在心尖部最响，一般很少传导，二尖瓣关闭不全的杂音在心尖部最响，向腋下传导。③杂音的强度。听诊时收缩期杂音可分为Ⅳ级或Ⅵ级，临床上较多使用六级分法。一级杂音无重要意义，正常人在主动脉瓣区及心尖部亦可听到。但Ⅲ级以上杂音多表示心脏血管有器质性病变如心脏瓣膜病、先天性心脏病、发热等。心音图中常以心尖部 $S_1$ 主波的振幅为标准，杂音振幅≥$S_1$ 振幅称为显著，<1/3 $S_1$ 振幅称为轻度，等于 1/2$S_1$ 称为中度，仅有微弱振动者称为很弱。④杂音频率。频率与压差及流速成正比，而与流量成反比。高频杂音频率在 120Hz 以上，中频杂音为 60～120Hz，低频杂音为 30～60Hz。高频为主的杂音听诊为吹风样，以低频为主的杂音听诊呈隆隆样。⑤心音图上杂音的形态。其与产生杂音的病理基础有关，有一贯型、递增型、递减型、菱型、连续型、不规则型、音乐型等。⑥呼吸、体位、瓦尔萨尔瓦动作（紧闭声门后用力呼气）、运动、心动周期长度改变及某些影响血流动力学的药物的影响。一般卧位时听诊较坐位、站位清晰，运动后及使血流加快后杂音强度增大。有时二尖瓣狭窄的杂音在一般体位不易听到，转到左侧卧位，尤其是刚转体位后 6～10 次心搏方能听到。三尖瓣狭窄或关闭不全的杂音于吸气时加强，生理性收缩期杂音可于吸气时消失。

（1）杂音的分型及临床意义

1）功能性收缩期杂音：多在心尖部或肺动脉瓣区听到或录到。运动、情绪激动或心动过速时易出现或使杂音增强。听诊为柔和吹风样。生理性（良性）杂音均为收缩期杂音，多发生于收缩中期，多在肺动脉瓣区（有时在心尖区）听到，较局限，多在三级以下，音调柔和，卧位时易听到，呼气末清晰。青少年及儿童多见喷射性杂音（心室收缩期的快速排空期血液冲入肺动脉及升主动脉）。妊娠、贫血、发热等时可出现功能性杂音。心音图上收缩期杂音，频率在中等以上多为递减型或菱型，振幅一般<1/3 $S_1$ 的振幅。有些杂音则为心外原因引起。

2）器质性收缩期杂音：一为收缩中期喷射性杂音（简称喷射性杂音），见于半月瓣或心室流出道狭窄，或半月瓣正常而心室喷血速度过快、过多时，或血液由压力高的心血管腔分流到压力低的心血管腔，主要在心底部听到或录到。二为收缩期反流性杂音，是血液从高压心腔经异常通路反流到低压心腔所产生的杂音，亦称回流性杂音。以上杂音均见于器质性心脏病，如二尖瓣关闭不全、室间隔缺损等。其心音图特点为杂音呈一贯型或递增型或递减型的变异，在 $S_1$ 后即开始，常掩盖 $S_1$；历时长，多占全收缩期，频率高。二尖瓣关闭不全的杂音（在心尖及心尖区以外最响，亦可传到左肩胛下角处）出现于收缩早期，或占据大部分收缩期。强度在 2～3 级以上，音调高，粗糙，吹风样或乐性，心音图上可有多种形态。室间隔缺损杂音在胸骨左缘第 3、4 肋间最响。

3）舒张期杂音：心尖部的舒张期杂音可为功能性，但多数舒张期杂音表示有心脏器质性病变，但不一定是"瓣膜"病变，舒张期杂音，如①经半月瓣的反流性杂音。在心室舒张期，大血管与心室间有显著压差。若半月瓣关闭不全，则关闭后即出现反流，心音图上 $S_2$ 后紧随舒张早期杂音，可遮盖 $S_2$，幅度高。随着大血管内舒张压的下降，心室内压力升高，杂音渐减弱，故杂音呈递减型。亦可持续到整个舒张期。这种杂音频率高，响度低，易听而难录。杂音所占时间与关闭不全的程度有一定的正相关，但严重关闭不全或心力衰竭时，杂音变短或消失。其常见于主动脉瓣关闭不全（杂音在主动脉瓣区，向心尖部传导、频率及振幅较高，用升压药物后杂音增强）、肺动脉瓣关闭不全[器质性病变者少见，杂音在舒张早期或中期，频率低，时限短，肺动脉瓣区第二心音（$P_2$）减低或消失。功能性肺动脉瓣关闭不全较多见，杂音在舒张早期，频率高、历时长，呈递减型，$P_2$ 振幅较大，常有肺动脉喷射音（PES）及喷射性收缩期杂音]。②房室瓣阻塞性杂音（舒张期充盈性杂音）。其是指血流经过狭窄的房室瓣口，因流速及房室间的压差出现漩涡，产生的杂音，以低频为主，杂音常在 $A_2$（二尖瓣狭窄）或 $P_2$（三尖瓣狭窄）0.06～0.08s 后才出现，窦性心率时可有收缩期前（或舒张晚期）杂音增强。常见于风湿性心脏病二尖瓣狭窄，左侧卧位时，用钟形听诊器胸件在心尖部或其内侧可听到低调隆隆样杂音，可有收缩期前增强，多伴震颤。杂音时限与二尖瓣狭窄的严重性有一定关系。轻度狭窄时，舒张期杂音呈递减型、时限短；中度狭窄时，杂音较长且收缩期前增强；严重狭窄，杂音可占全舒张期并掩盖收缩期前杂音；但极度狭窄时，经瓣口血流过少，杂音幅度降低及时限缩短甚至杂音反而消失。三尖瓣狭窄的杂音部位在剑突下，无收缩期前递增，吸气或右侧卧位时杂音增强。二尖瓣疾病致肺动脉压升高，肺动脉扩张，肺动脉瓣相对关闭不全，则肺动脉瓣区可闻舒张期吹风样杂音（格雷厄姆-斯蒂尔杂音）。③经房室瓣血流增加性杂音（流量性舒张期杂音）。其是指大量血流经过无器质性病变的房室瓣（主要是二尖瓣）口，因瓣口相对性狭窄而引起的杂音，亦称功能性二尖瓣狭窄杂音，常为舒张中期低频非递增性杂音。其见于严重二尖瓣关闭不全、主动脉瓣关闭不全、甲状腺功能亢进、贫血、左到右大量分流的先天性心脏病等。经三尖瓣的舒张期流量性杂音见于房间隔缺损、三尖瓣关闭不全等。

4）连续性杂音：连续于收缩期与舒张期之间，不被 $S_2$ 所间断，常常收缩期呈递增型，舒张期呈递减型。在一个心动周期中成为一个大菱型杂音，菱峰在 $S_2$ 处，发生机制：①高压心血管腔与低压心血管腔之间的异常交通，收缩期及舒张期均有压力阶差，发生连续血液分流。连续性杂音多见于动脉导管未闭、各部位动静脉瘘等。②血流经过局部狭窄血管的血管，如主动脉弓综合征、肺动脉分支狭窄等时出现。③血流经过正常或扩张的血管时速度增快而引起的连续性杂音，见于先天性心脏病肺静脉畸形引流、动脉侧支循环等。

关于心脏听诊：患者应取坐位或仰卧位，必要时可嘱患者变换体位。例如，二尖瓣杂音常在左侧卧位时听得清楚；主动脉瓣关闭不全的杂音于坐位或站立位时更为清晰。听诊时还应注意杂音在心动周期中的时间（收缩期或舒张期）、最响的部位，音调高低、响度、音质（吹风样、隆隆样、机器声样、乐音样），是否传导、传导的方向，与运动、呼吸、体位和药物影响的关系等来判断其临床意义。

（2）杂音的特性

1）杂音的分期：心音是划分心动周期的标志。第一心音标志着心室收缩期的开始，心脏杂音发生在第二心音与下一心动周期的第一心音之间者，称为舒张期杂音。连续出现在收缩期和舒张期者，称为连续性杂音。无论收缩期和舒张期杂音，按其出现时期的早晚，持续时间的长短，均可分为早期、中期、晚期和全期杂音。例如，肺动脉瓣狭窄常为收缩中期杂音；二尖瓣关闭不全的杂音可占据整个收缩期，并覆盖第一心音及第二心音。又例如，二尖瓣狭窄的舒张期杂音，常在舒张中期及晚期出现；而主动脉瓣关闭不全的杂音，常发生在舒张早期。

临床上，收缩期杂音很多是功能性的，而舒张期及连续性杂音则均为病理性。

2）杂音的部位：由于部位及血流方向的不同；杂音最响的部位亦不相同。一般而言，杂音出现在某瓣膜听诊区最响，提示病变是在该区相应的瓣膜。例如，杂音在心尖部最响，提示病变在二尖瓣；在主动脉瓣区最响，提示病变在主动脉瓣；在肺动脉瓣区最响，提示病变在肺动脉瓣；在胸骨下端最响，则提示病变主要在三尖瓣；如在胸骨左缘第 3 肋间隙处听到粗糙而响亮的收缩期杂音，则可能为室间隔缺损。然而，主动脉瓣关闭不全的高音调递减型哈气样杂音，风湿性者常在胸骨左缘第 3、4 肋间隙处（即主动脉第二听诊区）最响。而梅毒性所致者则在胸骨右缘第 2 肋间最著。

3）杂音性质：由于病变部位及性质不同，杂音性质亦不一样，可为吹风样、隆隆样或雷鸣样、叹气样、机器声样及乐音样等。在临床上，吹风样杂音最多见于二尖瓣区和肺动脉瓣区。二尖瓣区粗糙的吹风样收缩期杂音，提示二尖瓣关闭不全。二尖瓣狭窄的特征性杂音为典型的隆隆样。主动脉瓣区叹气样杂音，为主动脉瓣关闭不全的特征性杂音。机器声样杂音主要见于动脉导管未闭。乐音样杂音常为感染性心内炎、梅毒性主动脉瓣关闭不全的特征。收缩期杂音的响度一般与病变性质有关。2/6 级以下杂音多为无害性杂音，3/6级以上杂音大多为器质性病变所引起。舒张期杂音不论其响度强弱，都属于病理性。

4）杂音的传导：不同的瓣膜或血管，不同病变所产生的杂音，通常有其特定的传布方向，一般常沿着产生杂音的血流方向传导，但也可向周围组织扩散。根据杂音最响的部位及其传导方向，可判断杂音的来源及其病理性质。例如，二尖瓣关闭不全的收缩期杂音在心尖部最响，并向左腋下及左肩胛下角处传导；主动脉瓣关闭不全的舒张杂音在主动脉瓣第二听诊区最响，并可向左下方传导至胸骨下端或心尖部；主动脉瓣狭窄的收缩期杂音，在主动脉瓣最响，可向上传至颈部。有的杂音较局限，如二尖瓣狭窄的杂音，常局限于心尖部；室间隔缺损的收缩期杂音常局限于胸骨左缘第 3、4 肋间隙处；肺动脉瓣区病变的杂音较局限，一般杂音传导越远，声音亦越弱，但性质不变。因此如杂音仅局限在一个瓣膜区，则必为该瓣膜病变。如果在两个瓣膜区都能听到性质和时期相同的杂音时，为了判断杂音是来自一个瓣膜区抑或两个瓣膜区，可将听诊器从其中的一个瓣膜区逐渐移向另一个瓣膜区来进行听诊。若杂音逐渐减弱，则为杂音最响处的瓣膜有病变；若杂音逐渐减弱，当移近另一瓣膜区时，杂音又增强，则可能为两个瓣膜均有病变。

5）杂音强度：杂音的强度取决于以下方面。①狭窄程度，一般情况下，狭窄越重，杂音越强，但极度狭窄以至血流通过极少时，杂音反而减弱或消失；②血流速度越快，杂音越强；③狭窄口两侧压力差越大，杂音越强，如当心力衰竭心肌收缩力减弱时，狭窄口两侧压力差减少，杂音则减弱或消失；当心力衰竭恢复使两侧压力差增大，则杂音随之增强。心脏杂音的形态，根据心音图记录一般可分为一贯型、递减型、递增型、递增-递减型、菱型、不成型或音乐型等。

为了判断收缩期杂音的强度，须将收缩期杂音进行分级。其分级方法有两种，即六级分法和四级分法，前者应用较普遍，但Ⅲ级及Ⅳ级指标不够明确具体，尚不尽一致。其分级具体如下：①Ⅰ级是最弱的杂音，听诊时不能立即发现，须经仔细听诊方可闻及；②Ⅱ级是检查者将听诊器放于胸部听诊区立刻就可以听到比较弱的杂音；③Ⅲ级为中等响度的杂音；④Ⅳ级为较响亮的杂音，常伴有震颤；⑤Ⅴ级是听诊器的胸件刚触及皮肤就能听到的杂音，响度大，但离开皮肤则听不到，伴有震颤；⑥Ⅳ级为极响的杂音，听诊器不接触皮肤也可听到，有强烈的震颤。

（谌梦奇）

# 病　例　2

〔扩张型心肌病〕

患者：蒋某，男，67 岁，于 2016 年 3 月 30 日住院。

## （一）主诉

反复心悸、气促、乏力、阵发性夜间呼吸困难 5 年，加重 7 天。

## （二）病史询问

【诊断思路和问诊目的】　患者主诉为反复心悸、气促、乏力、阵发性夜间呼吸困难 5 年，加重 7 天。以反复发作"左心衰竭"为临床主要表现。诊断思路遵循优先考虑常见病、多发病的原则，扩张型心肌病应首先考虑。问诊主要围绕扩张型心肌病的病因和诱因、发病时主要症状和特点及伴随症状，是否曾接受何种药物治疗和效果如何而展开，兼顾重要鉴别疾病的临床表现，寻找扩张型心肌病的诊断证据。

【问诊主要内容及目的】

（1）发病前是否有劳累等诱因：扩张型心肌病是多种因素长期作用而引起心肌损害的最终结果。感染或非感染性心肌炎、酒精中毒、代谢等多种因素均可能与扩张型心肌病发病有关。短暂的原发性心肌损伤（如接触毒性物质）对某些心肌细胞来说可能是致死性的，但残存的心肌细胞会因此而增加负荷，发生代偿性肥大。这种代偿性变化在早期尚能维持心脏的整体功能，但最终将表现为心肌的收缩和舒张功能障碍。心肌炎既有不可逆的心肌细胞死亡，又有由细胞因子所介导的可逆性心肌抑制。某些因素（如酒精）虽然不直接损害心肌细胞，但如长期作用仍可造成严重的心脏功能障碍。此外，许多损伤还会累及心脏的纤维支架系统，影响心肌的顺应性，从而参与心室扩大的发生与发展。须了解患者的症状发作和加重是否与劳累有关。

（2）发病时主要症状及特点：患者发病时可出现心慌（悸）、乏力、气促（无胸痛、晕厥，休息可缓解，反复发作，逐年加重。夜间需高枕卧位甚至需端坐位以求缓解呼吸困难，均表现为"急性左心衰竭"发作的表现。其也正是"扩张型心肌病"的主要常见症状和表现。

（3）发作时是否有过咳粉红色泡沫痰等急性"左心衰竭"所致"肺水肿"的表现。

（4）入院前曾做过哪些有关心脏病、高血压、糖尿病、慢性肝病的检查，如胸部 X 线片、CT 平扫、心电图、相关生化等检查。

（5）既往有何种疾病，对年龄较大者还需注意是否合并其他老年性慢性疾病，有利于对患者采取综合治疗。注意烟酒嗜好及相关心脏疾病，特别是有关心肌炎（如酒精中毒性、病毒感染性）病史的询问，以了解心肌病变发生发展的诱因和主因。不可忽略家族遗传病史和食物、药物过敏史的询问。

【问诊结果及思维提示】

（1）结果：患者蒋某，男，67 岁。有慢性阻塞性肺疾病史 8 年，曾住院治疗 2 次。5 年前曾因感冒高热住院诊断过"病毒性心肌炎"。否认高血压、糖尿病、结核及其他重要病史。否认家族遗传病史，无药物及食物过敏史，有吸烟及饮酒史 10 余年。

患者于 5 年前起出现心慌（悸）、乏力、气促、（无胸痛、晕厥），休息可缓解。其反复发作，逐年加重。夜间需高枕卧位，饮食睡眠二便尚可，先后 3 次住院。诊断为"冠心病"平日不规则服用"阿司匹林、地高辛、呋塞米、螺内酯、依那普利、速效救心丸"等药物。7 天来因感冒和劳累后病情加重，稍事活动即感心悸难抑、呼吸困难、夜间不能平卧，间有咳嗽、偶尔咳粉红色泡沫状痰，故再次住院求治。此次病情加重以来神清，精神和睡眠差，食欲不好，小便如常，大便每天 1 次（尚成形）。

（2）思维提示：通过问诊可明确，患者为老年男性，病史 5 年，既往曾有过"病毒性心肌炎""慢性阻塞性肺疾病"，且有过 10 年余的饮酒和吸烟史。其主要表现为反复发作性"左心衰竭"的临床症状。7 天来因感冒和劳累后病情加重，稍事活动即感心悸难抑、呼吸困难、夜间不能平卧，间有咳嗽、偶尔咳粉红色泡沫状痰。大致符合"扩张型心肌病"的临床特点。外院曾诊断为"冠心病"。但患者不是以"心绞痛"（或其他心肌缺血表现）为主要症状而是以反复"左心衰竭"为临床特征，因而更接近"扩张型心肌病"的诊断。应在体格检查时重点注意心脏扩大、心肌舒缩功能障碍和听诊是否存在因心脏扩大而产生的相对性瓣膜关闭不全而产生的瓣膜杂音，以及因左心衰竭进而继发的右心衰竭而引发的肺水肿和肝大、腹水、肝颈静脉回流征阳性等体征。

## （三）体格检查

**【重点检查内容及目的】**　考虑患者为扩张型心肌病，因此在对患者进行系统、全面检查的同时，应重点注意准确测量脉搏、血压，心脏的视诊、触诊、叩诊、听诊，有无心脏扩大、心律失常、左心衰竭、右心衰竭的体征，如肺水肿、肝大、下肢水肿、肝颈静脉回流征阳性等。

**【检查结果及思维提示】**

（1）检查结果：T 36.5℃，P 102 次/分，R 20 次/分，BP 150/90mmHg，H 165cm，W 61.5kg，体重指数（BMI）22.5kg/m$^2$。发育正常，营养欠佳，慢性病容，精神较差，神清语顺，自主体位，查体合作。全身皮肤黏膜无黄染及出血点，无色素沉着、浅表淋巴结无肿大，毛发分布正常。头颅未见异常，双眼睑轻度水肿，双眼无突出，双侧眼球运动正常，双侧瞳孔等大正圆，对光反射存在。口唇轻微发绀，伸舌居中。咽部无充血。颈软，气管居中，颈静脉轻微充盈，甲状腺无肿大，无血管杂音，胸廓呈"桶状胸"，双侧呼吸运动对称，语颤减弱，双肺叩诊过清音，双肺呼吸音粗，双下肺闻及少许湿啰音，无胸膜摩擦音。心界向左下扩大，心尖冲动位于左前第 5 肋间左锁骨中线外 2.0cm，未触及震颤，心率为 102 次/分，律齐，心尖区可闻及 3/6 级收缩期吹风样杂音，偶可听到第三心音、第四心音"奔马律"。腹平软，无压痛、反跳痛，未扪及包块，墨菲征阴性，肝于右肋沿下 2cm 可扪及，质软无触痛，脾未扪及，肝颈静脉回流征弱阳性，腹部移动性浊音阴性，无双肾区叩痛。脊柱未见异常，双下肢凹陷性水肿（++），双手平举震颤试验阴性，四肢肌力、肌张力正常。生理反射存在，各项病理反射未引出。

（2）思维提示：体格检查结果与问诊后初步考虑扩张型心肌病诊断思路基本一致。进一步做实验室和影像学检查的主要目的是明确病变部位和性质。

## （四）实验室和影像学检查

**【初步检查内容及目的】**

（1）血、尿、便三大常规，肝肾功能及电解质，血糖，血脂，这些常规检查可以了解患者的基本情况，并了解扩张型心肌病所致全心衰竭导致可能的肝肾等器官因灌注障碍和淤血所致的功能障碍及其他继发性病症，了解患者内环境的稳定情况、血脂情况，了解患者发生血管粥样硬化乃至发生"冠心病"的基础，以及相应治疗药物应用品种、用量的适宜安排。

（2）查心肌酶谱、凝血功能、N 端脑钠肽、B 型钠尿肽，可了解心肌损害的情况，以及抗凝药、抗血小板聚集药物应用的指征和具体用量的安排。

（3）查心脏彩超；胸腔彩超、腹腔彩超；胸部影像学 CT 平扫；心电图；动态心电图等，将可获取有关扩张型心肌病心脏形态病理剖学、心电图的一定特异性的诊断指标和依据及波及肺部损害的情况，有利病情评估和判断。

**【检查结果及思维提示】**

（1）实验室结果：血常规 108g/L，WBC $6.3 \times 10^9$/L，N 82.94%，Pt $81 \times 10^9$/L；粪常规：未见异常；尿常规：未见异常；肝功能：正常；肾功能：BUN 8.32mmol/L↑，CRE 114.5μmol/L，UA 566.8μmol/L↑；空腹血糖 5.07mmol/L↑；CHOL 3.18mmol/L↓，TG 0.84mmol/L，HDL 1.99mmol/L，LDL 1.02mmol/L；心肌酶谱：正常范围；凝血功能：正常范围；N 端脑钠肽 9480pg/ml；B 型钠尿肽 674.83pg/ml。

（2）影像、超声、心电图检查结果

1）心脏彩超：全心扩大，左室壁运动弥漫性减弱，呈扩张型心肌病声像；二尖瓣关闭不全至重度反流；主动脉瓣退行性病变并轻中度反流；肺动脉轻中度高压（间接估测肺动脉压 41mmHg），三尖瓣轻中度反流，左心室舒张功能减退，收缩功能测值 EF 33%示中度减低。心包少量积液，右侧胸腔少量积液。

2）胸腔彩超、腹腔彩超：腹腔未见明显游离液性暗区，双侧胸腔少量积液。

3）胸部 CT 平扫：肺部未见明显渗出及占位病变；心脏明显增大。

4）心电图：窦性心律；一度房室传导阻滞；左心扩大伴心肌损害；左心房负荷过重。

5）动态心电图：基本节律，窦性，最大心率为 127 次/分，最小心率为 64 次/分，平均心率为 87 次/分，室性异位搏动为 65 次/分，室上性异位搏动为 286 次/分，其中独立心搏为 278 次/分，成对的心搏为 8 次/分，无长间歇，ST—T 动态改变，一度房室传导阻滞，完全性左束支传导阻滞。

### （五）初步诊断

1. 扩张型心肌病、心脏扩大、心功能Ⅳ级。

2. 高尿酸血症。

### （六）治疗方案及理由

【方案】　①地高辛片 0.125mg/d，在较严密心电监护下应用，并注意观察可能的毒副作用，及时调整用药。②呋塞米片，起始 20mg/d，酌情加至 40mg/d。根据利尿效果及水肿消退情况酌情减量直至停药。③坎地沙坦酯片 4mg/d。④复方丹参滴丸 10 粒，每天 3 次（可舌下含服）。⑤美托洛尔片 12.5mg/12h。⑥磷酸肌酸钠注射剂 1.0g，200ml 生理盐水稀释后静脉滴注，每天 2 次。⑦改善心肌代谢的药物如维生素 C、三磷腺苷、辅酶 A、环腺苷酸、泛癸利酮（辅酶 $Q_{10}$）等可作为辅助治疗。

【理由】　根据患者病史、症状、体征和辅助检查，可以明确诊断。入院后即予卧床休息，给予鼻饲管吸氧。右心衰竭治疗原则与一般心力衰竭相同，采用强心药（地高辛）、利尿药（呋塞米）和扩血管药（坎地沙坦酯）治疗，由于心肌损坏较广泛，洋地黄类、利尿药有益，在低肾小球滤过时，氢氯噻嗪可能失效，此时，需用祥利尿药，如呋塞米，扩血管药，如选择性血管紧张素Ⅱ受体（AT$_1$）拮抗剂（坎地沙坦酯），用时须从小剂量开始，有防止和延缓心脏重构的作用，但应注意避免低血压。近年来发现本病有心力衰竭时用 β 受体阻滞药有效，其机制可能是慢性心力衰竭时肾上腺素能神经过度兴奋，β 受体密度下调，在本病中其程度大于心肌梗死后，β 受体密度下调，在本病中其程度大于心肌梗死后，用 β 受体阻滞药（美托洛尔）后肾上腺素能神经过度兴奋的有害作用被去除，心肌内 β 受体密度上调，起始用极小剂，然后缓慢加大剂量，此种治疗可以延长患者寿命。至于 β 受体阻滞药可能存在的负性肌力作用，已有的经验证明并未导致明显的负面影响。同时强心药（地高辛）的应用也具有相应的保护作用；同时给予改善心肌代谢的药物如维生素 C、三磷腺苷、辅酶 A、环腺苷酸、辅酶 $Q_{10}$ 等可作为辅助治疗。磷酸肌酸在肌肉收缩的能量代谢中发挥重要作用，它是心肌和骨骼肌的化学能量储备，并用于 ATP 的再合成，ATP 的水解为肌动球蛋白收缩过程提供能量。磷酸肌酸钠注射剂是为了改善心肌的能量代谢和起到保护心肌的作用而使用的。

患者住院后给予扩张冠状动脉（复方丹滴丸）、强心、减轻心脏负荷、延缓心脏重构（坎地沙坦酯）、调脂、抗凝、改善循环（复方丹滴丸）等对症支持治疗。经查患者对于治疗方案所采用的药并无禁忌证存在，但其中呋塞米可能对其高尿酸血症有增高血尿酸之虞，宜注意血尿酸监测，如有尿酸明显增高则应适时停药观察。住院 15 天病情缓解出院，回家休养，继续维持治疗。门诊随访复查。

临床提示：扩张型心肌病（dilated cardiomyopathy，DCM）是以左心室（多数）或右心室明显扩大，且均伴有不同程度的心肌肥大，心室收缩功能减退，以心脏扩大、心力衰竭、心律失常、栓塞、胸痛为基本特征。DCM 缺乏特异性的诊断指标，诊断的确立常采取排除其他器质性心脏病的方法，且需与以下心脏病鉴别。

（1）风湿性心瓣膜病：DCM 可有二尖瓣或三尖瓣关闭不全的杂音及左心房扩大，易与风湿性心脏病混淆。前者心脏杂音在心力衰竭时较响，心力衰竭控制后，杂音减轻或消失，而后者在心力衰竭控制后，杂音反而明显，且常伴二尖瓣狭窄和（或）主动脉瓣杂音，在连续听诊随访中有助于鉴别诊断。超声心动图可显示瓣膜有明显病理性改变，而心肌病则无，但可见房室环明显扩张。

（2）心包积液：大量心包积液时，心脏外形扩大，和普遍心脏增大型的 DCM 相似。DCM 的心尖冲动向左下移位，与心浊音外缘相符，常可闻及二尖瓣或三尖瓣关闭不全的收缩期杂音。心包积液时左心外缘叩诊为实音，心尖冲动消失，心音遥远，且在左缘实音界的内侧听到。超声心动图可清晰见到心包积液区及判断积液量多少，做出明确诊断。DCM 在心力衰竭时即使出现心包积液，其量甚少，并具有大心腔二尖瓣小开口的特征。

（3）冠心病：少数严重冠心病的患者，心肌有多发性小梗死灶或因慢性缺血形成广泛的纤维化，心脏各腔室都扩大，有时难与 DCM 相鉴别，下列几点有助于鉴别诊断。①DCM 患者年龄较轻，无心绞痛的典型症状。②冠心病患者心电图多有与冠状动脉供血部位相一致的异常 Q 波及 ST—T 改变，而 DCM 的 ST—T 改变广泛，即使出现 Q 波也多不典型，且与冠状动脉供血分布无相应关系。③超声心动图，冠心病多以左心室受累为主，坏死的心肌无收缩功能或出现相反搏动，呈节段性分布。DCM 则各房室均见扩大，心肌运动普遍减弱。④选择性冠状动脉造影，可排除或肯定冠心病的诊断。⑤心肌核素检查。

（4）心肌炎：病毒性或风湿性心肌炎在少数严重病例中可有明显的心脏扩大、奔马律、收缩期杂音等，与 DCM 酷似。一般而言，这种严重的心肌炎多属于急性期，但也可以延至数周至 2 个月、3 个月，而 DCM 多属于慢性。详细询问有无上呼吸道感染病史，病毒血清试验有一定帮助，判断风湿活动的一些血清学检查可以提供一些依据。

（谌梦奇）

# 病　例　3

〔结核性心包炎〕并〔心脏压塞〕

患者：易某，男，50 岁，2016 年 4 月 18 日住院。

## （一）主诉

反复胸痛 2 年，加重伴心前区紧压感，劳累呼吸困难、咳嗽、低热半月余。

## （二）病史询问

**【诊断思路和问诊目的】**　患者主诉为反复胸痛 2 年，加重伴心前区紧压感，劳累呼吸困难、咳嗽、低热半个月余。诊断思路应遵循优先考虑常见病、多发病的原则，心包、胸腔胸膜疾病如心包炎、胸膜炎应该首先考虑。因此，问诊主要围绕心包炎、胸膜炎的诱因和病因、发病时主要症状和特点，以及伴随症状、是否曾接受药物治疗和效果如何等问题展开，并兼顾重要鉴别疾病的临床表现，寻找符合心包炎、胸膜炎诊断的证据。

**【问诊主要内容及目的】**

（1）发病前是否有劳累等诱因：患者可在劳累或受寒感冒、感染等应激后急性起病，但亦可无明显诱因。

（2）发病时主要症状及特点：胸痛，以心前区、胸骨和剑突下疼痛为主，呈反复阵发性压榨性疼痛，心前区紧压感，向斜方肌边缘、左肩、臂、背部放射，咳嗽、深呼吸及平卧位时加剧，前俯位时可缓解。伴有呼吸不畅、劳力性呼吸困难、咳嗽、上腹隐胀痛、吞咽梗阻感等心脏压塞症状。

（3）是否存在腔静脉回流受阻，如肝大、腹水、下肢水肿等表现；有无头晕、疲劳、乏力、食欲缺乏等心脏低排血量表现。

（4）入院前曾做过哪些检查：如胸部 X 线片、CT 扫描、心脏彩超、心电图等。

（5）既往有何种疾病，是否患过结核病、慢性肝病、糖尿病、风湿性疾病等。对年龄较大者还需注意是否合并其他老年性慢性疾病，有利于对患者采取综合治疗。既往病史，家族遗传史的询问不可忽视。

【问诊结果及思维提示】

（1）结果：患者男性，50 岁，2 年前起出现胸痛，以心前区、胸骨和剑突下疼痛为主，呈反复阵发性压榨性疼痛，向斜方肌边缘、左肩、臂、背部放射，咳嗽、深呼吸及平卧位时加剧，前俯位时可缓解。半个月来胸痛加重，出现心前区紧压感、劳累时呼吸困难、感呼吸不畅、干咳、低热、盗汗、咳白色黏痰、上腹隐胀痛、吞咽梗阻感、乏力烦躁。既往有"2 型糖尿病"史 3 年多，曾发生过"酮症酸中毒"，现自注优泌林 70/30（早 18U 晚 12U）。在发生糖尿病前后，容易感冒，间常有午后低热、夜间盗汗等。否认"高血压""心脑血管病""肝炎"及其他重要病史。不嗜烟酒。患者自发病以来，神清、精神可，食欲差，小便量较少，大便每天 1～2 次，成形。

（2）思维提示：通过问诊可明确，患者为中年男性，病史 2 年多，无明显诱因，主要表现为胸痛，以心前区、胸骨和剑突下疼痛为主，呈反复阵发性压榨性疼痛，心前区紧压感，劳累时呼吸困难、有腔静脉回流受阻和心脏低排血量表现，提示心包和胸膜等多浆膜炎症乃至心脏压塞可能。其午后低热、夜间盗汗、干咳等则提示结核可能为致病原。加之有 2 型糖尿病的存在，两者互为影响往往易导致难治型而出现并发症。应在体格检查时重点注意心包膜（心包积液、心脏压塞）、胸膜（积液）、腹部肝区检查的阳性体征（肝颈静脉回流征、腹水征等）。

## （三）体格检查

【重点检查内容及目的】　考虑患者为心包和胸膜等多浆膜炎症乃至心脏压塞可能。原发病考虑为结核，同时有糖尿病存在。因此在对患者进行系统、全面检查的同时，应重点注意准确测量脉搏、血压。注意胸廓和心脏的视诊、触诊、叩诊、听诊，有无左、右心衰体征如肝大、腹水、下肢水肿、肝颈静脉回流征，以利进一步明确诊断并评估病情。

【检查结果及思维提示】

（1）结果：T 37.8℃，P 90 次/分（脉弱、有奇脉），R 22 次/分，BP 106/88mmHg，H 172cm，W 68.5kg，体重指数（BMI）23.1kg/m²。发育正常，营养欠佳，神清语利，自主体位，查体合作。全身皮肤黏膜无黄染及出血点，无色素沉着、浅表淋巴结无肿大，毛发分布正常。双眼睑无水肿，双眼无突出，双侧眼球运动正常，双侧瞳孔等大正圆，对光反射存在。存在口唇发绀，伸舌居中。颈软，颈静脉怒张阳性，甲状腺不大，无血管杂音，语颤增强，左肩胛下语颤增强，叩诊浊音，双肺呼吸音粗，未闻及干湿啰音。可闻及管状呼吸音（尤尔特征），心前区饱满，心尖冲动减弱，心浊音界稍向两侧扩大，相对浊音界消失。心音弱而遥远，偶可听到心包摩擦音，心率为 90 次/分，律齐无杂音。腹部饱满，无压痛及反跳痛，墨菲征阴性，肝大且肋沿下可扪及约 2cm，质软，肝颈静脉回流阳性。脾未扪及，腹部移动性浊音阳性。无双肾区叩痛，脊柱未见异常，有双下肢凹陷性水肿，双手平举震颤阳性，四肢肌力、肌张力正常。生理反射存在，病理反射未引出。

（2）思维提示：体格检查结果与问诊后初步考虑心包积液、心脏压塞的思路一致。进一步做实验室和影像学检查的主要目的是明确病变部位和性质。

### （四）实验室和影像学检查

**【初步检查内容及目的】**

（1）血、尿、便三大常规，肝肾功能及电解质检查，以上检查可了解患者一般情况和内环境情况，原发和并发感染情况，以及糖尿病、结核病等的并发症，对治疗药物的选择也有意义。

（2）血糖：患者有糖尿病，必须监测血糖，可以评价糖尿病严重程度和血糖控制情况，指导用药，糖尿病的控制好坏对结核病的治疗也十分重要。

（3）抗结核抗体、PCR-TB-DNA、TB-T-IFN-γ、红细胞沉降率等对结核病诊断十分重要。心肌酶谱对心肌损害情况了解有重要意义。

（4）心脏及腹部影像学、超声检查，对心肺、心包膜腔、胸膜腔疾病和腹腔病情的诊断有决定性的意义。

**【检查结果及思维提示】**

（1）结果

1）实验室结果：血常规，Hb 106g/L，WBC $7.9 \times 10^9$/L，N 65%，PT $486 \times 10^9$/L；粪常规，未见异常；尿常规，未见异常；凝血功能，大致正常；肾功能，正常范围；肝功能，总蛋白 65g/L，白蛋白 29g/L，球蛋白 36g/L↑，余项正常；心肌酶谱，正常；糖化血红蛋白（HbA1c）6.5%；血糖监测，早空腹血糖 5.1～6.9mmol/L，早餐后 2 小时血糖 6.4～12.9mmol/L，午餐后 2 小时血糖 10.1～14.3mmol/L，晚餐后 2 小时血糖 9.3～11.8mmol/L；血脂，正常范围；甲状腺功能，正常范围；梅毒初筛，阴性；红细胞沉降率 68mm/h；结核抗体，阳性；TB-T-IFN-γ>400pg/ml；胸水 PCR-TB-DNA>500U copies/ml（+）。

2）影像、超声、心电检查：胸部 CT 平扫，心包大量积液，左侧胸腔积液；心脏、腹腔、胸腔彩超，心包腔大量积液、二尖瓣中度反流、三尖瓣轻度反流、左侧胸腔积液、左心室收缩功能值减低（EF36%）；心电图检查，QRS 波低电压、T 波平坦部分倒置，50%左右的 P 波增宽有切迹，可见部分宽的 Q 波。伴电轴右偏。

（2）思维提示：重要结果。

1）胸部 CT 平扫：心包大量积液，左侧胸腔积液。

2）心脏、腹腔、胸腔彩超：心包腔大量积液、二尖瓣中度反流、三尖瓣轻度反流、左侧胸腔积液、左心室收缩功能值减低。

3）心电图检查：QRS 波低电压、T 波平坦部分倒置，50%左右的 P 波增宽有切迹，可见部分宽的 Q 波，伴电轴右偏。

4）红细胞沉降率 68mm/h；结核抗体：（+）；TB-T-IFN-γ >400pg/ml（+）；胸腔积液 PCR-TB-DNA >500U copies/ml（+）。

5）糖化血红蛋白（HbA1c）6.5%；血糖监测：晨空腹血糖 5.1～6.9mmol/L，早餐后 2 小时血糖 6.4～12.9mmol/L，午餐后 2 小时血糖 10.1～14.3mmol/L，晚餐后 2 小时血糖 9.3～11.8mmol/L。

### （五）初步诊断

1. 结核性心包炎并心脏压塞。

2. 结核性胸膜炎。

3. 2 型糖尿病。

### （六）治疗方案及理由

**【方案】** ①四联抗结核：异烟肼片 0.3g/d；乙胺丁醇片 0.25g×3 次/天；利福平胶囊 0.15g×3 次/天；吡嗪酰胺 0.75g/d。②葡醛内酯片 50mg×2 片/次，每天 3 次。③呋塞米片 20mg/d。④赖脯胰岛素 25R 注射剂，12U（早）、10U（晚），皮下注射。⑤心包穿刺抽液，改善心脏压塞挤压症状，以及相应的对症支持疗法。

**【理由】** 根据患者病史、症状、体征和辅助检查，可以明确诊断。在排除可能存在的禁忌情况后决定给予"四联抗结核"药物联用抗结核治疗，并注意护肝和相应的对症支持治疗。为改善心脏压塞挤压症状，采取了心包穿刺抽液，先后经两次抽液，使心包积液基本消除，心脏压塞挤压症状明显改善。血糖控制基本稳定，患者一般情况好转，住院 24 天，给予出院，在院外继续抗结核治疗，定期门诊复查随访。

临床提示：心包为一包裹心脏及出入心脏大血管根部的囊样结构。心包腔是指壁层心包与心脏表面的脏层心包之间的空隙。正常心包腔内有少量淡黄色液体润滑着心脏表面。如果心包腔内为大量液体（含血液和液体），积存达 150ml 或以上，则导致心脏压塞，由于心包的弹力有限，即可限制血液回心和心脏搏动，引起急性循环衰竭甚至进而导致心搏骤停。因此心脏压塞一旦出现，必须进行抢救治疗，紧急做心包穿刺，排液减压、缓解搏塞，并积极结合进行一系列救治工作。虽然，现今由于各种检查手段的进步，心包积液（积血）不难发现。但对临床上心脏压塞的各种表现，特别是早期表现也容易为人们忽略。有些经验不足的低年资临床医生在为患者做体查时，也容易忽略而未能及时查见心脏压塞的征象（如心包摩擦音为重要体征，在胸骨左缘第 3、4 肋间最清楚，前倾坐位时易听到，但大量积液压塞时则不易听到；心尖冲动减弱或消失。心浊音界向两侧扩大，相对浊音界消失。心率快、心音弱而遥远。大量积液时，左肩胛下叩诊呈浊音，语颤增强，可闻及管状呼吸音即尤尔特征（ewart 征），脉弱，有奇脉，收缩压下降，脉压小。亚急性或慢性心包炎可出现颈静脉怒张、肝颈静脉回流阳性、肝大、皮下水肿和腹水等。急性心脏压塞：由于大量的心包积液或迅速增长的少量积液，使心室舒张受阻，心输出量降低，临床表现为急性循环衰竭，如血压下降、心率增快、呼吸困难、发绀、面色苍白、出汗、颈静脉怒张。特别是早期不太明显的体征容易被忽略，直至影像或超声证实大量心包积液后，再回头复检时才发现心脏压塞征象，值得引起关注。另外，当发现大量心包积液后，满足于心包炎、心包积液的诊断，而对其原发病因并未能做进一步探讨，进行相应检查，明确病因，为后续对因治疗求得依据。如不然，则患者难免再次出现心脏压塞危象或终致发展成缩窄性心包炎而导致慢性心脏压塞，预后则不容乐观。该病例同时患有 2 型糖尿病，则其与结核伴发，将成为两者均为难治的因素而出现更多并发病症的可能。

（黄友良　谌梦奇）

## 第三节　消化系统疾病

## 病　例　1

〔反流性食管炎〕并〔食管性胸痛〕

患者：吴某，女，39 岁，于 2016 年 3 月 10 日住院。

## （一）主诉

胸痛、呃逆、反胃 1 周，加重 6 小时。

## （二）病史询问

**【诊断思路和问诊目的】**　患者主诉为胸痛、呃逆、反胃 1 周，加重 6 小时。诊断思路应遵循优先考虑常见病、多发病的原则，胃食管反流应该首先考虑。因此，问诊主要围绕胃食管反流的诱因和病因、发病时主要症状和特点，以及伴随症状、是否曾接受过有关药物治疗和效果如何等问题展开，并兼顾重要鉴别疾病的临床表现，寻找符合胃食管反流诊断的证据。

**【问诊主要内容及目的】**

（1）发病前是否有饮食不节、不洁、甜酸过量，饮酒、劳累、失眠等诱因。但亦可无明显诱因。

（2）发病时主要症状及特点：如胸痛多伴有胃灼热、呃逆、反酸、胃部饱胀或恶心、上腹部胀痛，亦可伴有嗳气、呕吐、心悸、气促甚至出汗、乏力等。曾用过何种药物可缓解症状。

（3）是否存在有咽部充血、咽部疼痛等慢性咽炎表现。有些胃食管反流的患者可能并发反流性咽炎。

（4）入院前曾做过哪些检查：如胃镜、食管镜检查，食管测压测酸检查。

（5）既往有何种疾病，是否伴有其他胃肠疾病、心血管疾病。对年龄较大者还需注意是否合并其他老年性慢性疾病，有利于对患者采取综合治疗。询问既往相关病史和家族遗传病史很必要。

**【问诊结果及思维提示】**

（1）结果：患者女性，39 岁，1 周前胸骨下段后持续性隐痛，阵发性加剧，伴心悸、胸闷、胸骨后有灼热感，恶心，无反酸、呃逆、嗳气、呕吐，无腹痛、腹胀。6 小时前，胸痛加剧，放射至背部，感心悸、气促，伴大汗、乏力，急诊医生给舌下含服硝酸异山梨酯片（消心痛）一片，感疼痛有所缓解入院。患者自发病以来，神清、精神可，食欲差，小便正常，大便每天 1～2 次，成形，既往：间常有些胃灼热、呃逆、咽部隐痛不适，1 周前吃过变酸的糯米甜酒后感胃部不适。否认高血压、糖尿病、心脑血管病、慢性胃肠疾病及其他重要病史。否认食物、药物过敏史和家族遗传病史。

（2）思维提示：通过问诊可明确，患者为中年女性，病史 1 周。既往：间常有些胃灼热、呃逆、咽部隐痛不适，1 周前吃过变酸的糯米甜酒后感胃部不适。发病的主要表现为胸痛、呃逆、反胃、胃灼热，以上均符合胃食管反流的临床特点。虽舌下含服消心痛一片，感疼痛有所缓解，因消心痛同样可以使食管平滑肌松弛而使胸痛症状有所缓解。应在体格检查时重点注意反流性咽炎的咽部表现和剑突下、上腹部的按压和肝区体征的检查。值得注意的是，有的患者主要表现为胸痛、胸闷伴有心悸、气促，而胃灼热、反胃、反酸等不明显，且在使用硝苯砒啶、硝酸异山梨醇酯片等药物后能获得症状缓解时，则易与心绞痛混淆甚至有可能导致误诊。故应同时注意心脏的视诊、触诊、叩诊、听诊是否存在心脏的病理体征，以求证或排除冠心病的可能。

### （三）体格检查

**【重点检查内容及目的】**　考虑患者为胃食管反流（反流性食管炎、食管性胸痛），但也需排除心源性胸痛，在对患者进行系统、全面检查的同时，应重点注意准确测量脉搏、血压，注意心脏的视诊、触诊、叩诊、听诊以及有无左心衰竭、右心衰竭体征如肝大、下肢水肿、肝颈静脉回流征阳性，进一步明确诊断并评估病情。

**【检查结果及思维提示】**

（1）检查结果：T 36.0℃，P 57 次/分，R 20 次/分，BP 100/70mmHg，H 160cm，W 58.5kg，体重指数（BMI）22.85kg/m²。发育正常，营养中等，神清语利，自主体位，查体合作。全身皮肤黏膜无黄染及出血点，无色素沉着、乳晕稍变黑。浅表淋巴结无肿大，毛发分布正常。双眼睑无水肿，双眼无突出，双侧眼球运动正常，双侧瞳孔等大正圆，对光反射存在。口唇无发绀，伸舌居中。咽部轻度充血发红。颈软，气管居中、甲状腺不大，颈静脉无充盈，胸廓正常，双侧触诊语颤正常、叩诊清音，双肺呼吸音清晰，未闻及干湿啰音及胸膜摩擦音。心尖冲动位左前第 5 肋间左锁骨中线内 0.5cm，心界不大，心率为 57 次/分，律不齐，可闻及偶发期前收缩 5 次/分，各瓣膜区未闻及病理性杂音。腹平软，无压痛及反跳痛，无胃肠型及蠕动波，未触及包块，肋沿下肝脾未触及，莫菲征阴性，肝颈静脉回流征阴性，腹部移动性浊音阴性。无双肾区无叩击痛，脊柱未见异常。双下肢无凹陷性水肿，四肢肌力、肌张力正常、双手平举震颤阴性。生理反射存在，病理反射未引出。

（2）思维提示：体格检查结果与问诊后初步考虑胃食管反流的思路基本一致，心率较缓、律不齐，有待进一步查证。进一步做实验室和影像学、超声学检查的主要目的是查证病变部位和性质，为诊断查找依据。

### （四）实验室和影像学检查

**【初步检查内容及目的】**

（1）血、尿、便三大常规，肝肾功能及电解质检测，以上检查是为了解患者一般基本情况和内环境稳定情况，有无消化道出血（大便隐血情况），也涉及有关并发症和治疗用药的适应证和禁忌证。因此，属于应注意检查的常规项目

（2）血糖 、血脂、心肌酶谱、凝血功能、甲状腺功能等将为查证或排除心脏疾病，特别是冠心病（心源性胸痛）、心律失常等提供诊断思维线索和依据。尤其是近些年来社会人群中"四高"（高血压、高血脂、高血糖、高血黏）发生率急剧上升，对于有涉及心脑血管病的因果要素有必要酌情查验。对掌握治疗用药指征和禁忌同样也有必要。

（3）心脏及腹部影像、超声、心电图检查：了解心脏、肺部、肝脏、肾脏的情况。

（4）纤维食管镜检查：便携式 24 小时食管 pH 连续监测法，24 小时食管连续测压装置，同步记录食管蠕动异常、运动障碍，为胃食管反流提供较可靠诊断依据。

**【检查结果及思维提示】**

（1）结果

1）实验室结果：血常规：HB 121g/L，WBC $4.9×10^9$/L，N 6%，Pt $195×10^9$/L；尿常规，未见异常；粪常规：未见异常；凝血功能，正常；肝功能，正常；肾功能，正常；电解质，正常；血脂，正常；空腹血糖 5.8mmol/L；HbA1c 4.5%；心肌酶谱，正常；甲状腺功能功，正常；乙肝病毒标记 6 项，HBsAg（＋），HBsAB（－），HBeAg（－），HBeAB（＋），HBcAg（＋），HBcAB（＋）。

2）腹部彩超：盆腔少量积液、肝胆胰脾双肾膀胱未见明显异常。

3）心脏彩超：各房室大小正常，二尖瓣轻度反流，三尖瓣轻中度反流，左心收缩功能测值正常（EF 值 56%）。

4）CT 平扫、MRI（MRCP）扫描：心肺肝胆胰脾未见明显异常。

5）心电图：窦性心动过缓，余无异常。

6）动态心电图：基本节律，窦性心律；最大心率 74 次/分，平均心率 53 次/分，无室性异位搏动，室上性异位搏动 1081 次/分，无长间歇，窦性心动过缓。

7）超声心动图：二尖瓣、三尖瓣轻度反流。

8）纤维胃镜检查：胃镜诊断反流性食管炎、慢性糜烂性胃炎（HP 阴性）。

9）应用便携式 24 小时食管 pH 连续监测法，监测食管 pH 变化，结合胸痛发作情况进行分析，证明胸痛发作与食管反流明显相关，同时结合应用气囊测压法，以 24 小时食管连续测压装置，同步记录食管蠕动异常、运动障碍，导致胃食管反流加重而诱发反流性食管炎。

（2）思维提示

1）纤维胃镜检查：胃镜诊断反流性食管炎、慢性糜烂性胃炎（HP 阴性）。

2）经应用便携式 24 小时食管 pH 连续监测法，监测食管 pH 变化，结合胸痛发作情况进行分析，证明胸痛发作与食管反流明显相关，同时结合应用气囊测压法，以 24 小时食管连续测压装置，同步记录食管蠕动异常、运动障碍，导致胃食管反流加重而诱发反流性食管炎。

3）经其他各项相关检查，可排除冠心病、心绞痛及其他原因引起的胸痛。

以上可以明确诊断。

## （五）初步诊断

1. 反流性食管炎，食管性胸痛。

2. 慢性糜烂性胃炎（HP 阴性）。

3. 乙肝病毒携带者。

## （六）治疗方案及理由

【方案】 ①莫沙必利片 5mg/次，每天 3 次。②泮托拉唑胶囊 40mg/次，每天 1 次。③胃苏冲剂 1 袋/次，每天 3 次。

【理由】 根据患者病史、症状、体征和辅助检查，可以明确诊断。患者血常规、肝肾功能正常，无使用药物禁忌证。可以使用莫沙必利片作为首选药物，该药为全食管、胃、肠道动力药，促进肠肌间神经丛中乙酰胆碱的生理性释放，增强食管蠕动和下食管括约肌张力，防止胃内容物反流入食管，并改善食管的清除率，增加胃和十二指肠收缩性与胃窦十二指肠部的协调，减少十二指肠胃反流，改善胃和十二指肠的排空，同时也加强肠的运动，并促进小肠和大肠的转运。在本病的应用主要是改善食管和胃部的正常蠕动力作用，以纠正胃和食管的逆向蠕动，防止反流。同时，配合应用泮托拉唑为质子泵抑制剂，对基础胃酸分泌和组胺、五肽胃泌素、胆碱、食物等引起的胃酸形成和分泌有强力持久的抑制作用，对胃黏膜有保护作用。加用胃苏冲剂意在加强对糜烂性胃炎的治疗作用。经查该患者为慢性乙肝病毒携带者，目前肝功能正常，无需治疗处理。

临床提示：临床上某些食管源性胸痛可以与心绞痛极为相似。在舌下含服硝苯地平和硝酸异山梨酯片等药物，可以使胸痛明显缓解，由于此类药物具有松弛食管平滑肌的作用，而获得胸痛缓解的效果。因而曾有不少病例初期误诊为冠心病、心绞痛。而在经详细询问病史和做相关项目检查后，可以排除心源性、血管源性、胆胰源性、肺源性、颈源性等所致胸痛，而在经便携式 24 小时食管 pH 连续监测法，监测食管 pH 变化，证明胸痛发作与胃食管反流明显相关，同时结合应用气囊测压法，以 24 小时食管连续测压装置，同步记录食管蠕动异常、运动障碍，可以明确反流性食道炎、食管性胸痛的诊断（值得注意的是：反流性食管炎早期在食管镜、胃镜下可能并无明显肉眼病灶改变所见，或增加早期胃镜、食管镜诊断的难度）。

（谌梦奇）

# 病　例　2

〔急性胰腺炎〕并〔胰心综合征〕

患者：杨某，男，50 岁，2016 年 2 月 10 日住院。

## （一）主诉

胸骨下段后、剑突下疼痛 8 天，突发晕厥，复苏 4 小时。

## （二）病史询问

**【诊断思路和问诊目的】**　患者主诉胸骨下段后至剑突下疼痛 8 天，突发晕厥，复苏 4 小时。8 天前饮酒后胸骨下段后至剑突下疼痛伴恶心、嗳气、食欲缺乏，呈反复发作。入院前 4 小时突发晕厥，经抢救复苏后 4 小时入院。诊断思路应遵循优先考虑常见病、多发病的原则，急性胰腺炎并发胰心综合征是急性胰腺炎导致心搏骤停甚至猝死的主要原因，应首先考虑。因此，问诊主要围绕急性胰腺炎的诱因和病因、发病时主要症状和特点，以及伴随症状、是否曾接受相应药物治疗和效果如何等问题展开，并兼顾重要鉴别疾病的临床表现，寻找符合急性胰腺炎并发胰心综合征诊断的证据。

**【问诊主要内容及目的】**

（1）发病前是否有相关的诱因：患者 8 天前饮酒后胸骨下段后至剑突下疼痛伴恶心、嗳气、食欲缺乏，呈反复发作。有明显的饮酒诱因，酒后发病并伴有消化道症状。支持急性胰腺炎的发病特点。但亦可无明显诱因。

（2）发病时主要症状及特点：胸骨下段后、剑突下疼痛伴恶心、嗳气、食欲缺乏，上腹饱胀，呈反复发作。每次持续数分钟至 20 多分钟不等，并向双侧肩背部放射，无胸痛及呼吸困难，先后在两家县（区）医院就诊，拟诊为"胆囊炎"和"慢性胃炎"，随后曾并发双侧睾丸炎和附睾炎。入院前因并发胰心综合征而诱发心搏骤停，经抢救复苏。

（3）是否存在胰腺炎的腹部体征如剑突下、左上腹部压痛，反跳痛，墨菲征阳性等。

（4）入院前曾做过哪些检查：如腹部超声、影像学有关胆胰的病变的阳性结果和血液生化如胰淀粉酶升高等有关胰腺炎的诊断依据及有关排除心脏原发疾病导致心搏骤停的辅助检查的阳性结果。

（5）既往有何种疾病，是否伴有其他胆胰疾病病史或肝炎、结核史。是否有糖尿病史，可能作为胰腺炎继发性糖尿病存在的可能性。以上均应引起注意。对年龄较大者还需注意是否合并其他老年性慢性疾病，有利于对患者采取综合治疗。引发心搏骤停的病因复杂，询问既往病史很重要。遗传病史、家族史的询问也不可忽视。

**【问诊结果及思维提示】**

（1）结果：患者男性，50 岁，既往否认"糖尿病""高血压""心脑血管病""肝炎""结核病"及其他重要病史。否认家族遗传病史。否认食物、药物过敏史。有吸烟和饮酒史 5

年。患者于 8 天前饮酒后胸骨下段后至剑突下疼痛，每次持续数分钟至 20 多分钟不等，向双侧肩背部放射，伴恶心、嗳气、食欲缺乏，上腹饱胀，呈反复发作。同时伴有胸闷、心悸、精神差，但无胸痛及呼吸困难，饮食和睡眠不好。先后在两家县（区）医院就诊，拟诊为"胆囊炎"和"慢性胃炎"，当地治疗无明显改善。昨日症状加重，伴恶心、呕吐胃内容物，当地县医院考虑"急性胰腺炎"。今晨九点突发晕厥、意识丧失、全身冰冷、双瞳散大，心电监护示一直线。医生诊断为"心搏骤停"。立即进行紧急"心肺复苏"，约 3 分钟心肺复苏成功（其间曾电除颤一次），但血压明显下降，需升压药维持，头部低温，给予甘露醇、呋塞米、碳酸氢钠等药物，神智恢复，遂紧急转入我院 ICU 病区。

（2）思维提示：通过问诊可明确，患者为中年男性，病史 8 天，于饮酒后发病。其主要表现为胸骨下段后至剑突下疼痛，向双侧肩背部放射，呈反复发作。伴恶心、嗳气、食欲缺乏，上腹饱胀等消化道症状。符合急性胰腺炎的临床表现。当地曾拟诊"胆囊炎""慢性胃炎"。治疗效果欠佳而症状加重，伴恶心、呕吐胃内容物，当地查血淀粉酶 269～387U/L↑，考虑"急性胰腺炎"。入院前 4 小时突发晕厥、心搏骤停，经紧急心肺复苏成功。应拟诊急性胰腺炎并发胰心综合征所致。应在体格检查时重点注意剑突下左上腹体征，以及心搏骤停复苏后的心脏体征（视诊、触诊、叩诊、听诊）。

### （三）体格检查

**【重点检查内容及目的】**　考虑患者为急性胰腺炎并发胰心综合征、心搏骤停复苏后、睾丸炎，因此在对患者进行系统、全面检查的同时，应重点注意准确测量体温、脉搏、呼吸、血压，注意剑突下、左上腹体征及睾丸炎的体征。注意心脏的视诊、触诊、叩诊、听诊、有无心律失常、左心衰竭、右心衰竭体征如肝大、下肢水肿、肝颈静脉回流征阳性，进一步明确诊断并评估病情。

**【检查结果及思维提示】**

（1）检查结果：T 35.0℃，P 86 次/分，R 20 次/分，BP 67/45mmHg，H 168cm，W 57.5kg，体重指数（BMI）20.3kg/m$^2$。发育正常，营养欠佳，急性病面容，神清精神差，少言寡语，半被动体位，体查欠配合，皮肤巩膜黄染弱阳性，无出血点，无色素沉着、全身淋巴结不大，毛发分布正常。头颅未见异常，双眼睑无水肿，双眼无突出，双侧眼球运动正常，双侧瞳孔等大正圆，对光反射迟钝，口唇无发绀，伸舌居中。气管居中，气管插管在位，颈软，颈静脉无怒张，甲状腺不大，无血管杂音，胸廓正常，双肺叩清，呼吸较急促，双肺可闻及中等度哮鸣音，心尖冲动位左前第 5 肋间左锁骨中线内 0.5cm 处，心界不大，心率为 86 次/分，律齐，各瓣膜区未闻及病理性杂音，腹部稍隆起，腹肌软，未及包块，有剑突下偏左压痛，反跳痛不明显，墨菲征弱阳性，肝脾肋沿下未扪及，肝颈静脉回流征阴性，腹部移动性浊音阴性，肠鸣音较弱，双肾区无叩痛，脊柱未见异常，双下肢无凹陷性水肿，双手平举震颤阴性，四肢肌力、肌张力正常。生理反射存在，病理反射未引出。

（2）思维提示：体格检查结果与问诊后初步考虑急性胰腺炎并胰心综合征的思路一致。进一步做实验室和影像学检查的主要目的是查找诊断依据并明确病变部位和性质。

### （四）实验室和影像学检查

**【初步检查内容及目的】**

（1）血、尿、便三大常规，肝肾功能及电解质，血尿淀粉酶，可了解胰腺病症的感染因素并继发感染因素，患者内环境稳定情况，肝肾并发症和继发损害和用药治疗禁忌等，淀粉酶可为胰腺炎诊断提供重要指标。

（2）血糖、HbA1c（%）：胰腺炎时胰腺 B 细胞损害而导致血糖升高甚至导致继发性糖尿病，因此血糖必须检查并做必要的动态监测。

（3）心肌酶谱、超敏肌钙蛋白、N 端脑钠肽：对了解胰心综合征、心搏骤停等心肌的损害情况和病情及预后都很重要。

（4）心肺及腹部影像学、超声、心电图检查对明确诊断和病情判断、预后评估都有重要意义。

【检查结果及思维提示】

（1）结果

1）血常规：HB 138g/L，WBC $5.3 \times 10^9$/L，N 87.4%，PT $256 \times 10^9$/L；

2）尿常规：白细胞（+）（73.70/μl），红细胞（+）（218.8/μl），尿葡萄糖（+），酮体（+），隐血（++），尿蛋白（±）。

3）大便常规：隐血（−）。

4）肝功能：无黄疸，ALT 58.6U/L↑，AST 84.7U/L。

5）肾功能：BUN 13.57mmol/L，CRE 154.3μmol/L，UA 545.7μmol/L↑。

6）血电解质：经治疗处理后大致正常范围。

7）CRP：71.84mg/L。

8）凝血功能：PT 19.1s↑，FIB 243mg/dl，APIT 107.8s↑，TT 25.3s↑，INR 1.56，PT% 32%↓（复查正常），$D$–二聚体 0.81↑。

9）血淀粉酶：269、387、749.0U/L↑；尿淀粉酶：648.7～1300U/L↑。

10）血清脂肪酶测定：700U/L。

11）甲状腺功能：正常范围。

12）空腹血糖 8.5mmol/L↑，餐后 2 小时血糖 12.8mmol/L↑，糖化血红蛋白 5.8%。

13）血气：pH 6.64，$PCO_2$ 30.8mmHg，$PO_2$ 83.9mmHg，$SO_2$ 97.6%；血乳酸 14.2mmol/L↑。

14）心肌酶谱：CK 340～586U/L↑，CKMB 75～77U/L，LDH 386～567U/L↑，MYO 162.5～715.6ng/L↑。

15）超敏肌钙蛋白 0.45～0.81μg/L↑，N 端脑钠肽 407.9pg/ml↑，降钙素原 0.63～1.88μg/ml↑。

16）心电图、影像学、超声检查结果

A. 心电图：窦性心律，心动过速，频发室性期前收缩，胸前导联 T 波低平，S–T 段下移＞0.5mm。Q–T 延长，T 波低平，$V_1$～$V_3$ 导联 T 波倒置，右心电轴偏转。

B. 超声心动图：肺动脉稍宽，二尖瓣轻度反流，三尖瓣中度反流，左心室顺应性减退，EF 值 72%，心动过速、心律不齐。

C. 腹部彩超：脂肪肝；胆囊息肉样改变，胆囊内强回声，泥沙样胆囊结石；胰腺形态尚规整、边沿清晰、胰腺饱满、轻度弥漫性肿大、以前后径为主（厚度），实质回声多、均匀减低，呈急性胰腺炎改变。

D. 甲状腺 B 超：正常甲状腺声像。

E. 胸部 X 线片：双肺纹理增多，请结合临床。左下肺野可见斑片状影，请结合临床，必要时进一步检查。

F. 头颅、胸部、上中腹部 CT 平扫：双额叶脑萎缩，胸部未见异常；十二指肠周围炎性改变，胆囊结石，胰腺轻度弥漫性增大，形态稍显饱满，边界清晰，考虑急性胰腺炎症改变。

G. MRI 主动脉平扫加增强：未见明显异常。 MRI 胸腹主动脉平扫未见异常。头颅

MRI 未见异常。

H. 冠状动脉造影结果：冠状动脉分布，右冠优势型；左冠状动脉，①左主干未见明显狭窄；②左前降支，近中段狭窄 25%，其余各段及主要分支未见明显狭窄；③左回旋支，各段及主要分支未见明显狭窄；④右冠状动脉近段狭窄 25%，其余各段及主要分支未见明显狭窄。结论：部分冠状动脉轻度狭窄病变。

（2）思维提示

1）血淀粉酶：三次测定结果分别为 269、387、749U/L↑；尿淀粉酶：648.7～1300U/L↑；血清脂肪酶测定：700U/L。

2）空腹血糖：8.5mmol/L↑；餐后 2 小时血糖：12.8mmol/L↑；糖化血红蛋白：5.8%。

3）腹部彩超：脂肪肝；胆囊息肉样改变，胆囊内强回声，泥沙样胆囊结石；胰腺形态尚规整、边沿清晰、胰腺饱满、轻度弥漫性肿大、以前后径为主（厚度），实质回声多、均匀减低，呈急性胰腺炎改变。

4）上中腹部 CT 平扫：十二指肠周围炎性改变，胆囊结石，胰腺轻度弥漫性增大，形态稍显饱满，边界清晰，考虑急性胰腺炎改变。

5）心电图：窦性心律，心动过速，频发室性期前收缩，胸前导联 T 波低平，S–T 段下移＞0.5mm。Q–T 延长，T 波低平，$V_1$～$V_3$ 导联 T 波倒置，右心电轴偏转。

6）心肌酶谱：CK 340～586U/L↑，CKMB 75～77U/L↑，LDH 386～567U/L↑，MYO 162.5～715.6ng/L↑；超敏肌钙蛋白 0.45～0.81μg/L↑，N 端脑钠肽 407.9pg/ml↑。

7）冠状动脉造影结果：很少部分冠状动脉轻度狭窄病变。均支持急性胰腺炎并胰心综合征（致心搏骤停复苏后，同时可基本排除患者原有冠心病演变之结果）。

### （五）初步诊断

1. 急性胰腺炎并发胰心综合征致心搏骤停。
2. 心肺脑复苏后内环境失衡（重度代谢性酸中毒、乳酸酸中毒），多器官障碍综合征。
3. 慢性结石性胆囊炎。

### （六）治疗方案及理由

【方案】　①奥曲肽 25μg/h 速度静脉滴注，维持 1～2 天。观察病情演变，酌情决定疗程。②抑肽酶 10 万 U 溶于 5%葡萄糖液/静脉滴注，每天 2 次，加贝酯 100mg 溶于 500ml 生理盐水静脉滴注，每天 1 次，病情进一步好转后逐减量，停用。③泮托拉唑注射剂 40mg/稀释后静脉滴注，每天 2 次。④头孢哌酮钠注射剂 2.0g/生理盐水 100ml 静脉滴注，每天 2 次（用前必须做皮肤过敏试验，阴性方可应用）。⑤复方丹参滴丸 10 粒（舌下含服），每天 3 次。⑥磷酸肌酸钠注射剂 1.0g/生理盐水 200ml 稀释后静脉滴注，每天 2 次。⑦入院后即在严密监护"四测"（体温、脉搏、呼吸、血压）和心电监护下，酌情纠正水、电解质失衡并维持患者内环境平衡；注意营养支持（在酌情继续禁食条件下，以静脉营养为主）及酌情的对症支持治疗。同时注意监测血糖，必要时酌情给予适量的胰岛素，对继发性血糖升高给予恰当处理。

【理由】　根据患者病史、症状、体征和辅助检查，可以明确诊断。应用人工合成 8 肽生长抑素类似物奥曲肽，目的是抑制胰腺外分泌，降低胰腺炎的并发症及死亡率。患者已进入急性胰腺的第 9 天，须酌情根据病情观察决定疗程。采用抑制胰酶活性的抑肽酶，为防止病情进展至出血坏死型胰腺炎。质子泵抑制剂泮托拉唑的应用，意在通过抑制胃酸分泌减少胰腺分泌，并预防上消化道出血。抗生素头孢哌酮钠的应用，是为了防止并发感染和原有慢性结石性胆囊炎作为可能的胆源性胰腺炎的原发病因及其进一步加重恶化。复方丹参滴丸和磷酸肌酸钠应用目的在于改善心肌供血，心肌的能量代谢，对受损心肌的保护与修复。

经查证，上述药物的应用，尚未发现患者存在相应的禁忌证。治疗过程中须在严密观察下注意药物毒副反应的发生和剂量疗程的及时调整。

临床提示：患者原有慢性结石性胆囊炎，1 周多前饮酒后上述胸腹疼痛加重，经查证明确了急性胰腺炎并发胰心综合征致心搏骤停的诊断。急性胰腺炎导致的猝死在临床上并不少见，其主要原因多为胰心综合征所致。其发病机制是：无论正常心脏的人，或是冠心病患者，由于胰腺病变引起心血管功能紊乱，主要是心肌供血不足和心律严重失常甚至导致心搏骤然停止。可能的病理生理变化有以下几种：①由内脏神经反射所致：急性胰腺炎时胰管内压升高，血液和胰液渗出到腹膜后间隙，刺激腹腔神经丛，通过内脏——心脏迷走神经反射引起冠状动脉痉挛，导致冠状动脉供血不足；②由疼痛反射所致：急性胰腺炎时，由于剧烈腹痛，可反射性地影响心律及心率；③加压反射所致：急性胰腺炎时，禁食、呕吐、胃肠减压及浆膜腔渗液等，使有效循环量减少，血压下降，经颈动脉压力感受器调节，影响到心律，出现心律失常；④毒素对心肌的毒性作用：重症胰腺炎时，特别是出血性坏死性胰腺炎，释放多种毒素，如酶类、激素、心肌抑制因子等，都具有对心肌直接或间接的毒害作用，而导致心功能不全及各种心律失常。最后一种原因，是心肌抑制因子对心脏传导系统的毒性，可以造成严重心律失常甚至心脏停搏。

（谌梦奇）

# 病　例　3

〔肠易激综合征〕（irritable bowel syndrome，IBS）
患者：向某，男，38 岁，2016 年 4 月 18 日住院。

## （一）主诉

反复腹泻、腹痛 7 年，发作 2 天。

## （二）病史询问

**【诊断思路和问诊目的】**　患者主诉反复腹泻、腹痛 7 年，发作 2 天。诊断思路应遵循优先考虑常见病、多发病的原则，肠道功能性疾病肠易激综合征应该首先考虑。因此，问诊主要围绕肠易激惹综合征的诱因和病因、发病时主要症状和特点，以及伴随症状、是否曾接受何种药物治疗和效果如何等问题展开，并兼顾重要鉴别疾病的临床表现，寻找符合肠易激综合征诊断的证据。

**【问诊主要内容及目的】**

（1）发病前是否有劳累等诱因：患者可在精神创伤、情绪波动、劳累或感染等应激后急性起病，但亦可无明显诱因。

（2）发病时主要症状及特点：反复发作腹泻，多为水样稀便、伴腹痛偶有肠鸣音，情绪多易激动，部分或伴失眠，但多无里急后重及黏冻脓血便等肠易激综合征的常见症状。

（3）腹痛腹泻发作时是喜按或是拒按腹部，腹部有无明显阳性征象。

（4）入院前曾做过哪些辅助检查：如腹部 B 超、大便常规、肠内镜检查等，对肠易激综合征诊断和鉴别诊断具有重要价值。

（5）既往有何种疾病，是否伴有其他胃肠道疾病或肝炎、结核史；有无如糖尿病等常导致胃肠道功能紊乱的疾病；对年龄较大者还需注意是否合并其他老年性慢性疾病，有利于对患者采取综合治疗。为了排除易导致慢性腹泻的疾病如慢性痢疾（肠阿米巴病）等，则询问既往病史就显得尤为重要。此外，家族遗传病史的询问也不可忽视。

**【问诊结果及思维提示】**

（1）结果：患者男性，38岁，既往：否认糖尿病、高血压、心脑血管病、肝炎、结核、痢疾及其他重要病史。否认药物、食物过敏史。否认家族遗传病史。7年前起反复腹泻，稀烂便不成形，偶有少量黏液，无脓血便，伴腹部隐痛及肛门不适，无里急后重感，但排便后腹痛及肛门不适感即缓解，每天排大便2～4次，偶因刺激性或不洁饮食或情绪激动诱发。多家医院就诊，具体化验检查结果不详，诊断为"慢性结（直）肠炎"，都是给予"抗感染对症"处理，但仍反复发作，2天来再次发作，症状如前。起病以来精神、饮食尚可，睡眠欠佳，因反复腹泻而导致较为消瘦，体力有所衰减。

（2）思维提示：通过问诊可明确，患者为中年男性，慢性腹泻病史反复7年，再次发作2天。多无明显诱因，偶因刺激性或不洁饮食或情绪激动诱发。其主要表现为功能紊乱性肠道疾病的症状。符合肠易激综合征的临床特点。外院检查结果不详，诊断为"慢性结（直）肠炎"，这是一个病因、性质很不确切的含糊诊断命名。应在体格检查时重点注意腹部检查的阳性体征和阴性体征，并注意患者的精神及情绪方面的表现，关注是否存在精神情绪易激惹表现，特别是这类表现对胃肠道症状的影响。

## （三）体格检查

**【重点检查内容及目的】**　考虑患者为肠易激综合征，因此在对患者进行系统、全面检查的同时，应重点注意腹部检查的阳性体征和阴性体征，并注意患者的精神及情绪方面的表现，关注是否存在精神情绪易激惹表现，特别是这类表现对胃肠道症状的影响和关联性。也应注意不忽略全面检查的任何阳性体征表现的蛛丝马迹，对于功能性疾病的诊断有一条重要原则是"排除性诊断"的方式，只有在排除了所有器质性疾病的原则下，才能获得功能性疾病的确切诊断，避免疏漏十分重要。

**【检查结果及思维提示】**

（1）检查结果：T 36.5℃，P 70次/分，R 18次/分，BP 110/70mmHg，H 170cm，W 58.5kg，体重指数（BMI）20.2kg/m$^2$。发育正常，营养欠佳，神清语利，自主体位，查体合作。全身皮肤巩膜无黄疸及出血点，无色素沉着、浅表淋巴结无肿大。毛发分布正常。头颅未见异常，双眼睑无水肿，双眼无突出，双侧眼球运动正常，双侧瞳孔等大正圆，对光反射存在。口唇无发绀，伸舌居中。颈软，颈静脉无充盈。气管居中，甲状腺无肿大，无血管杂音。胸廓未见异常，双侧呼吸对称，语颤正常，叩诊清音，呼吸音清晰，未闻及干湿啰音和胸膜摩擦音。心界不大，心率70次/分，律齐，各瓣膜听诊区未闻及杂音。腹平软，无压痛及反跳痛，肝脾肋沿下未扪及，墨菲征阴性，肝颈静脉回流征阴性。腹部未扪及包块，腹部移动性浊音阴性，肠鸣音稍活跃。双肾区无叩痛。脊柱未见异常，四肢关节无畸形，双下肢无凹陷性水肿，四肢肌力肌张力正常。双手平举震颤试验阴性，生理反射正常，各项病理反射未引出。

（2）思维提示：体格检查结果未查见明显的特异性的阳性体征，与问诊后初步考虑肠易激综合征思路一致。进一步实验室和影像学检查的主要目的是查证相关胃肠道器质性疾病的阳性结果的有无，阴性结果则有利于通过"排除性诊断"而明确肠道功能性疾病肠易激综合征的诊断。

## （四）实验室和影像学检查

### 【初步检查内容及目的】

（1）做血、尿、便三大常规，肝肾功能及电解质、凝血功能、心肌酶谱、血淀粉酶、甲胎蛋白、癌胚抗原、血脂等检查的目的在于了解患者的机体及主要器官的器质和功能状况，有无某些相关性器质性疾病，消化道肿瘤的筛查，则有利于功能性疾病的诊断。其也有利于安排治疗用药时对禁忌证的排除和药用剂量疗程的安排。

（2）血糖、糖化血红蛋白（HbA1c）的检查，可排除糖尿病及进一步排除糖尿病的胃肠道并发症，如胃肠道功能性疾病、胃肠动力障碍、便秘、腹泻、腹痛、腹胀等。

（3）碳呼吸试验，为查证或排除胃幽门螺杆菌感染，在胃肠道慢性疾病发病中的作用。

（4）肺部影像学检查、血抗结核抗体、大便PCR-TB-DNA、血TB-T-IFN-γ：为排除肠结核提供依据。

（5）电子胃镜、结肠镜检、腹部彩超，可视为胃肠道疾病的重要诊断依据。

### 【检查结果及思维提示】

（1）结果

1）血常规：HB 144g/L，WBC $5.3\times10^9$/L，N 64.74%，Pt $102\times10^9$/L；便常规（3次复查）均阴性，隐血阴性；尿常规：正常；粪便PCR-TB-DNA阴性。

2）凝血功能：正常；电解质：正常；心肌酶谱：正常。

3）肾功能：正常；肝功能：正常；血淀粉酶：正常。

4）空腹血糖：4.62mmol/L；HbA1c 5.1%；血脂：正常。

5）癌胚抗原：0.31ng/ml；甲胎蛋白：4.50μg/L。

6）血抗结核抗体阴性，血TB-T-IFN-γ阴性。

7）碳呼吸试验阴性。

8）电子结肠镜检：所见结肠黏膜光滑，血管网清晰，未见溃疡及肿块，直肠黏膜少许点状充血。意见：慢性直肠炎。

9）腹部彩超：肝胆胰脾未见明显异常。

10）胸肺、全腹部CT平扫：无异常所见。

（2）思维提示：上述各项检查结果均无明显阳性结果发现，故可以排除患者的胃肠道临床症状由器质性疾病所致。支持功能性胃肠道疾病——肠易激综合征诊断。

## （五）初步诊断

肠易激综合征。

## （六）治疗方案及理由

【方案】 ①谷参肠安胶囊2粒/次，每天3次，可连服1周；②四联双歧杆菌胶囊2粒/次，每天3次，连服1周；③奥替溴铵片40mg/次，每天2次，酌情服1～2天，腹泻、腹痛缓解停用；④谷维素片30mg/次，每天3次，连服1周。

【理由】 根据患者病史、症状、体征和辅助检查，可以明确诊断。由于肠易激综合征没有特定的病因，因此治疗的主要目的是缓解症状。谷参肠安胶囊为中药复方制剂，甘温益气、健脾养胃、增强肠黏膜细胞活力及肠道免疫屏障功能，改善吸收功能，适用于食欲缺乏、消化吸收不良、肠道溃疡、急慢性肠炎、慢性腹泻等症；四联双歧杆菌胶囊主要组成成分为双歧杆菌、嗜酸乳杆菌、粪肠球菌、蜡样芽胞杆菌，都是有益菌，可以调节患者肠道菌群，抑制致病菌生长。根据患者腹泻腹痛情况，酌情应用奥替溴铵片缓解症状，谷维素调节自主神经。肠易激综合征是一种与精神因素相关引起的躯体疾病，了解这一点可以有助于减轻许多症状并减少精神压力。如果精神抑郁或压力太大，都应当找心理医生作进一步咨询，心理咨询或心理治疗可有助缓解导致病情加重的心理因素。

临床提示：肠易激综合征（IBS）是一种以腹痛或腹部不适伴排便习惯改变为特征的功能性肠病，该病缺乏可解释症状的形态学改变和生化异常。IBS 的病理生理学基础主要是胃肠动力和内脏感知异常，而造成这些变化的机制尚未完全阐明。已知心理社会因素与 IBS 发病有密切关系。近年来已注意到肠道急性感染后在易感者中可引起 IBS。脑-肠轴神经内分泌调节功能失调及影响该调节功能的肠道免疫系统的异常，近年来也已受到重视。

肠易激综合征的诊断标准：推荐采用目前国际认同的 1999 年提出的 IBS 罗马Ⅱ诊断标准。①过去 12 个月至少累计有 12 周（不必是连续的）腹痛或腹部不适，并伴有如下 3 项症状中的 2 项（腹痛或腹部不适在排便后缓解；伴排便次数改变；伴粪便性状改变）。②以下症状不是诊断所必备，但属 IBS 常见症状，这些症状越多则越支持 IBS 的诊断：排便频率异常（每天排便＞3 次或每周排便＜3 次）；粪便性状异常（块状/硬便或水样便）；粪便排出过程异常（费力、急迫感、排便不净感）；黏液便；胃肠胀气或腹部膨胀感。③缺乏可解释症状的形态学改变和生化异常。

肠易激综合征的分型：根据临床症状（①每周排便＜3 次；②每天排便＞3 次；③块状或硬便；④ 稀烂便或水样便；⑤排便费力；⑥排便急迫感）可分为腹泻为主型（符合②、④、⑥项中 1 项或以上，但无①、③、⑤项；或有②、④、⑥项中 2 项或以上，可伴①、⑤项中 1 项，但无③项）；便秘为主型（符合①、③、⑤项中 1 项或以上，但无②、④、⑥项；或有①、③、⑤项中 2 项或以上，可伴②、④、⑥中 1 项）和腹泻便秘交替型（上述症状交替出现）。

肠易激综合征的治疗原则：告知患者 IBS 的诊断并详细解释疾病的性质，解除患者的顾虑，提高患者对治疗的信心。通过详细询问病史，了解患者求医原因（如恐癌心理），给予有针对性的解释，力求发现诱发因素并设法去除，注意心理行为治疗。提供调整膳食和生活方式的指导建议。对失眠、焦虑者适当予以镇静剂。

关于"慢性结（直）肠炎"的诊断命名，值得商榷。首先需要明确的是：其临床表现是"器质性"或"功能性"，对于较多见的肠（胃）道功能性疾患，都诊断为"慢性结（直）肠炎"，长时间给予抗感染药治疗，结果适得其反，使病情迁延甚至加重恶化。如果实属"器质性"病变，也应尽可能查明其"炎症"性质，是"感染性"抑或是"非感染性"。"感染性"则应查明致"感染"的病原体，方有利于抗感染治疗。如属"非感染性"则应查明是"免疫性"、"理化性"、"肿瘤性"或其他，方能处理得当，减少和防止药物毒副作用，有利于患者的康复。因此建议临床上尽可能避免"慢性结（直）肠炎"的诊断命名。

（张光辉　谌梦奇）

# 第四节　泌尿系统疾病

## 病　例　1

〔泌尿系结石〕并〔慢性肾衰竭〕并〔继发性"三发性"甲状旁腺功能亢进症〕

患者：张某，男，72 岁，2016 年 5 月 12 日住院。

## （一）主诉

反复水肿，头晕、乏力 5 月余。

## （二）病史询问

**【诊断思路和问诊目的】** 患者主诉为反复水肿，头晕、乏力 5 月余，既往有泌尿系多发结石 20 多年，发作性腰腹绞痛习以为常。诊断思路应遵循优先考虑常见病、多发病的原则，应该首先考虑泌尿系多发结石并发慢性肾衰竭。因此，问诊主要围绕尿路结石并发慢性肾衰竭的诱因和病因、发病时主要症状和特点，以及伴随症状和可能的继发性疾病的临床表现、是否曾接受何种手术及药物治疗和效果如何等问题展开，并兼顾重要鉴别疾病的临床表现，寻找符合拟诊疾病的诊断依据。

**【问诊主要内容及目的】**

（1）发病前是否有劳累等诱因：患者可在劳累、受寒、感冒或感染等应激后起病，但多表现为慢性过程而无明显诱因。

（2）发病时主要症状及特点：全身水肿，开始为双眼睑早起水肿，继而发展至双下肢甚而全身水肿，伴有头晕、失眠、乏力、食欲缺乏、尿少、恶心、反胃、间有呕吐及胸闷、胸痛等加上尿路结石习以为常的发作性腰腹绞痛，表现为长时间尿路结石导致慢性肾衰竭的常见典型表现。

（3）入院前曾做过哪些检查：若做过肾功能检查和双肾输尿管膀胱等的 B 超等，对尿路结石并慢性肾衰竭诊断和鉴别诊断具有重要价值。

（4）既往有何种疾病，是否患过内分泌疾病，是否有自身免疫性疾病、风湿性疾病、痛风病史或急慢性肾炎、肝炎、结核、高血压、心脏病、糖尿病史，是否存在有家族遗传病史。对年龄较大者还需注意是否合并其他老年性慢性疾病，有利于对患者采取综合治疗。慢性肾衰竭病因十分复杂，询问既往病史就显得尤为重要。

**【问诊结果及思维提示】**

（1）结果：患者男性，72 岁，既往有泌尿系结石 20 多年，期间常腰腹绞痛，排尿困难，曾两次住院检查确诊"双肾多发结石并右输尿管结石并膀胱结石"、"慢性肾功能不全"。曾做过"膀胱结石"、"右肾、输尿管结石"手术共 2 次。否认高血压、糖尿病、心脑血管病、结核、肝炎、急慢性肾炎、内分泌疾病、风湿性疾病、痛风及其他重要病史。否认药物、食物过敏史。曾嗜烟、酒 30 余年，已戒除。否认家族遗传病史。9 个多月前起先从双眼睑至颜面开始，继而双下肢凹陷性水肿并遍及全身出现水肿，感头晕、乏力，偶有咳嗽，间有胸闷胸痛，并有精神、睡眠不好、情绪较低落、感记忆减退、反应较前迟钝，无幻觉妄想，无抽搐、昏睡。尿量少、大便如常，食欲缺乏，但体重如常。

（2）思维提示：通过问诊可明确，患者为老年男性，病史 5 月余。既往有泌尿系结石 20 多年，曾两次住院检查确诊"双肾多发结石并右输尿管结石并膀胱结石"、"慢性肾功能不全"。曾做过"膀胱结石"、"右肾、输尿管结石"手术共两次。其主要症状为"慢性肾功能不全（衰竭）"的临床表现，如先从双眼睑至颜面开始，继而双下肢凹陷性水肿并遍及全身出现水肿，感头晕、乏力、尿量少、睡眠不好、情绪较低落、记忆减退、反应较前迟钝等。"慢性肾衰竭"临床表现可波及多个系统器官，在体格检查务必全面系统，同时重点注意患者呼吸、脉搏、血压、面色、神情、水肿、肾区叩痛，心肺的视诊、触诊、叩诊、听诊。腹部和神经系统的阳性体征也不能忽视。

## （三）体格检查

**【重点检查内容及目的】**　考虑患者泌尿系结石并慢性肾衰竭，因此在对患者进行系统、全面检查的同时，应重点注意患者呼吸、脉搏、血压、面色、神情、水肿、肾区叩痛，心肺的视诊、触诊、叩诊、听诊。腹部和神经系统的阳性体征，进一步明确诊断并评估病情。

**【检查结果及思维提示】**

（1）检查结果：T 36.0℃，P 78 次/分，R 20 次/分，BP 165/92mmHg，H 165cm，W 57.5kg，体重指数（BMI）21.1kg/m$^2$。发育正常，营养欠佳，神志尚清，情绪较低落、反应较迟钝，寡言少语，呼气无异常气味。自主体位，查体尚合作。全身皮肤黏膜无黄染及出血点，面色稍显萎黄，无明显色素沉着，周身浅表淋巴结无肿大，毛发分布正常。有颜面双眼睑水肿，双眼无突出，双侧眼球运动正常，双侧瞳孔等大正圆，对光反射存在。口唇无发绀，伸舌居中。颈软，颈静脉无怒张，气管居中，甲状腺不大，无血管杂音。胸廓无畸形，双侧呼吸运动对称，左下肺语颤减弱、叩诊浊音呼吸音低，双肺未闻及干湿啰音及胸膜摩擦音。心尖冲动位于左前第 5 肋间左锁骨中线内 0.5cm 处，心界稍有向两侧增大，触无震颤，心率为 78 次/分，律齐，各瓣膜听诊区未闻及病理性杂音，偶可闻及心包摩擦音。腹平软，无压痛及反跳痛，肝脾肋沿下未扪及，墨菲征阴性，肝颈静脉回流征阴性，右腰部及下腹正中见 10cm 和 5cm 两处手术瘢痕。腹部未扪及包块，腹部移动性浊音阴性，肠鸣音正常。存在双肾区叩痛。脊柱未见异常，四肢关节无畸形，双下肢中重度凹陷性水肿，四肢肌力肌张力正常。双手平举震颤试验阴性。生理反射存在，各项病理反射未引出。

（2）思维提示：体格检查结果与问诊后初步考虑泌尿系结石并慢性肾衰竭思路一致。进一步做实验室和影像学检查的主要目的是明确病变部位和性质。

## （四）实验室和影像学检查

**【初步检查内容及目的】**

（1）血、尿常规，对于泌尿系结石并慢性肾衰竭是重要的筛查项目，对了解尿路梗阻、感染、出血、尿蛋白等都有肯定意义。

（2）便常规、肝功能、乙肝病毒标记、血糖、血脂、心肌酶谱、红细胞沉降率、癌胚抗原、免疫项目等检查对了解患者一般情况和相关系统器官受损及并发症、伴发病，以及治疗用药禁忌证有重要意义。

（3）肾功能及电解质、血气分析检查，是慢性肾功能损害、肾功能不全、肾衰竭诊断的重要条件和判断评估病情和机体内环境失衡的依据。

（4）甲状腺功能检查，可了解部分慢性肾衰竭患者对甲状腺功能的影响情况。

（5）甲状旁腺功能检查，是了解慢性肾衰竭常并发继发性"甲状旁腺功能亢进"及钙、磷代谢紊乱的必查项目。

（6）胸腔积液常规，是慢性肾衰竭并发有胸腔积液的必查项目，可了解胸腔积液性质和程度。

（7）肺胸、心脏、甲状腺、甲状旁腺、腹部及泌尿系的影像、超声、心电图检查，是查找泌尿系结石并发慢性肾衰竭的诊断依据和并发症、伴发病及病情判断评估的条件。

**【检查结果及思维提示】**

（1）结果

1）血常规：HB 82g/L，WBC 4.3×10$^9$/L，N 83.21%↑，Pt 104×10$^9$/L。

2）尿常规：尿蛋白（+++）↑（尿总蛋白 1807.6mg/24h），RBC 217.6/μl↑，隐血（+）;

便常规（＋）。

3）肝功能：总蛋白 57.9～61.8g/L↓，白蛋白 29.7～30.0g/L↓，球蛋白 27.9～33.1g/L↑，余项均正常。

4）血脂：LDL 4.09mmol/L↑，余项均正常；空腹血糖：5.8mmol/L。

5）心肌酶谱：CK 98U/L，CKMB 75U/L↑，LDH 252U/L↑，MYO 111.8ng/L↑。

6）肾功能：BUN 23.58mmol/L↑，CRE 485.6μmol/L↑，UA 519.2μmol/L↑；内生肌酐清除率为 9ml/min（提示晚期肾功能不全）。

7）血清电解质：钾 4.80、5.60、4.30mmol/L，钠 139、141.6、139.0mmol/L，氯 100.5、104.2、97.3mmol/L，总钙 2.75、3.55、3.81mmol/L↑，血磷 0.45～0.5mmol/L↓。

8）甲状腺功能：$FT_3$ 2.55pmol/L↓，$FT_4$ 14.43pmol/L，$TT_3$ 0.86nmol/L↓，$TT_4$ 89.60nmol/L，超敏 TSH 0.86mU/L。

9）甲状旁腺功能（iPTH）：539.1pg/ml↑。

10）免疫全项：免疫球蛋白、补体大致正常范围，抗核抗体阴性。

11）CRP：20.40mg/L↑；类风湿因子阴性；HCV 0.23s/CO，HIV 0.24s/CO，TP 抗体 0.09s/CO。

12）乙肝病毒标记：HBeAb 0.67neu/ml，HBcAb 25.71neu/ml，余均正常。

13）血沉：6mm/h；抗 ds-DNA 抗体阴性。

14）凝血功能：$D$-二聚体 1.01μg/ml↑，余项正常。

15）癌胚抗原 0.41ng/ml；PCR-TB-DNA 阴性。

16）血气：pH 7.216↓，$PCO_2$ 76.1mmHg↑，$PO_2$：78.5mmHg↓，$SO_2$：95%↓；血乳酸 1.30mmol/L。

17）胸腔积液：有凝块，RBC（＋＋），细胞总数 $1900×10^9$/L，RBC（＋＋），WBC $490×10^9$/L，李凡他阳性；生化：白蛋白 29.2～33.2g/L，葡萄糖 8.03～10.30mmol/L，乳酸脱氢酶 78～383U/L；胸腔积液培养：无菌生长；胸腔积液 PCR-TB-DNA 阴性；血清结核 γ-干扰素阴性。

18）影像、超声、心电图检查：肺胸 CT 平扫，右肺上叶及左肺片状高密度影（建议抗感染治疗后复查），左侧胸腔积液。甲状旁腺彩超，两侧甲状旁腺稍显增生肥大，外形不太规则，未见腺瘤样改变。心脏彩超，各房室大小正常，二尖瓣、三尖瓣轻度反流，左心室顺应性减退，EF 值56%。心包积液（少至中量）。胸腔彩超，左侧胸腔积液；腹部彩超，双肾实质回声增强及部分钙化灶，双肾多发性结石并中度积水。心电图：窦性心律，T 波改变（Ⅱ导联、Ⅲ导联、aVF 导联 T 波浅倒置）；频谱心电图，正常。

（2）思维提示

1）腹部彩超：双肾实质回声增强及部分钙化灶，双肾多发性结石并中度积水。

2）尿常规：尿蛋白（＋＋＋）↑（尿总蛋白 1807.6mg/24h），RBC 217.6/μl↑，隐血（＋）↑。

3）肾功能：BUN 23.58mmol/L↑，CRE 485.6μmol/L↑，UA 519.2μmol/L↑；内生肌酐清除率为 9ml/min（提示晚期肾功能不全）。

4）甲状旁腺彩超：两侧甲状旁腺稍显增生肥大，外形不太规则，未见腺瘤样改变。

5）甲状旁腺功能（iPTH）：539.1pg/ml↑。

6）血清电解质：总钙 2.75、3.55、3.81mmol/L↑；血磷 0.45～0.5mmol/L↓。

7）肺胸 CT 平扫：左侧胸腔积液。

8）心脏彩超：心包积液（少至中量）。

9）甲状腺功能：$FT_3$ 2.55pmol/L↓，$FT_4$ 14.43pmol/L，$TT_3$ 0.86nmol/L，$TT_4$ 89.60nmol/L，超敏 TSH 0.86mU/L。

10）血气 pH 7.216↓，$PCO_2$ 76.1mmHg↑，$PO_2$ 78.5mmHg↓，$SO_2$ 95%↓；血乳酸 1.30mmol/l。

以上获取的辅检结果结合临床，支持重症泌尿系多发结石（尿路梗阻、复杂性尿感）、慢性肾功能不全（晚期）、钙、磷代谢失衡、继发性甲状旁腺功能亢进、低磷高钙、加重尿路结石（变为难治性）、进一步加重肾功损害、晚期慢性肾功能不全（衰竭）、并发胸腔积液、心包积液、低 $T_3$、$T_4$ 综合征、"三发性甲状旁腺功能亢进"及心、肺、消化、神经和机体内环境失衡等多系统功能障碍。

临床上约 2/3 的"甲状旁腺功能亢进"患者有肾损害，常见的是复发性泌尿道结石，特别是双侧性泌尿道结石患者中有 5%～10% 病因为本病。且有以诊断肾结石而发现诊断为甲状旁腺功能亢进者。本例有高血钙、低血磷、甲状旁腺功能示明显升高（iPTH 539.1↑pg/ml）。甲状旁腺彩超：两侧甲状旁腺显增生肥大，外形不太规则，未见腺瘤样改变。其甲状旁腺功能亢进症诊断明确。甲状旁腺功能亢进分为原发性、继发性、三发性和假性四种。原发性是由于甲状旁腺本身病变（肿瘤或增生）引起的甲状旁腺素（PTH）合成与分泌过多，通过其对骨与肾的作用，导致高钙血症和低磷血症。临床特征为反复发作的肾结石、消化性溃疡、精神改变与广泛的骨吸收，除高钙血症与血清 PTH 增高外，常无明显症状。

本病例年龄已 72 岁，泌尿系结石病史也有 20 多年，目前以晚期慢性肾衰竭为主要临床表现。如果其原发病为"原发性甲状旁腺功能亢进"，导致反复多发尿路结石及肾小管或间质组织中可发生钙盐沉积，进而引起肾功能损害，则其甲状旁腺多以腺瘤为主约占 80% 以上（增生肥大，由主细胞增生所致的病例较前增多，约占 15% 左右）。而该例泌尿结石病程长达 20 年以上，甲状旁腺病变多应不止现有检查所见，可能更为严重，抑或不排除恶变的可能。因此，该例甲状旁腺功能亢进症宜以继发性解释为妥。

本地区"泌尿系结石病"十分常见，发病原因涉及生活习俗、饮食习惯、环境因素、某些多发疾病（如高尿酸血症和甲状旁腺功能亢进）等多方面流行病学因素。肾结石的形成，主要原因是饮食。如通过饮食使草酸积存过多，较多的嘌呤成分、脂肪、糖分、蛋白质摄取太多，饮水过少，一旦肾脏排泄减少，就会导致草酸、钙质等积存而形成结石。长时间因多发性泌尿系结石刺激、梗阻、反复复杂性尿路感染、间质性肾炎、终致肾功能不全。此类患者由于尿磷排出减少，血磷升高，血磷升高会使钙沉积于软组织，引起软组织钙化并造成血钙降低。且慢性肾衰竭患者活性维生素 D 缺乏，肠道及肾对钙的重吸收减少，进一步产生低钙血症。由于慢性肾衰竭患者肾脏纤维化的不断加重、机体酸碱平衡紊乱等因素，在肾小球滤过率降至 50～60ml/min 时，肾脏参与合成 1, 25-（OH)$_2$D$_3$ 的能力明显降低，1, 25-（OH)$_2$D$_3$ 具有促进小肠对钙的吸收及促进肾小管对钙的重吸收等作用。1, 25-（OH)$_2$D$_3$ 血浓度降低，促进了人体的血钙降低。另外，血磷升高时，磷酸盐自肠道排出而与食物中的钙结合成难溶解的磷酸钙随粪便排出，也妨碍了钙的吸收，促进了血钙降低。钙磷代谢紊乱，形成低钙高磷，刺激甲状旁腺，分泌过多 PTH，产生继发性甲状旁腺功能亢进。在继发性甲旁亢的基础上，由于腺体受到持久的刺激，增生肥大，自主性地分泌过多 PTH，导致"三发性甲旁亢"（有的病例部分增生组织甚至可能转变为腺瘤）。其结果，"继发性甲状旁腺功能亢进"和进而演生的"三发性甲状旁腺功能亢进"又进一步加重了反复多发性尿路结石的发生和发展，并进一步加重慢性肾功能损害的过程。从该病例的年龄、病程演化及目前病情，也符合此种病理过程。

另外，该病例因晚期慢性肾衰竭改变了甲状腺激素在外周组织的代谢，减少甲状腺合成球蛋白和甲状腺结合前蛋白，改变甲状腺内碘化物的摄入储存等，出现体内甲状腺激素水平异常，表现为正常甲状腺功能下的"甲状腺功能病态综合征"，即"低 $T_3$、$T_4$ 综合征"。一般情况无须处理，较重症者可酌情给予适量"左甲状腺素片（优甲乐）"。

### （五）初步诊断

1. 泌尿系多发性结石。
2. 晚期慢性肾功能不全（肾衰竭）。
3. "三发性"甲状旁腺功能亢进症。
4. 低 $T_3$ 综合征。

### （六）治疗方案及理由

【方案】 ①头孢噻肟 0.5g 静脉滴注（稀释），每天 2 次，使用前须做过敏皮试；②血液透析；③低流量给氧；④帕立骨化醇软胶囊 1μg/次，每周 3 次，按 iPTH 水平调整用量；⑤严密观察病情变化，酌情给予对症支持治疗，调节水电解质平衡。

【理由】 根据患者病史、症状、体征和辅助检查，可以明确诊断。因病情较为复杂严重，预后不可乐观。审慎给予减量头孢噻肟 0.5g 静脉滴注（稀释），每天 2 次抗感染治疗，使用前须做过敏皮试。审慎进行血液透析、低流量给氧及严密观察病情变化，酌情给予对症支持治疗，调整水电解质紊乱。同时审慎给予帕立骨化醇软胶囊 1μg/次，一周给药 3 次，按 iPTH 水平调整用量，处理"继发性甲状旁腺功能亢进和三发性甲状旁腺功能亢进"。该剂为骨化醇类似物，属维生素 D 类抗甲状旁腺功能亢进药物，通过选择性激活维生素 D 及反应途径，抑制 iPTH 合与释放和高钙、高磷血症的倾向性降低。防治肾衰竭、血液透析等继发的甲状旁腺功能亢进。住院 16 天，病情稍有好转，转上级医院进一步治疗。

（谌梦奇）

# 病 例 2

〔肾病综合征〕（原发性）

患者：唐某，女，56 岁，2016 年 3 月 11 日住院。

### （一）主诉

双眼睑双下肢严重水肿，乏力 4 月余。

### （二）病史询问

【诊断思路和问诊目的】 患者主诉为双眼睑双下肢严重水肿，乏力 4 月余。诊断思路应遵循优先考虑常见病、多发病的原则。引起水肿的原因有多种，而以肾性为多见。且包括双侧眼睑及双下肢重度水肿的，则"肾病综合征"应该首先考虑。因此，问诊主要围绕"肾病综合征"的诱因和病因、发病时主要症状和特点，以及伴随症状、是否曾接受过何种药物治疗和效果如何等问题展开，并兼顾重要鉴别疾病的临床表现，寻找符合肾病综合征诊断的证据。

【问诊主要内容及目的】

（1）发病前是否有劳累等诱因：患者可在劳累，受寒或呼吸道及其他感染后起病，但亦可无明显诱因。

（2）发病时主要症状及特点：晨起双眼睑水肿，继而颜面部和双下肢凹陷性水肿且逐渐加重，伴乏力等是肾病综合征的典型表现。

（3）是否存在反复腰痛、尿频、尿急、尿痛等"膀胱刺激症状"：如存在则需要除外间质性肾炎导致的慢性肾功能不全等。

（4）入院前曾做过哪些检查：若检查过尿常规、血脂、肝肾功能、肾脏 B 超等，对肾病综合征的诊断和鉴别诊断具有重要价值。

（5）既往有过何种疾病。应注意继发性肾病综合征的常见原发病因为过敏性紫癜肾炎、乙肝相关性肾炎、系统性红斑狼疮肾炎、糖尿病肾病、肾淀粉样变性、骨髓瘤性肾炎、淋巴瘤或实体肿瘤性肾病等，需要查询了解相关病史。对年龄较大者还需注意是否合并其他老年性慢性疾病，有利于对患者采取综合治疗。因此，询问既往病史就显得尤为重要。查询有无家族遗传病史也很重要。

【问诊结果及思维提示】

（1）结果：患者女性，56 岁，既往否认肝炎、结核、高血压、心脏病、糖尿病、脑血管病、风湿免疫性疾病及其他重要病史。否认外伤手术、外伤、输血史。否认家族遗传病史。否认烟酒嗜好及毒品接触史和疫水接触史。本人曾有过"食虾过敏史"，否认其他食物、药物过敏史。4 个月前无明显诱因出现先晨起双眼睑水肿，继而颜面部水肿和双下肢凹陷性水肿且逐渐加重，伴乏力等。患者无恶心、呕吐、胸闷、胸痛、腹痛、腹胀、寒热、咳嗽、气促、头昏、头痛等症状。曾在市内某医院住院诊断"肾病综合征"，用过"醋酸泼尼松片 60mg/d"，以及利尿消肿、降脂等治疗，缓解出院。"泼尼松片逐渐减量至 30mg/d"并改口服中药治疗。水肿时轻时重反复不得消退。在我院门诊检测尿常规有蛋白尿++++，测 24 小时尿总蛋白 3528.89mg。起病以来，精神、食欲缺乏、睡眠一般。大便正常，无尿频尿急尿痛症状。4 个月来体重增加约 5kg。

（2）思维提示：通过问诊可明确，患者为老年女性，病史 4 个月，无明显诱因，主要表现晨起双眼睑水肿，继而颜面部水肿和双下肢凹陷性水肿且逐渐加重，伴乏力等。符合肾病综合征的主要临床特点。外院曾诊断肾病综合征，我院门诊查有重度尿蛋白。应在体查时进行全面系统的检查以利排除相关可能的原发病、并发症和伴发病的同时，重点注意血压、面色、水肿性质和程度、腰肾区叩痛、腹水征等。

## （三）体格检查

【重点检查内容及目的】　考虑患者为肾病综合征，应在查体时进行全面系统的检查以利于排除相关可能的原发病、并发症和伴发病的同时，重点注意血压、面色、水肿性质和程度、腰肾区叩痛、腹水征等，进一步明确诊断并评估病情。

【检查结果及思维提示】

（1）检查结果：T 36.3℃，P 92 次/分，R 20 次/分，BP 153/98mmHg，H 160cm，W 68.7kg，体重指数（BMI）26.8kg/m$^2$。发育正常，营养欠佳，颜面眼睑水肿，面色稍显苍黄，皮肤稍显干燥。神志尚清，语言清晰，回答切题，自主体位，查体合作。全身皮肤黏膜无黄染，无色素沉着、乳晕变黑等，浅表淋巴结无肿大，毛发分布正常。头颅正常，双眼睑水肿，双眼无突出，双侧眼球运动正常，双侧瞳孔等大正圆，结膜无充血及水肿，巩膜无黄染，角膜透明，对光反射存在。耳郭无畸形，外耳道无溢脓，口唇无发绀，口腔黏膜无出血点，伸舌居中，咽部无充血，扁桃体无肿大充血，无脓性分泌物。颈软，颈静脉无充盈怒张，气管居中，甲状腺无肿大，无血管杂音。胸廓无畸形，双侧呼吸运动正常，语颤正常，双肺叩诊清音，双肺呼吸音清晰，未闻及干湿啰音和胸膜摩擦音。心前区无隆起，心尖冲动位于左第 5 肋间锁骨中线内 0.5cm，心界无扩大，触无震颤，心率为 92 次/分，律齐，心音正常，各瓣膜听诊区未闻及杂音。腹平软，腹壁静脉无曲张，未见胃肠形及蠕动波，有轻微下腹部压痛，无反跳痛，未触及包块，肝、脾肋沿下未触及，墨菲征阴性，肝颈静脉回流征阴性，腹部无移动性浊音，肠鸣音正常。双肾区无叩击痛。脊柱正常，活动好。四肢关节无异常，活动可。双下肢凹陷性水肿（+++），双手平举震颤阴性，四肢肌力、肌张力正常。各项生理反射存在，病理反射未引出。

（2）思维提示：体格检查结果与问诊后初步考虑肾病综合征思路一致。进一步做实验室和影像学检查的主要目的是明确病变部位和性质。

### （四）实验室和影像学检查

【初步检查内容及目的】

（1）血常规、尿常规检查可初步了解患者蛋白尿情况和肾性贫血情况，必要时需动态观察。

（2）便常规，肝功能、甲状腺功能、甲状旁腺激素、凝血功能、空腹血糖、糖化血红蛋白、免疫全套、多项自身免疫抗体、心肌酶谱、输血前检查项目、红细胞沉降率、乙肝病毒标记等检查，可了解患者机体大致全面情况，为诊断、病因诊断、鉴别诊断、并发症和伴发病的诊断提供线索和依据，也为治疗方案的制订和治疗用药排除禁忌证提供依据。

（3）肾功能、电解质、血脂是肾病综合征诊断和鉴别诊断及病情评估的重要指标。

（4）影像学、超声、心电图检查，为诊断、鉴别诊断、病因诊断、并发症和伴发病的诊断及评估提供信息和依据。

【检查结果及思维提示】

（1）结果

1）血常规：血红蛋 110g/L，红细胞 360×$10^9$/L，白细胞 12.3×$10^9$/L，血小板 226×$10^9$/L。尿常规：尿蛋白（++++），尿葡萄糖（-），隐血（-）。酮体（-）；尿 WBC（-），尿红细胞 0～3，尿比重 1.125，管型 1.44/μl，管型（高倍镜）4.18LPF；尿总蛋白 3595.0mg/24h（尿蛋白排出量>3.5g/d）；粪常规（正常），OB（-）。

2）肝功能：总蛋白 54.4g/L↓，白蛋白 25.2g/L↓，球蛋白 29.2g/L，白球比 0.86，余项均在正常范围。

3）肾功能：尿素氮 6.89mmol/L，肌酐 54.7μmol/L，尿酸 326.9μmol/L。

4）血清电解质：血钾 3.49～4.10mmol/L，钠 144.5mmol/L，氯 101.6mmol/L，总钙 2.26mmol/L，磷 1.09mmol/L，低密度脂蛋白 4.72mmol/L↑。

5）心肌酶谱：肌酸激酶 39U/L，肌酸酶同工酶 19U/L，乳酸脱氢酶 344U/L↑，肌红蛋白 12.2ng/L；血淀粉酶 38U/L。

6）免疫项目：IgG 6.49g/L↓，IgM 1.55g/L，IgA 1.86g/L，补体 C3 0.76g/L↓，补体 C4 0.15g/L↓；C 反应蛋白（CRP）1.20mg/L↑；类风湿因子（RF）12.3U/ml；抗 O 0.21mg/L。

7）抗双链 DNA 抗体阴性、其他各项抗核提取物抗体均为阴性。

8）梅毒初筛 1∶2 阳性；梅毒螺旋体抗体 1∶320 阳性；人类免疫缺陷病毒 0.000s/co。

9）乙肝病毒标记：仅核心抗原阳性，余均为阴性；丙肝病毒抗体 0.010s/co（-）。

10）影像学、超声、心电图检查：肺部 CT 平扫，右肺中叶纤维化灶、左肺下叶结节影；腹部彩超，肝囊肿、双肾大小形态正常，实质回声增强，皮髓质分界欠清，双肾血流分布未见异常，双肾实质回声增强。心电图，窦性心动过速、T 波异常（Ⅰ、aVL、Ⅱ、Ⅲ、aVF、V$_4$～V$_6$ 导联低平）。

11）空腹血葡萄糖 6.76mmol/L；二氧化碳结合率 26.7mmol/L。

12）甲状腺功能：$FT_3$ 5.39pmol/L，$FT_4$ 14.89pmol/L，$TT_3$ 1.64nmol/L，$TT_4$ 79.11nmol/L，hTSH 1.65mU/L；甲状旁腺功能（iPTH）45.6pg/ml。

13）凝血功能：凝血酶原时间 10.70s，纤维蛋白原 4.140g/L↑，部分凝血活酶时间 15.40s↓，凝血酶时间 19.30s，国际标准化比值（PT）0.94，凝血酶原活动度（PT%）110%，$D$-二聚体 0.31μg/ml；红细胞沉降率 33mm/h↑。

14）血脂：总胆固醇 7.09mmol/L↑，三酰甘油 3.18mmol/L↑，高密度脂蛋白 1.73mmol/L。

（2）思维提示：重要结果。

1）尿常规：尿蛋白（++++），尿葡萄糖（－），隐血（－），酮体（－），尿 WBC（－），尿红细胞 0～3，尿比重 1.125，管型 1.44/μl，管型（高倍镜）4.18LPF，尿总蛋白 3595.0mg/24h（尿蛋白排出量＞3.5g/d）。

2）血脂：总胆固醇 7.09mmol/L↑，三酰甘油 3.18mmol/L↑，高密度脂蛋白 1.73mmol/L，低密度脂蛋白 4.72mmol/L↑。

3）总蛋白 54.4g/L↓，白蛋白 25.2g/L↓，球蛋白 29.2g/L，白球比 0.86；IgG 6.49g/L↓，补体 C3 0.76g/L↓，补体 C4 0.15g/L↓。

根据检查所见可排除系统性红斑狼疮肾病、紫癜性肾炎、糖尿病肾病、肾淀粉样变性病、骨髓瘤性肾病、乙型肝炎病毒相关性肾炎等。符合由多种病因引起，肾小球基膜通透性增加，表现以大量蛋白尿、低蛋白血症、（高度）水肿和高脂血症，即所谓的"三高一低"，以及以其他代谢紊乱为特征的一组临床综合征。而且可排除常见原发病所引起的继发性肾病综合征，支持原发性肾病综合征诊断。目前肾功能尚大致正常，暂时尚无明显并发症。

### （五）初步诊断

肾病综合征（原发性）。

### （六）治疗方案及理由

【方案】　①氢氯噻嗪 25mg/次，每天 2 次；②螺内酯片 20mg/次，每天 3 次；③贝拉普利片 5mg/d；④醋酸泼尼松片 30mg/d；⑤人血白蛋白注射液：用量 50ml×20%×2/50 滴/分。

【理由】　根据患者病史、症状、体征和辅助检查，可以明确诊断。在排除用药禁忌证后，采取以上方案治疗。先是利尿消肿，噻嗪类利尿剂氢氯噻嗪主要作用于髓袢升支厚壁段和远曲小管前段，通过抑制钠和氯的重吸收，增加钾的而利尿，长期服用应防止低钾、低钠血症。同时配用潴钾利尿剂螺内酯片（醛固酮拮抗剂）主要作用于远曲小管后段，排钠、排氯，但潴钾，适用于低钾血症的患者，单独使用时利尿作用不显著，可与噻嗪类利尿剂合用，长期服用需防止高钾血症，肾功能不全患者应慎用。贝拉普利片为血管紧张素转换酶抑制剂（ACEI），除可有效控制高血压外，均可通过降低肾小球内压和直接影响肾小球基膜对大分子的通透性，有不依赖于降低全身血压而减少尿蛋白作用。但其所用剂量一般应比常规降压剂量大，才能获得良好疗效。故应用此药时须加强观察，防止血压过低和药物的毒副作用，故从常用小剂量开始，根据情况酌情调用量。采用人血浆白蛋白静脉输注，可提高血浆胶体渗透压，促进组织中水分回吸收并利尿，但由于输入的白蛋白均将于 24～48 小时内由尿中排出，可引起肾小球高滤过及肾小管高代谢，造成肾小球脏层及肾小管上皮细胞损伤、促进肾间质纤维化，轻者影响糖皮质激素疗效，延迟疾病缓解，重者可损害肾功能。故应严格掌握适应证，对严重低蛋白血症、高度水肿而又少尿（尿量＜400ml/d）的肾病综合征患者，在必须利尿的情况下方可考虑使用，但也要避免过频过多。心力衰竭患者应慎用。糖皮质激素（下面简称激素）用于肾脏疾病，主要是其抗炎作用，能减轻急性炎症时的渗出，稳定溶酶体膜，减少纤维蛋白的沉着，降低毛细血管通透性而减少尿蛋白漏出；此外，尚可抑制慢性炎症中的增生反应，降低成纤维细胞活性，减轻组织修复所致的纤维化。糖皮质激素对疾病的疗效反应在很大程度上取决于其病理类型，微小病变的疗效最为迅速和肯定。

本病例经上述治疗，住院 2 周，水肿明显消退，一般情况改善，出院，继续服药治疗，并门诊随访观察调整治疗方案和药物用量。

（谌梦奇）

# 第五节　神经系统疾病

## 病　例　1

[眩晕综合征]（梅尼埃病）

患者：申某，女，49 岁，2016 年 4 月 18 日住院。

### （一）主诉

头晕目眩，视物旋转伴恶心呕吐 3 天。

### （二）病史询问

**【诊断思路和问诊目的】**　患者主诉为头晕目眩，视物旋转伴恶心呕吐 3 天。诊断思路应遵循优先考虑常见病、多发病的原则，眩晕综合征本应该首先考虑。然而"眩晕"只是一组症状，眩晕综合征可以包含多种疾病，以此作为一个诊断，有可能造成诊疗思维上的某些乱象，在处理上多只能是对症治疗。因此，问诊主要围绕"眩晕"的诱因和病因，患者的年龄、性别、一般健康情况、眩晕发作时的表现特征，以及伴随症状、是否曾接受过抗眩晕药物（尤其是相关专科性的药物）治疗和效果如何、既往病史特别是与眩晕相关的病史等问题展开，重点关注有利于导致眩晕的原发病之间鉴别的临床表现，寻找引起眩晕综合征的原发疾病的诊断证据，以期明确病因诊断，方有利于实施有效的病因治疗。

**【问诊主要内容及目的】**

（1）发病前是否有劳累等诱因：患者是否多在精神创伤、情绪激动、劳累或受寒感冒等应激后急性起病，有的亦可无明显诱因。

（2）发病时主要症状及特点：头晕目眩、视物旋转伴恶心呕吐，是否伴有头痛、耳鸣、听力减退、四肢麻木、酸痛、走路不稳、心悸等伴随症状。

（3）是否存在颈项僵痛、容易"落枕"、眩晕发作与转头抬头低头，颈项活动有无联系等。

（4）入院前曾做过哪些检查：若检查过听力、眼震、眼压、头颈部影像学检查甚至脑血管造影检查等，对眩晕的病因诊断和鉴别诊断具有重要价值。

（5）既往有何种疾病，是否伴有高血压、心脑血管病、糖尿病、耳病、眼病等应于注意。对年龄较大者还需注意是否合并其他老年性慢性疾病，有利于对患者采取综合治疗。眩晕的病因复杂，可以涉及全身各个系统、器官。在此我们主要关注眩晕综合征的几种常见病因。询问时注意既往病史也很重要。此外，还须注意家族遗传病史的询问。

**【问诊结果及思维提示】**

（1）结果：患者女性，49岁。既往：否认糖尿病、高血压、心脑血管病、肝炎、结核及其他重要病史。否认药物、食物过敏史及家族遗传病史。否认患过"耳病"，曾患过"沙眼病"。1年多来曾有类似发作两次，间歇数月，服用过"眩晕停"药物。发作似与情绪激动、受寒感冒有些关系，但不明确。否认颈项僵痛及容易"落枕"现象、眩晕发作与转头抬头低头，颈项活动无关。既往未经医院检查治疗。3天前起无明显前兆突发旋转性眩晕，眼看周围物体旋转，不敢活动，动则眩晕加重，神志清楚，右侧头及耳内闷胀感，伴耳鸣，听声音欠清晰，恶心，呕吐，出冷汗，感头重脚轻。发作时精神有些紧张，自服"眩晕停"似稍有好转，效果不明显。但无四肢麻木、酸痛、走路不稳、心悸等伴随症状，余无其他明显不适，食欲缺乏，睡眠欠佳，二便如常。

（2）思维提示：通过问诊可明确，患者为中年女性，病史3天，无明显诱因，主要表现为"眩晕症"发作，突发旋转性眩晕，眼看周围物体旋转，不敢活动，动则眩晕加重，神志清楚，右侧头及耳内闷胀感，伴耳鸣，听声音欠清晰，恶心，呕吐，出冷汗，感头重脚轻。一年多来曾有类似发作两次，间歇数月。符合眩晕综合征，更接近于梅尼埃病的临床特点，应在体格检查时重点注意脉搏、血压、神志、体位等，眼科注意有无眼震、耳科注意听力学检查；颈椎活动情况，神经系统检查有无阳性体征和神经定位体征，以期查找"眩晕征"的原发病因，有助明确病因诊断以利针对性治疗。

## （三）体格检查

**【重点检查内容及目的】**　考虑患者眩晕综合征，更接近于梅尼埃病的临床特点，应在体格检查时重点注意脉搏、血压，神志、体位等，眼科注意有无眼震，耳科注意听力学检查，颈椎活动情况，神经系统检查有无阳性体征和神经定位体征。以期查找"眩晕综合征"的原发病因。有助明确病因诊断以利针对性治疗。

**【检查结果及思维提示】**

（1）检查结果：T 36.3℃，P 74次/分，R 20次/分，BP 112/68mmHg，H 162cm，W 58.7kg，体重指数（BMI）22.36kg/m$^2$。发育正常，营养中等，神清语利，大致自主体位（不太敢随意动作），查体尚合作。全身皮肤黏膜无黄染及出血点，无色素沉着，浅表淋巴结无肿大，毛发分布正常。双眼睑无水肿，双眼无突出，双侧眼球运动正常，偶见可见"自发性眼震"，双侧瞳孔等大正圆，对光反射存在。对话间感其听力稍差。口唇无发绀，伸舌居中。颈软，无活动受限，气管居中，甲状腺不大、无血管杂音，颈动脉波动正常，颈静脉无充盈，胸廓正常，触诊语颤正常，双肺叩诊清音，呼吸音正常，未闻及干湿啰音。心界正常，心率为90次/分，律齐，各瓣膜听诊区未闻及杂音。腹平软，无压痛及反跳痛，无腹壁静脉曲张，肝脾肋沿下未扪及，肝颈静脉回流征阴性，肠鸣音正常，腹部移动性浊音阴性。双肾区无叩痛。双下肢无凹陷性水肿，双手平举震颤阴性，四肢肌力、肌张力正常。生理反射存在，病理反射未引出。神经系统检查未发现阳性体征。

（2）思维提示：体格检查结果与问诊后初步考虑眩晕综合征更接近于梅尼埃病的临床特点的思路一致。进一步做实验室和影像学检查的主要目的是明确病变部位和性质。

## （四）实验室和影像学检查

**【初步检查内容及目的】**

（1）血、尿、便三大常规，肝功能、肾功能，电解质，心肌酶谱，血脂，血糖，甲胎蛋白，癌胚抗原，糖类抗原，甲状腺功能等项检查，以上检查可了解患者机体及内环境的基本情况，因为可引起眩晕的疾病甚多且十分复杂，以排除任何一种有可能引起和加重眩晕的疾病或并发症、伴发病，为明确眩晕综合征的病因诊断寻找依据，也为治疗处理用药排除相关的禁忌证提供保证。

（2）HSP70抗体和血清对牛内耳抗原的抗体检测，对梅尼埃病的诊断有重要意义。

（3）听力学检查，了解眩晕发作对患者听力的影响，有助于梅尼埃病的诊断。

（4）颞骨CT检查可显示前庭水管的狭窄情况。磁共振检查可了解内耳膜迷路内淋巴管变细情况。

（5）颅脑、颈椎、心肺、颈动脉、椎动脉的影像、超声、心电图检查为查证或排除颅内、颈椎、脑供血障碍或相关神经受压性疾病所致"眩晕"的可能性。

【检查结果及思维提示】

（1）结果

1）血常规：HB 140g/L，WBC $3.9 \times 10^9$/L，N 61.8%，Pt $172 \times 10^9$/L。

2）粪常规（-）隐血（-）；尿常规：（-）。

3）肝功能：正常；肾功能：正常；电解质：正常；血脂：正常。

4）心肌酶谱：正常；甲状腺功能：正常；空腹血糖：5.8mmol/L。

5）甲胎蛋白：正常；癌胚抗原：正常；糖类抗原：正常。

6）HSP70抗体（+）。

7）牛内耳抗原（68kD抗原）的抗体（+）（应用蛋白质免疫印迹法）。

8）五官科会诊经听力学检查：纯音听阈测试、阈上功能测试、声导抗测试等显示轻中度听力下降（听力 25db 250Hz，30db 250Hz）。

9）颅脑、颈椎、心肺、颈动脉、椎动脉的影像、超声、心电图检查：心电图，窦性心律，正常。

10）颅脑MRI平扫：未见异常；双侧颈动脉、椎动脉彩超未见明显异常；彩色经颅多普勒示基底动脉正常；颈椎CT平扫未见明显异常。

11）颞骨CT检查：显示前庭水管狭窄。

12）磁共振内耳膜迷路增强造影：患者内淋巴管变细。

（2）思维提示

1）颞骨CT检查：显示前庭水管狭窄。磁共振内耳膜迷路增强造影示患者内淋巴管变细。而颅脑MRI平扫，未见异常；双侧颈动脉、椎动脉彩超未见明显异常；彩色经颅多普勒示基底动脉正常；颈椎CT平扫未见明显异常。

2）五官科会诊经听力学检查，纯音听阈测试、阈上功能测试、声导抗测试等显示轻中度听力下降。

3）HSP70抗体（+）；牛内耳抗原（68kD抗原）的抗体（+）（应用蛋白质免疫印迹法）。结合临床表现支持本病例"眩晕综合征"的原发病因诊断应为梅尼埃病。

梅尼埃病是膜迷路积水的内耳疾病，突发性眩晕、耳鸣、耳聋或眼球震颤为主，有明显的发作期和间歇期。多数为中年人，性别无明显差异，首发多在50岁以前约占65%，多为单耳患病。多无先兆而突发的旋转性眩晕，周围物体绕自身旋转，闭目时觉自身在空间旋转，常呈强迫体位，不敢稍动，动则眩晕加重，神志清楚，有恶心，呕吐，出冷汗，颜面苍白及血压下降等，数小时或数天后，眩晕逐渐消失。其可有波动性感音性耳聋，早期眩晕症状缓解后，听力可大部或完全恢复，可因多次反复发作而致全聋，部分患者尚有对高音听觉过敏现象。耳鸣可为发作先兆，轻重不一，发作前可耳鸣加重，发作停止，耳鸣可逐渐消失。同侧头及耳内闷胀感，或感头重脚轻。

梅尼埃病可分为八种类型：普通型、首发耳鸣型、重耳鸣型、无耳鸣型、突发耳聋型、延缓眩晕型、隐藏耳鸣型、眩晕状态型（一个月内发作 3 次以上，患者处于眩晕状态，称为眩晕状态型，又称重型）。诊断时注意有无眼震，发作高潮期可见自发性眼震。做听力学检查包括：纯音听阈测试、阈上功能测试、声导抗测试、耳蜗电图测试。必要时做前庭功能试验（包括冷热试验、Hennebert 征）及颞骨 CT 扫描。

### （五）初步诊断

梅尼埃病。

### （六）治疗方案及理由

【方案】　①地西泮片 5mg/次，每天 2～3 次，一般用药 1 天，多则 2 天即可控制眩晕，可停药（亦可应用赛庚定片 2mg/次，每天 2～3 次）；②山莨菪碱片 5 mg/次，每天 2 次，一般用药 1 天，多则 2 天即可控制眩晕，可停药；③氟桂利嗪（西比灵）5 mg/晚，入睡前服 1 次；④双氢克尿噻片 25mg/次，每天 2～3 次，眩晕发作较重症者酌情服用 2～3 天；⑤酌情给予维生素 $B_1$、维生素 $B_{12}$、维生素 C 等，按常用量给服；⑥必要时给予补液支持，维持内环境平衡。

【理由】　根据患者病史、症状、体征和辅助检查，可以明确诊断。地西泮片（也可应用赛庚定片）具有前庭神经抑制剂作用，多用于急性发作期，可减弱前庭神经核的活动，控制眩晕。酌情应用抗胆碱能药如山莨菪碱（或东莨菪碱）等，可缓解恶心、呕吐等症状。血管扩张药可改变缺血细胞的代谢、选择性舒张缺血区血管，缓解局部缺血。常用者有氟桂利嗪（西比灵）或倍他司汀、银杏叶片等。眩晕发作较重症者酌情服用 2～3 天利尿脱水药如双氢克尿噻片，利尿脱水药可改变内耳液体平衡，使内淋巴减少，控制眩晕。酌情应用维生素 $B_1$、维生素 $B_{12}$、维生素 C 等，纠正代谢障碍、维生素缺乏，有利眩晕控制。必要时给予补液支持，维持内环境平衡。住院 1 周，眩晕症状消失，病情稳定出院。

（谌梦奇）

# 病　例　2

〔眩晕综合征〕例二：椎动脉型颈椎病（并颈源性眩晕）

患者：杨某，男，39 岁，2016 年 5 月 12 日住院。

### （一）主诉

头晕、头痛、视物旋转、走路不稳 10 天。

### （二）病史询问

【诊断思路和问诊目的】　患者主诉为头晕、头痛、视物旋转、走路不稳 10 天。诊断思路应遵循优先考虑常见病、多发病的原则，所谓"眩晕综合征"应该首先考虑。然而"眩晕"只是一组症状，所谓"眩晕综合征"可以包含多种疾病，因此，问诊主要围绕"眩晕"的诱因、病因，以及患者的年龄、性别、一般健康情况、眩晕发作时的表现特征及其伴随症状、是否曾接受过抗眩晕药物（尤其是相关专科性药物）治疗及效果如何，以及既往病史，特别是与眩晕相关的病史等问题展开，重点关注有利于导致眩晕的原发病之间鉴别的临床表现，寻找引起眩晕综合征的原发疾病的诊断证据，以期明确病因诊断，方有利于实施有效的病因治疗。

**【问诊主要内容及目的】**

（1）发病前是否有劳累等诱因：患者是否多在精神创伤、情绪激动、劳累或受寒感冒、体位的急速改变、头颈部的急或较大幅度的转动等应激后急性起病，有的亦可无明显自知的诱因。

（2）发病时主要症状及特点：头晕目眩，视物旋转伴恶心呕吐，是否伴有头痛、耳鸣、听力减退、四肢麻木、酸痛、走路不稳、心悸心慌、头颈部不敢活动等伴随症状。

（3）是否存在颈项僵痛、容易"落枕"、眩晕发作与转头抬头低头等颈项活动有无联系等。患者是否长时间从事低头、颈项强位等工作。

（4）入院前曾做过哪些检查：听力、眼震、眼压、头颈部影像学检查，甚而脑血管造影等检查，对眩晕的病因诊断和鉴别诊断具有重要价值。

（5）既往有何种疾病，是否伴有高血压、心脑血管疾病、糖尿病、耳病，眼病等，应注意。眩晕的病因复杂，可以涉及全身各个器官。在此我们主要关注"眩晕综合征"的几种常见病因。询问时注意既往病史也很重要。此外，还须注意家族遗传病史的询问。

**【问诊结果及思维提示】**

（1）结果：患者，男性，39 岁，既往 1 年来曾有"眩晕"短暂发作 1 次。平时夜睡喜欢高枕，曾有过几次夜间睡觉"落枕"现象，多自愈而不以为意。职业为公司职员，长时间从事电脑操作。否认"糖尿病"、"高血压"、"心脑血管病"、"肝炎"、"结核"及其他重要病史。否认药物、食物过敏史与中毒史，无烟酒嗜好。否认家族遗传史，否认头颈部外伤史。10 余天来因持续操作电脑加班工作，感持续性头晕、头痛、视物旋转，走路不稳，伴恶心、间有呕吐胃内容物，并有左侧颈项至头颞部疼痛，活动及转动头颈部则头晕眩及头痛加重，并有右上肢酸痛，右手无名指和小指及手掌尺侧麻酸痛感。但尚无四肢麻木酸痛感觉，无耳鸣及听力下降现象。上述症状平卧休息时可稍有缓解。精神、食欲、睡眠尚可，二便如常。

（2）思维提示：通过问诊可明确，患者为中年男性，病史 10 余天，因持续操作电脑加班工作，主要表现持续性头晕、头痛、视物旋转，走路不稳，伴恶心、间有呕吐胃内容物等"眩晕"症状。并有左侧颈项至头颞部疼痛，活动及转动头颈部则头晕眩及头痛加重，并有右上肢酸痛，右手环指和小指及手掌尺侧麻酸痛感，符合"眩晕综合征"，但更接近于"颈源性眩晕"的临床特征。应在体格检查时除注意全面体查外，应重点注意颈椎活动情况，神经系统检查有无阳性体征和神经定位体征、神志、体位等，以及有无眼震、听力下降等症状，以期查找"眩晕综合征"的原发病因，有助明确病因诊断。

## （三）体格检查

**【重点检查内容及目的】**　考虑患者为眩晕综合征、椎动脉型颈椎病、颈源性眩晕，因此在对患者进行系统地、全面地检查的同时，应在体格检查时重点注意脉搏、血压、神志、体位及五官方面的阳性体征，以及颈椎和四肢的活动情况、神经系统检查有无阳性体征和神经定位体征，以期查找"眩晕综合征"的原发病，有助明确病因诊断。

**【检查结果及思维提示】**

（1）检查结果：T 36.5℃，P 78 次/分，R 21 次/分，BP 130/80mmHg，H 166cm，W 63.4kg，体重指数（BMI）23.01kg/m$^2$。患者发育正常，营养中等，神清语利，大致自主体位（不太

敢随意动作），查体尚合作；全身皮肤黏膜无黄染及出血点，无色素沉着，浅表淋巴结无肿大，毛发分布正常。双眼睑无水肿，双眼无突出，双侧眼球运动正常，未见有"自发性眼震"，双侧瞳孔等大等圆，对光反射存在；对话间感其听力正常，口唇无发绀，伸舌居中，颈尚软，但颈项活动不自然，似有受限，拒摇晃；气管居中，甲状腺不大、无血管杂音，颈动脉波动正常，颈静脉无充盈，胸廓正常，触诊语颤正常，双肺叩诊为清音，呼吸音正常，未闻及干湿啰音。心界正常，心率 78 次/分，律齐，各瓣膜听诊区未闻及杂音；腹平软，无压痛及反跳痛，无腹壁静脉曲张，肝脾肋沿下未扪及，肝颈静脉回流征（－）；肠鸣音正常，腹部移动性浊音（－），双肾区无叩痛；第 2 ～ 3 颈椎右侧有压痛点，四肢活动尚好，双下肢无凹陷性水肿，双手平举震颤（－），四肢肌力、肌张力正常，生理反射存在，病理反射未引出，神经系统检查未发现阳性体征。

（2）思维提示：体格检查结果与问诊后初步考虑的"眩晕综合征""动脉型颈椎病""源性眩晕"思路一致。进一步做实验室和影像学检查的主要目的是明确病变部位和性质。

### （四）实验室和影像学检查

【初步检查内容及目的】

（1）血、尿、便三大常规，肝、肾功能，电解质，心肌酶谱，血脂，血糖，甲状腺功能，凝血功能，甲胎蛋白，癌胚抗原，幽门螺杆菌感染呼吸试验等检查，可了解患者机体及内环境的基本情况。因为可引起"眩晕"的疾病甚多且十分复杂，实验室检查可以排除任何一种有可能引起和加重"眩晕"的疾病或并发症、伴发病，为明确"眩晕综合征"的病因和诊断寻找依据，也为治疗疾病、处理用药、排除相关的禁忌证提供保证。

（2）听力学检查，有助排除梅尼埃病。

（3）颞骨 CT 检查可显示前庭水管的狭窄情况。磁共振检查可了解内耳膜迷路内淋巴管变细情况，以排除梅尼埃病。

（4）影像、超声、心电图检查为查证颅内、颈椎供血障碍或相关神经受压性疾病所致"眩晕"的可能性。

【检查结果及思维提示】

（1）结果

1）血常规：Hb 165g/L，WBC $6.7×10^9$/L，N 71.84%，PLT $120×10^9$/L；尿常规：正常；便常规：正常，隐血（－）。

2）肝功能：正常；肾功能：正常；电解质：正常；血脂：正常；空腹血糖 5.8mmol/L；糖化血红蛋白 3.2%。

3）乙肝病毒标记：表面抗体（＋），e 抗体（＋），c 抗体（＋），余均阴性；幽门螺杆菌检测：幽门螺杆菌（－）；甲状腺功能：正常范围；心肌酶谱：正常范围；凝血功能：正常范围。

4）甲胎蛋白 3.00μg/L；癌胚抗原 0.28ng/ml。

5）血黏度：低切 12.6↑，中切 6.39↑，高切 5.40↑，其余各项均在正常范围。

6）听力学检查：听力正常。

7）颞骨 CT 检查：无异常发现。

8）双侧内耳磁共振平扫：未见异常。

9）颈椎 X 线片：颈椎正常生理曲度消失，椎体后缘骨赘形成，符合"颈椎病"表现。

10）颈椎 MRI 平扫：可见 $C_1$～$C_2$、$C_3$～$C_4$，椎间盘突出，符合颈椎病诊断。

11）彩色经颅多普勒检查：双侧颈内动脉及分枝、椎-基底动脉供血不足。

12）双侧颈动脉、椎动脉彩超：双侧颈动脉、椎动脉、锁骨下动脉未见明显异常。

13）腹部彩超：肝囊肿，肝右叶稍高回声结节，疑血管瘤，胆囊切除术后，前列腺稍大。

14）心脏彩超：各房室大小正常，EF 值为 68%。

15）心电图：窦性心动过速。频谱心电图：正常。

16）胸部、上腹部 CT 平扫：肺部未见明显渗出及占位性病变。肝右后叶低密度灶，建议增强扫描定性。

17）颅脑 MRI 平扫：未见明显异常。

（2）思维提示

1）颈椎 X 线片：颈椎正常生理曲度消失，椎体后缘骨赘形成，符合"颈椎病"表现。

2）颈椎 MRI 平扫：可见 $C_1 \sim C_2$、$C_3 \sim C_4$，椎间盘突出，符合颈椎病诊断。

3）彩色经颅多普勒检查：双侧颈内动脉及分枝、椎-基底动脉供血不足。

4）听力学检查、颞骨 CT 检查、双侧内耳磁共振平扫、颅脑 MRI 平扫、心脏彩超、心电图等均未见异常，不支持耳源性及心、脑血管病变所致"眩晕"。因而符合椎动脉型颈椎病所致"颈源性眩晕"的诊断。

颈椎病（颈椎综合征）是指颈椎间盘退行性变、颈椎肥厚增生及颈部损伤等引起颈椎骨质增生，或椎间盘脱出、韧带增厚，刺激或压迫颈脊髓、颈部神经、血管而产生一系列症状的临床综合征。近些年来由于人们生活和工作方式的演变，发病率明显上升。

颈椎病主要症状：颈肩酸痛可放射至头枕部和上肢部，一侧肩背部沉重感，颈部僵硬，活动受限，上肢无力，手指发麻，肢体皮肤感觉减退，手握物无力，严重者有下肢无力、行走不稳、两脚麻木、行走时如踏棉花的感觉。最严重者甚至出现大、小便失控，性功能障碍甚至四肢瘫痪。有的伴有头晕，似房屋旋转；重者伴有恶心呕吐、卧床不起、眩晕、猝倒。当颈椎病累及交感神经时可出现头晕、头痛、视物模糊、两眼发胀、发干、两眼张不开、耳鸣、耳堵、平衡失调、心动过速、心慌，胸部紧束感，有的甚至出现胃肠胀气等症状，也可出现吞咽困难、发音困难等症状。疾病久治不愈，会引起心理伤害，产生失眠、烦躁、发怒、焦虑、忧郁等症状。颈椎病可分为五型，分别为颈型颈椎病、神经根型颈椎病、脊髓型颈椎病、椎动脉型颈椎病、交感神经型颈椎病、食管压迫型颈椎病。

颈椎综合征的诊断：颈椎 X 线片、颈椎 CT、颈椎 MRI、椎-基底动脉彩色多普勒、肌电图等均可提供颈椎病的诊断依据。但临床出现颈椎病的症状时，须与非颈椎病引起的症状相鉴别。如有眩晕症状，应排除耳源性眩晕、前庭功能紊乱、听神经瘤、脑源性眩晕、眼源性眩晕等，此外同样是颈肩上肢痛，也要与诸如落枕、肩周炎、胸廓出口综合征、网球肘、腕管综合征、风湿性肌、关节炎、脊柱炎、肿瘤等相鉴别。临床上对椎动脉型颈椎病和交感神经型颈椎病常难以鉴别，应慎重，以免误诊、误治。

颈椎病还可产生较严重的并发症，如：①由于颈椎前缘直接压迫食管后壁而引起食管狭窄，或因骨刺形成过速使食管周围软组织发生刺激反应而引起吞咽障碍，表现为吞咽时有梗阻感，食管内有异物感，声音嘶哑，干咳，胸闷等。②颈椎病造成自主神经紊乱及椎-基底动脉供血不足而引起大脑枕叶视觉中枢缺血性病损，视力障碍，表现为视力下降、眼胀痛、怕光、流泪、瞳孔大小不等，甚至出现视野缩小和视力锐减，个别患者还可发生失明。③颈心综合征：因颈背神经根受颈椎骨刺的刺激和压迫，表现为心前区疼痛、胸闷、心律失常（早搏），以及心电图 ST 段改变，易被误诊为"冠心病"。④颈椎病可引起血压升高或降低，以血压升高为多，称为"颈性高血压"，中老年人可与高血压病两者并存。⑤胸部疼痛：由于第 6 颈椎和第 7 颈椎神经根受颈椎骨刺压迫，表现为起病缓慢的顽固性的单侧胸大肌和乳房疼痛，检查时有胸大肌压痛。⑥下肢瘫痪：由于椎体侧束受到颈骨刺的刺激或压迫，导致下肢运动和感觉障碍早期表现为下肢麻木、疼痛、跛行，有的患者在走路时有如踏棉花的感觉，个别患者还可伴有排便、排尿障碍，如尿频、尿急、排尿不畅或大小便失禁等。⑦猝倒：由于颈椎增生性改变压迫椎动脉引起基底动脉供血障碍，导致一时性脑供血不足，常在站立或走路时因突然扭头出现身体失去支持而猝倒，倒地后能很快清醒，无意识障碍，亦无后遗症，此类患者可伴有头晕、恶心、呕吐、出汗等自主神经功能紊乱的症状。

### （五）初步诊断

椎动脉型颈椎病并颈源性眩晕症。

### （六）治疗方案及理由

【方案】　①赛庚定片 1～2mg/次，1 天 2～3 次，一般用药 1 天，多则 2 天即可控制眩晕，可停药。②山莨菪碱片 5 mg/次，1 天 2～3 次，一般用药 1 天，多则 2 天即可控制眩晕，可停药（有青光眼史者禁用）。③氟桂利嗪（脑灵）5 mg/晚，入睡前服 1 次。④骨刺片 2～3 片/次，1 天 3 次。⑤银杏叶片 2 片/次，1 天 3 次。⑥颈复康颗粒 1 包温开水冲服，1 天 3 次。⑦酌给维生素 $B_1$ 及维生素 $B_{12}$、维生素 C 等，按常用量给服；酌给理疗、按摩、针刺疗法。

【理由】　根据患者病史、症状、体征和辅助检查，可以明确诊断。眩晕急性发作期为控制眩晕，可酌用抗组胺受体药物赛庚定片加上抗胆碱能药物如山莨菪碱（或东莨菪碱）等，有抗眩晕作用，缓解眩晕、恶心、呕吐、头痛等症状。血管扩张药可改善因椎动脉受压而致缺血的脑细胞的代谢，选择性舒张缺血区血管，缓解局部缺血，常用氟桂利嗪（脑灵）或倍他司汀、银杏叶片等。中成药颈复康颗粒有活血通络、散风止痛的作用，用于颈椎病引起的脑供血不足、头晕、颈项僵硬、肩背酸痛、手臂麻木等症，临床应用有一定疗效，无明显不良反应。酌用维生素 $B_1$ 及维生素 $B_{12}$、维生素 C 等，纠正代谢障碍、维生素缺乏，有利于眩晕控制。必要时给予补液支持，维持内环境平衡，酌用理疗、按摩、针刺疗法对颈椎病有一定效果。住院 1 周，眩晕症状消失，病情稳定出院。

（谌梦奇）

# 病　例　3

〔眩晕综合征〕例三：椎基底动脉缺血（后循环缺血）

患者：马某，女，60 岁，2016 年 5 月 15 日住院。

### （一）主诉

眩晕、呕吐 2 小时。

### （二）病史询问

【诊断思路和问诊目的】　患者主诉为眩晕、呕吐 2 小时。诊断思路应遵循优先考虑常见病、多发病的原则，所谓"眩晕综合征"应该首先考虑。然而"眩晕"只是一组症状，所谓"眩晕综合征"可以包含多种疾病，因此，问诊主要围绕"眩晕"的诱因、病因，以及患者的年龄、性别、一般健康情况、眩晕发作时的表现特征及其伴随症状、是否曾接受过抗眩晕药物（尤其是相关专科性药物）治疗及效果如何，以及既往病史，特别是与眩晕相关的病史等问题展开，重点关注有利于导致眩晕的原发病之间鉴别的临床表现，寻找引起眩晕综合征的原发疾病的诊断证据，以期明确病因诊断，方有利于实施有效的病因治疗。

【问诊主要内容及目的】

（1）发病前是否有劳累等诱因：患者是否多在精神创伤、情绪激动、劳累或受寒感冒、体位的急速改变、头颈部的急或较大幅度的转动等应激后急性起病，有的亦可无明显自知的诱因。

（2）发病时主要症状及特点：头晕目眩，视物旋转，伴恶心呕吐，是否伴有头痛、耳鸣、听力减退、四肢麻木、酸痛、走路不稳、心悸心慌、头颈部不敢活动等伴随症状。

（3）是否存在颈项僵痛、容易"落枕"、眩晕发作与转头抬头低头等颈项活动有无联系等；患者职业是否长时间从事低头、颈项强位等工作，以利排除颈源性眩晕。

（4）入院前曾做过哪些检查：听力、眼震、眼压、头颈部影像学检查，甚而脑血管造影等检查，对眩晕的病因诊断和鉴别诊断具有重要价值。

（5）既往有何种疾病，是否伴有高血压、心脑血管疾病、糖尿病、耳病、眼病等，应注意。眩晕的病因复杂，可以涉及全身各个器官。在此我们主要关注"眩晕综合征"的几种常见病因。询问时注意既往病史也很重要。此外，还须注意家族遗传病史的询问，以利诊断和鉴别诊断。

【问诊结果及思维提示】

（1）结果：患者，女性，60 岁，既往有"高血压"、"糖尿病"病史，不规则自服药物治疗，未系统监测血糖、血压，但一般自我感觉尚好。否认"肾炎、肾结石"、"心脑血管病"、"肝炎"、"结核"及其他重要病史。1 年来曾先后眩晕发作共 2 次，症状不重，未曾住院检查治疗。否认药食过敏史，否认家族遗传病史，无烟酒嗜好，否认头颈项部外伤史。2 小时前因情绪激动出现头晕、目眩、视物旋转、枕后头痛、站立不稳、差点昏倒，并呕吐胃内容物伴上腹不适，经卧床休息后无好转，无意识障碍，无畏寒、发热及其他症状，无颈项部疼痛及活动或转动头颈部则晕眩、头痛加重现象，无四肢麻木酸痛感觉，无落枕、耳鸣及听力下降现象。患者近期精神、食欲、睡眠欠好，二便如常。

（2）思维提示：通过问诊可明确，患者为老年女性，病史 2 小时。因情绪激动出现头晕、目眩、视物旋转、枕后头痛、站立不稳，伴恶心、间有呕吐胃内容物等眩晕症状，符合"眩晕综合征"、"后循环缺血"的临床特征。应在体格检查时除注意全面体查外，应重点注意脉搏、血压及神经系统检查有无阳性体征和神经定位体征，以期查找到椎-基底动脉缺血导致"眩晕"发作的诊断依据。

## （三）体格检查

【重点检查内容及目的】　考虑患者眩晕综合征发作，其原发病因为椎-基底动脉缺血（后循环缺血）。因此在对患者进行系统地、全面地检查的同时，应在体格检查时重点注意脉搏、血压，神志、体位及脑血管和神经系统方面的阳性体征和神经定位体征。以期查找诊断依据，明确病因诊断。

【检查结果及思维提示】

（1）检查结果：T 36.5，P 92 次/分，R 20 次/分，BP 180/90mmHg，H 157cm，W 55.1kg，体重指数为（MRI）22.3kg/m$^2$。患者发育正常，营养中等，神智尚清，少言寡语，自主体

位，查体尚合作。全身皮肤黏膜无黄染及出血点，无色素沉着，浅表淋巴结无肿大，毛发分布正常；双眼睑无水肿，双眼无突出，双侧眼球运动正常，未见有"自发性眼震"，双侧瞳孔等大等圆，对光反射存在；听力正常，口唇无发绀，伸舌居中；颈尚软，活动可；气管居中，甲状腺不大、无血管杂音，颈动脉波动正常，颈静脉无充盈，胸廓正常，触诊语颤正常，双肺叩诊清音，呼吸音正常，未闻及干湿啰音；心界正常，心率92次/分，律齐，各瓣膜听诊区未闻及杂音；腹平软，无压痛及反跳痛，无腹壁静脉曲张，肝脾肋沿下未扪及，肝颈静脉回流征（－），肠鸣音正常，腹部移动性浊音（－），双肾区无叩痛；四肢活动尚好，双下肢无凹陷性水肿，双手平举震颤（－），四肢肌力、肌张力正常；生理反射存在，病理反射未引出；神经系统检查未发现阳性体征。

（2）思维提示：体格检查结果与问诊后初步考虑眩晕发作为椎-基底动脉缺血（后循环缺血）思路一致。进一步做实验室和影像学检查的主要目的是明确病变部位和性质。

### （四）实验室和影像学检查

**【初步检查内容及目的】**

（1）血、尿、便三大常规，肝、肾功能，电解质，心肌酶谱，血脂，血糖，甲状腺功能，凝血功能等检查，可了解患者机体及内环境的基本情况。因为可引起"眩晕"的疾病甚多且十分复杂，实验室检查可排除任何一种有可能引起和加重眩晕的疾病或并发症、伴发病，为明确"眩晕综合征"的病因和诊断寻找依据，也为治疗疾病和处理用药排除相关的禁忌证提供保证。

（2）听力学检查，有助排除梅尼埃病。

（3）颞骨 CT 检查可显示前庭水管的狭窄情况；磁共振检查可了解内耳膜迷路内淋巴管变细情况；以排除梅尼埃病。

（4）影像、超声、心电图检查为查证颅内、颈椎供血障碍或相关神经受压性疾病所致"眩晕"的可能性。

**【检查结果及思维提示】**

（1）结果

1）血常规：HB 127.0g/L，WBC $7.6×10^9$/L，N 78.24%，PLT $198×10^9$/L。

2）尿常规：正常；便常规：正常隐血（－）。

3）肝功能：正常范围；肾功能：正常范围。

4）血电解质：正常；凝血功能：正常。

5）空腹血糖 8.19mmol/L；糖化血红蛋白 6.5%。

6）心肌酶谱：正常；范围；血淀粉酶：正常。

7）血脂：CHOL 5.62mmol/L，TG 3.12mmol/L↑，HDL 2.37mmol/L，LDL 2.63μmol/L。

8）心电图：窦性节律，正常心电图；频谱心电图：正常。

9）心脏彩超：各房室大小正常，EF 值69%。

10）听力学检查：听力正常；颞骨 CT 检查：无异常发现。

11）双侧颈动脉、椎动脉彩超：双侧颈动脉、椎动脉颅外段未见明显异常。

12）颈椎 X 线片：颈椎各椎体后缘少许骨赘形成。

13）腹部彩超：脂肪肝、双肾结石、绝经后子宫像、子宫壁低回声团（考虑子宫肌瘤）。

14）头颅 CT 平扫：①双侧放射冠呈对称小片低密度影、边界欠清，考虑慢性缺血性改变；②左侧基底节区腔隙性脑梗死；③双侧半卵圆中心区、侧脑室周围、胼胝体膝部、体部多发缺血灶、部分病灶软化囊变。

15）颅脑 MRI 平扫：左侧基底动脉节区显狭窄并腔隙性脑梗死。

16）椎动脉颅内段和基底动脉近段稍显示狭窄，供血不足。

（2）思维提示

1）头颅 CT 平扫：①双侧放射冠对称小片低密度影、边界欠清，考虑慢性缺血性改变；②左侧基底节区腔隙性脑梗死；③双侧半卵圆中心区、侧脑室周围、胼胝体膝部、体部多发缺血灶、部分病灶软化囊变。

2）颅脑 MRI 平扫：左侧基底动脉节区显狭窄并腔隙性脑梗死。

3）椎动脉颅内段和基底动脉近段稍显示狭窄，供血不足。

4）颈椎 X 线片：颈椎各椎体后缘少许骨赘形成。听力学检查：听力正常；颞骨 CT 检查：无异常发现。可排除"耳源性眩晕"和"颈源性眩晕"，符合"椎基底动脉缺血"（后循环缺血）的诊断。

后循环缺血 PCI 是指后循环的颈动脉系统短暂性缺血发作（TIA）和脑梗死，包括椎-基底动脉系统缺血（vertebrobasilar insufficiency，VBI）、后循环的 TIA 与脑梗死、椎-基底动脉疾病、椎-基底动脉血栓栓塞性疾病。鉴于 MRI 弥散加权成像发现约半数的后循环 TIA 有明确的梗死改变且 TIA 与脑梗死的界限越来越模糊，因此用后循环缺血涵盖后循环的 TIA 与脑梗死，有利于临床操作。近年来对 PCI 的临床和病因有了几项重要认识：①PCI 的主要病因类同于前循环缺血，主要是动脉粥样硬化，颈椎骨质增生仅是极罕见的情况。②后循环缺血的最主要机制是栓塞。③无论是临床表现或现有的影像学检查（CT，TCD，MRI，SPECT 或 PET）都无法可靠地界定"相对缺血状态"。④虽然头晕和眩晕是 PCI 的常见症状，但头晕和眩晕的常见病因却并不是 PCI。PCI 就是指后循环的 TIA 和脑梗死，包括椎-基底动脉系统缺血、后循环的 TIA 与脑梗死、椎-基底动脉疾病、椎-基底动脉血栓栓塞性疾病。鉴于 MRI 弥散加权成像（DWI-MRI）可发现约半数的后循环 TIA 患者有明确的梗死改变且 TIA 与脑梗死的界限越来越模糊，因此用 PCI 涵盖后循环的 TIA 与脑梗死，有利于临床操作。

病因机制：①动脉粥样硬化是 PCI 最常见的血管病理表现。大动脉狭窄和闭塞引起低灌注、血栓形成、动脉源性栓塞、动脉夹层等。②栓塞是 PCI 的最常见发病机制，约占 40%。栓塞主要来源于心脏，主动脉弓、椎动脉起始段和基底动脉。最常见栓塞部位是椎动脉颅内段和基底动脉远端。③穿支小动脉病变，有脂质透明病、微动脉瘤和小动脉起始部的粥样硬化病变等损害，好发于脑桥、中脑和丘脑。PCI 少见的病变和发病机制是动脉夹层、偏头痛、动脉瘤、锁骨下盗血、纤维肌发育不良、静脉性硬化、凝血异常。椎动脉入颅处的纤维束带、转颈或外伤，巨细胞动脉炎、遗传疾病、颅内感染、自身免疫性病等。

近年来进一步认识到：①PCI 包括 TIA（即经典的 VBI）和脑梗死；②PCI 的主要原因与前循环缺血相同，颈椎病不是 PCI 的主要原因；③头晕/眩晕是 PCI 的常见表现，多伴有其他表现，单纯的头晕/眩晕极少是 PCI 的表现；④转颈或体位变化后头晕/眩晕的主要病因不是 PCI；⑤对 PCI 的诊断检查、治疗和预防应与前循环缺血一致。

PCI 的临床表现：脑干是重要的神经活动部位，脑神经、网状上行激活系统和重要的上下行传导束在其间通过。当供血障碍而出现神经功能损害时，会出现各种不同但又相互重叠的临床表现。因此 PCI 的临床表现多样，缺乏刻板或固定的形式，临床识别较难。PCI 的常见临床症状包括头晕、眩晕、肢体或头面部的麻木、肢体瘫痪、感觉异常、步态或肢体共济失调、构音或吞咽障碍、跌倒发作、偏盲、声嘶霍纳综合征等。出现一侧脑神经损害和另一侧运动感觉损害的交叉表现是 PCI 的特征表现。常见的 PCI 类型有 TIA、小脑梗死、延脑外侧综合征、基底动脉尖综合征、韦伯综合征、闭锁综合征、大脑后动脉梗死、腔隙性梗死（纯运动性脑梗死、共济失调轻偏瘫、构音困难手笨拙综合征、纯感觉性脑梗死等）。

### （五）初步诊断

1. 椎基底动脉缺血（后循环缺血）。
2. 高血压病 3 级，极高危组。
3. 腔隙性脑梗死。
4. 2 型糖尿病。
5. 高三酰甘油血症。

### （六）治疗方案及理由

【方案】　①马来酸桂哌齐特注射液一次 4 支（每支 2ml×80mg），稀释于 5% 葡萄糖注射液或生理盐水 500ml 中，静脉滴注，速度为 100ml/h，1 天 1 次。②银杏叶提取物（舒血宁）注射液每天 20ml，稀释于 5% 葡萄糖注射液 250ml 或 500ml 后静脉滴注。③阿司匹林 100mg/天，口服。④贝那普利片开始剂量为口服 10mg，每天 1 次，用本品前应停用利尿药 2～3 天。⑤苯扎贝特片 200～400mg/次，1 天 3 次，可在饭后或与饭同服；疗效佳者维持量可为 1 天 2 次，每次 400mg。

【理由】　根据患者病史、症状、体征和辅助检查，可以明确诊断。对后循环缺血的急性治疗应基本等同于前循环缺血性脑梗死的治疗。应积极开展脑梗死单元的组织化治疗模式。对起病 3 小时的合适患者可以开展静脉 rt–PA 溶栓治疗。有条件者可行动脉溶栓治疗，治疗时间窗可适当放宽。本例患者 1 年来已先后类似发作 2 次，此次虽为急性发作，实际已存在慢性后循环缺血，为慎重，暂不予积极溶栓治疗，而以较保守的治疗方案处置。马来酸桂哌齐特为 $Ca^{2+}$ 通道阻滞剂，通过阻止 $Ca^{2+}$ 跨膜进入血管平滑肌细胞内，使血管平滑肌松弛，脑血管、冠状血管和外周血管扩张，从而缓解血管痉挛、降低血管阻力、增加血流量，能增强腺苷和环磷酸腺苷（cAMP）的作用，降低氧耗，能抑制 cAMP 磷酸二酯酶，使 cAMP 数量增加。还能提高红细胞的柔韧性和变形性，提高其通过细小血管的能力，降低血液的黏性，改善微循环。通过提高脑血管的血流量，改善脑的代谢。舒血宁注射液扩张血管，改善微循环，用于缺血性心脑血管疾病，冠心病，心绞痛，脑栓塞，脑血管痉挛等。同时酌用小剂量阿司匹林以抗血小板聚集，改善高凝状态。患者同时有高血压病史，为避免钙离子拮抗剂的重复应用，暂用贝拉普利片口服，本品在肝内水解为贝那普利，成为一种竞争性的血管紧张素转换酶抑制剂，阻止血管紧张素Ⅰ转换为血管紧张素Ⅱ，使血管阻力降低，醛固酮分泌减少，血浆肾素活性增高。贝那普利还抑制缓激肽的降解，也使血管阻力降低，产生降压作用，还能减低心脏负荷。本品扩张动脉与静脉，降低周围血管阻力或心脏后负荷，降低肺毛细血管楔嵌压或心脏前负荷，也降低肺血管阻力，从而改善心排血量，使运动耐量和时间延长。患者有高三酰甘油症，故给予苯扎贝特片口服，为氯贝丁酸衍生物类血脂调节药。其降血脂作用有两种机制，一是本品增高脂蛋白脂酶和肝脂酶活性，促进极低密度脂蛋白的分解代谢，使血三酰甘油的水平降低。另一种是本品使极低密度脂蛋白的分泌减少。本品降低血低密度脂蛋白和胆固醇，可能通过加强对受体结合的低密度脂蛋白的清除。本品降低血三酰甘油的作用比降低血胆固醇强，也可使高密度脂蛋白升高。另外本品尚可降低血纤维蛋白原。本病例经相关检查，明确诊断。予以抗眩晕，改善脑、心及全身循环灌注治疗，以调控血糖、血脂，控制高血压，并严密观察病情演变，监控血压、血糖及药物的毒副反应，及时调整治疗方案，住院

12 天，病情明显好转，出院回家疗养，并注意安排随访观察。

（李艳春　谌梦奇）

# 第六节　内分泌系统疾病

## 病　例　1

〔甲状腺功能亢进症〕并〔甲状腺功能亢进性心脏病并心律失常、快速性心房颤动〕并〔甲状腺功能亢进性脑病〕。

患者：滕某，男，27 岁，2016 年 3 月 20 日住院。

### （一）主诉

怕热、多汗、心悸 2 年加重并发作性晕厥 2 天。

### （二）病史询问

**【诊断思路和问诊目的】**　患者主诉为怕热、多汗、心悸 2 年加重并发作性晕厥 2 天。诊断思路应遵循优先考虑常见病、多发病的原则，"甲状腺功能亢进症"应该首先考虑。因此，问诊主要围绕"甲状腺功能亢进"的诱因、病因、发病时主要症状及特点及其伴随症状、是否曾接受过抗甲状腺药物治疗及其效果如何，以及可能的并发症等问题展开，并兼顾重要鉴别疾病的临床表现，寻找符合甲状腺功能亢进症和可能并发症的诊断证据。

**【问诊主要内容及目的】**

（1）发病前是否有劳累等诱因：患者可在精神创伤、劳累或感染等应激后急性起病，但亦可无明显诱因。

（2）发病时主要症状及特点：怕热、多汗、易饥多食、消瘦、心悸、手颤、烦躁、易怒、失眠、乏力等都是甲亢的典型表现，而心慌、心悸、发作性晕厥则多为"甲状腺功能亢进"的心脏和神经系统的并发症表现。

（3）是否存在颈前区疼痛：如存在颈前区疼痛，需要除外亚急性甲状腺炎导致的一过性甲状腺功能亢进。

（4）入院前曾做过哪些检查：甲状腺功能和甲状腺的辅助检查如 B 超等，对甲状腺功能亢进的诊断和鉴别诊断具有重要价值。

（5）既往有何种疾病，是否伴有其他内分泌疾病，是否有自身免疫性疾病病史或肝炎、结核病病史史，是否存在甲状腺疾病的家族史：甲状腺功能亢进常可以同其他内分泌疾病或自身免疫性疾病同时存在，如糖尿病、干燥综合征、风湿性疾病等，故应特别注意。对年龄较大者还需注意合并其他老年性慢性疾病的存在，有利于对患者采取综合治疗。甲状腺功能亢进的病因复杂，复发率较高，可以是甲状腺源性亢进，亦可能是其他原因。因此，询问既往病史就显得尤为重要。此外，甲状腺功能亢进还有一定的遗传倾向，家族史的询问不可忽视。

**【问诊结果及思维提示】**

（1）结果：患者，男性，27 岁，2 年多前曾因多食易饥、易疲倦乏力、怕热多汗、易激动多虑、心悸失眠、消瘦便稀、曾发作软弱无力、不能起立行走等，在某医院住院做过甲状腺功能检测而诊断为"甲状腺功能亢进症"，服用甲巯咪唑片 3 个月，病情好转后改服中药。出院后未监测过"甲状腺功能"。2 天前开始出现持续性胸闷、心悸，夜间准备入睡时突发晕厥，呼之不应，伴抽搐、口吐白沫，无二便失禁，持续数分钟自醒。数 10 分钟后再次如前晕厥发作，且如前自醒。当地诊断"心律失常——室性心动过速"，予胺碘酮、维拉帕米后，恢复窦性心律。当地住院期间，6 小时前再发心悸，但无胸痛、晕厥，抽搐，仍予维拉帕米，数 10 分钟后好转。

否认"高血压"、"糖尿病"、"脑血管病"、"病毒性肝炎"及其他内分泌病、风湿自身免疫病等特殊病史。嗜烟酒 7～10 年。否认食物、药物过敏史和家族遗传病史。患者自发病以来，食欲差，小便正常，大便每天 1～2 次，成形，体重 2 个月内下降约 5kg。

（2）思维提示：通过问诊可明确，患者为中年男性，病史 2 年，无明显诱因，主要表现为交感神经兴奋和心血管及神经系统症状，如怕热、多汗、心悸、易激多虑，以及消瘦、乏力等，并曾伴晕厥、抽搐，符合甲状腺功能亢进的临床特点和并发"甲状腺功能亢进性心脏病"、"甲状腺功能亢进性脑病"的临床表现。且外院曾化验甲状腺功能，支持甲状腺功能亢进症。应在体格检查时重点注意甲状腺肿、眼征和胫前黏液水肿，心脏听诊是否存在心动过速、心律失常、心音亢进，腹部检查的肝区体征，肝颈静脉回流征是否阳性，神经系统查体有无腱反射亢进和其他神经系统阳性体征。

### （三）体格检查

【重点检查内容及目的】　考虑患者甲状腺功能亢进合并"甲状腺功能亢进性心脏病"、"甲状腺功能亢进性脑病"，因此在对患者进行系统地、全面地检查的同时，应重点注意准确测量脉搏、血压，注意有无甲状腺肿大。注意心脏的视诊、触诊、叩诊、听诊，有无心律失常，左、右心衰体征如肝大、下肢水肿、肝颈静脉回流征及神经系统的阳性体征，以进一步明确诊断并评估病情。

【检查结果及思维提示】

（1）检查结果：T 36.5℃，P 103 次/分（呈脉搏短绌），R 18/次，BP 110/80mmHg，H 170cm，W 67.5kg，体重指数（BMI）23.36kg/m$^2$。患者发育正常，营养中等，神清语利，自主体位，查体合作；全身皮肤黏膜无黄染，无色素沉着，乳晕变黑；浅表淋巴结无肿大，毛发分布正常，双眼睑无水肿，双眼无突出，双侧眼球运动正常，双侧瞳孔等大等圆，对光反射存在，口唇无发绀，伸舌居中；颈软，颈静脉无充盈双侧甲状腺Ⅱ度肿大，吞咽时上下移动，在颈部腺体上下极可闻及轻度血管杂音，但未触及明显颤震。气管居中；胸廓正常，语颤正常，叩诊清音，双肺呼吸音稍增粗，未闻及干湿啰音及胸膜摩擦音；心界不大，心率 115 次/分，心律绝对不齐，第一心音强弱不一，各瓣膜听诊区未闻及杂音；腹平软，未扪及包块，无压痛及反跳痛，肝脾肋沿下未触及，肝颈静脉回流征阴，墨菲征（－）；脊柱（－）。双肾区无叩痛，双下肢无凹陷性水肿，双胫前亦无非凹陷性水肿（黏液水肿），双手平伸举震颤试验（＋），四肢肌力、肌张力正常；生理反射存在，病理反射未引出。

（2）思维提示：体格检查结果与问诊后初步考虑"甲状腺功能亢进"并"甲状腺功能亢进性心脏病并心律失常，心房颤动"思路一致。进一步做实验室和影像学检查的主要目的是明确病变部位和性质。

### （四）实验室和影像学检查

【初步检查内容及目的】

（1）血、尿、便三大常规，肝肾功能及电解质，甲状腺功能亢进常合并粒细胞减少症和肝损害，而这些合并症将影响抗甲状腺药物的使用，是抗甲状腺药物治疗的两只拦路虎。因此，诊断甲状腺功能亢进时应注意检查血常规和肝功能。

（2）血糖：甲状腺功能亢进本身也可影响血糖，使血糖轻中度升高，对有糖尿病的患者，监测血糖可以评价糖尿病患者的严重程度，指导用药治疗。

（3）甲状腺功能、甲状腺抗体及风湿免疫全项：明确甲状腺功能状态，追溯甲亢病因。

（4）甲状腺、心脏及腹部影像学：了解甲状腺及心脏、肝脏情况。

（5）胸部 X 线：了解心肺一般情况。

【检查结果及思维提示】

（1）结果

1）血常规：HB 119g/L，WBC $6.8×10^9$/L，N 64%，PLT $187×10^9$/L。

2）尿常规正常；大便常规正常。

3）肝功能：轻度黄胆，ALT 74U/L，其余项均正常范围。

4）肾功能：正常，尿酸 444.7μmol/L。

5）电解质：正常范围。

6）心肌酶谱：均正常范围。

7）凝血功能检测：均正常范围。

8）空腹血糖 7.5mmol/L。

9）甲状腺功能测定：FT3 11.38pmol/L↑，FT4 54.01pmol/L↑，TT3 2.93nmol/L↑，TT4 279.40nmol/L↑，超敏 TSH 0.01mU/L↓。抗体测定：TG–AB 36.2U/ml（正常范围）；TPO–AB 65.90U/ml；抗甲状腺微粒体抗体（－），寡克隆带（－）。

10）免疫全项：IgE 80.40U/ml（正常值＜165U/ml），补体 C3 134ng/dl（正常范围为 79～152ng/dl），IgM 41U/ml↓，IgG 866U/ml，IgA 162U/ml，抗核抗体阴性；C 反应蛋白（CRP）0.45mg/dl（正常值＜0.8mg/dl）。

11）脑脊液检查：澄清透明，压力 180mmH$_2$O，蛋白 310mg/L，细胞数正常，葡萄糖 3.18mmol/L，氯化物 125mmol/L，潘氏试验（－）。

12）甲状腺彩超：甲状腺弥漫性肿大，考虑"甲状腺功能亢进"可能。

13）心电图录示"宽 QRS 波心动过速"。复查心电图：快速心房颤动伴预激综合征。

14）心脏彩超：双房增大，二尖瓣重度反流，三尖瓣中度反流，左室舒张功能减退，收缩功能测值（EF 值 45%）。

15）腹部彩超：肝脾稍大，胆囊壁水肿。

16）胸部 X 片：两肺纹理增多，增粗，未见主质病变。心影不大，双膈光滑。

17）脑电图检查，表现以弥漫高波幅慢波为主的中度异常 EEG。

18）头颅 CT 检查：左额叶略低欠均匀低密度灶。脑 MRI 无明显异常。

（2）思维提示

1）甲状腺功能异常：FT$_3$ 及 FT$_4$ 显著升高，TSH 显著降低。TG–AB 正常 TPO–Ab（－）。

2）心电图示快速心房颤动伴预激综合征。超声心动图：双房增大，二尖瓣重度反流，三尖瓣中度反流，左室舒张功能减退，收缩功能测值（EF 值 45%）。

3）腹部 B 超示肝脾稍大，胆囊壁水肿。

4）甲状腺彩超：甲状腺弥漫性肿大，考虑"甲状腺功能亢进"。

5）脑电图检查，表现以弥漫高波幅慢波为主的中度异常 EEG。

6）脑脊液检查：澄清透明，压力 180mmH$_2$O，蛋白 310mg/L，细胞数正常。葡萄糖为 3.18mmol/L，氯化物为 125mmol/L，潘氏试验（－）。

7）空腹血糖：7.5mmol/L，示轻度升高。

其中甲状腺弥漫性肿大，甲状腺功能异常为诊断甲状腺功能亢进提供了直接证据。心脏彩超查证有心脏器质性改变和心电图示快速心房颤动伴预激综合征，支持性心脏病并室上性心律失常。而脑脊髓液和脑电图检查结果结合临床表现可排除脑炎等疾病而支持甲状腺功能亢进性脑病的诊断。

关于"甲状腺功能亢进性脑病"尚可着重探讨一下。患者此次病情加重时，表现持续性胸闷、心悸，并于夜间准备入睡时突发晕厥，呼之不应，伴抽搐、口吐白沫，持续数分钟后自行清醒。数 10 分钟后，再次出现晕厥症状同前，持续数十分钟后自行缓解。其表现符合"症状性癫痫"。如果"晕厥"源于"恶性心律失常"则为"阿斯综合征"，其晕厥时间长达数分至数十分钟则具有致命性危险。故可排除"晕厥"为"心律失常"所致。已查证患者甲状腺功能亢进表现为重症病情，并发"甲状腺功能亢进性心脏病并心律失常"，脑电图表现以弥漫高波幅慢波为主的中度异常 EEG。头颅 CT 检查：左额叶略低欠均匀低密度灶。脑 MRI 无明显异常。脑脊液检查：澄清透明，压力为 180mmH$_2$O，蛋白为 310mg/L，细胞数正常。葡萄糖为 3.18mmol/L，氯化物为 125mmol/L。潘氏试验（−），结合随后临床表现和治疗观察，排除"病毒性脑炎"。TG–AB 为 36.2U/ml（−）；TPO–AB 为 65.90U/ml；抗甲状腺微粒体抗体（−），寡克隆带（−），可排除"桥本脑病"。故可诊断为"甲状腺功能亢进性脑病"。甲状腺功能亢进性脑病是甲状腺功能亢进神经系统损害的一种严重类型，误诊率高，易误诊为病毒性脑炎和脑梗死。青壮年发病，不规则服用抗甲状腺药或停药是其最常见诱因；起病可急、可缓，但急性起病者居多；可与"甲状腺功能亢进危象"并存，也可不合并"甲状腺功能亢进危象"而独立存在。在"甲状腺功能亢进"或"甲状腺功能亢进危象"存在的基础上出现中枢神经损害和精神异常，应及时诊断，积极救治，以防意外。

入院后，再次突发心悸、气促、无胸痛和晕厥。心电监护为心率波动在 130～180 次/分，心律不齐。听心率，为 176 次/分，律绝对不齐，第一心音强弱不一，无杂音。脉搏为 103 次/分，血压 120/70mmHg。"心电图录示"宽 QRS 波心动过速"。予利多卡因、维拉帕来效果差，予胺碘酮复律。反复发生"宽 QRS 波心动过速"病因尚不明确有再次转"心室颤动"甚至"心搏骤停"可能。次日，心电监护仍为心率持续波动在 120～150 次/分，心律不齐。予胺碘酮、普罗帕酮未能复律。患者稍有心悸气促，无胸痛、晕厥。查体：脉搏为 136 次/分，血压为 100/70mmHg，心率 148 次/分，律绝对不齐，第一心音强弱不一，无杂音。经明确诊断和评估病情后改用丙硫氧嘧啶抗"甲状腺功能亢进"治疗，盐酸普萘洛尔对症处理，病情明显缓解。转复窦性节律，为 68 次/分，律齐，血压为 100/60mmHg。住院 10 天，病情好转稳定，出院继续治疗，强调随访复查。及时调整治疗方案。

### （五）初步诊断

1. 格雷夫斯病（Graves disease）。
2. "甲状腺功能亢进"性心脏病并快速性心房颤动。
3. "甲状腺功能亢进"性脑病。
4. 酒精性肝病。

### （六）治疗方案及理由

【方案】 ①丙硫氧嘧啶片 100mg/次，1 天 3 次；②盐酸普萘洛尔片 10mg/次，1 天 3 次（根据心电、心律、心率监测情况及时调整用量或停药）；③磷酸肌酸钠注射剂 1.0g 与生理盐水 200ml 稀释后静脉滴注，1 天 2 次。

【理由】 根据患者病史、症状、体征和辅助检查，可以明确诊断。患者血常规、肝功能正常，可以直接使用丙硫氧嘧啶片等抗甲状腺药物作为首选药物；患者无支气管哮喘等使用 β 受体阻滞药的病史，可以使用盐酸普萘洛尔控制心率并缓解其交感神经张力过高的一系列症状，减轻心肌耗氧量，改善患者的一般状况，有利于甲状腺功能亢进的治疗。磷酸肌酸钠注射剂在肌肉收缩的能量代谢中发挥重要作用，它是心肌和骨骼肌的化学能量储备，并用于 ATP 的再合成，ATP 的水解为肌动球蛋白收缩过程提供能量。磷酸肌酸钠注射剂具有改善心肌的能量代谢和保护心肌的作用。

（谌梦奇）

# 病　例　2

〔2 型糖尿病并酮症酸中毒（酮症倾向性 2 型糖尿病）〕并〔糖尿病肾病〕

患者：尹某，男，29 岁，2015 年 8 月 25 日住院。

## （一）主诉

干多饮、多尿、多食，消瘦 1 月余，恶心、呕吐 5 天。

## （二）病史询问

**【诊断思路和问诊目的】**　患者主诉为口干多饮、多尿、多食，消瘦 1 月余，恶心、呕吐 5 天。诊断思路应遵循优先考虑常见病、多发病的原则，糖尿病应该首先考虑。因此，问诊主要围绕糖尿病的诱因病因、发病时主要症状及特点、伴随症状、分型依据参考、是否曾接受降糖药物治疗及其效果如何，以及可能发生的发生并发症等问题展开，并兼顾鉴别重要疾病的临床表现，寻找符合糖尿病和可能是并发症的诊断证据。

**【问诊主要内容及目的】**

（1）发病前是否有劳累等诱因：患者可在劳累、创伤、精神情绪变异、感染、酗酒等应激后急性起病，但亦可无明显诱因。

（2）发病时主要症状及特点：口干多饮、多尿、多食，消瘦，所谓"三多一少"等糖尿病的典型表现，以及恶心、呕吐、乏力、喘粗气，甚至昏迷等并发酮症酸中毒、高渗性状态、乳酸酸中毒等的症状。

（3）是否存在体重趋减，快速消瘦等情况。

（4）入院前曾做过哪些检：若检查过血糖、尿糖、尿酮、甲状腺功能等对糖尿病的诊断和鉴别诊断具有重要价值。

（5）既往有何种疾病，是否伴有其他内分泌疾病，是否有自身免疫性疾病病史或肝炎、结核史，是否存在糖尿病的家族史，糖尿病常常可以同其他内分泌疾病或自身免疫性疾病同时存在，如甲状腺功能亢进、风湿性疾病等，故应特别注意。对年龄较大者还需注意合并其他老年性慢性疾病的存在，有利于对患者采取综合治疗。糖尿病病因复杂，复发率高，难以治愈。还可以继发于肝病、胰腺疾病及应激性高血糖症。因此，询问既往病史就显得尤为重要。此外，糖尿病有较明显的遗传倾向，家族史的询问不可忽视。

**【问诊结果及思维提示】**

（1）结果：患者，男性，29 岁，7 年前有"鼻炎手术史"。否认"糖尿病"、"高血压"、"心脑血管病"、"病毒性肝炎"、"结核"病史。亦无其他自身免疫性疾病史和药物及食物过敏史，否认家族遗传病史。1 个月余前起口干多饮、多尿、多食，日尿量 2000~3000ml，日饮水 3000ml 以上，伴进行性消瘦，体重减轻 13kg。5 天前出现头昏、恶心、呕吐胃内容物、食欲下降、喘粗气等症状。无尿频尿急、怕热多汗及其他不适症状。精神差、睡眠欠佳，大便如常。未经其他医院检查治疗，通过本院急诊经急查指血随机血糖为33.5mmol/L；尿常规：葡萄糖（+++），尿酮体（++）、尿蛋白（+++）。遂以"糖尿病并酮症酸中毒"收入院。

（2）思维提示：通过问诊可明确，患者为青年男性，病史1个月，无明显诱因，主要表现口干多饮、多尿、多食，消瘦，所谓"三多一少"等糖尿病的典型表现，以及恶心、呕吐、乏力、喘粗气等并发酮症酸中毒可能的临床表现。本院急诊急查指血随机血糖为33.5mmol/L；尿常规：葡萄糖（+++）、尿酮体（++）、尿蛋白（+++）。应在体格检查时重点注意"糖尿病并酮症酸中毒"可能出现的体征，如体温、脉搏、呼吸、血压、体重指数、神志、呼气气味、脱水征、心脏及肺胸的视诊、触诊、叩诊、听诊，以及神经系统的阳性体征等。

### （三）体格检查

**【重点检查内容及目的】**　考患者为"糖尿病并酮症酸中毒"，因此在对患者进行系统地、全面地检查的同时，应重点注意准确测量脉搏、呼吸（深度频率和气味）、血压，体重指数（BMI）还应注意神志、脱水征、心脏肺胸的视诊、触诊、叩诊、听诊，以及神经系统的阳性体征等，以进一步明确诊断并评估病情。

**【检查结果及思维提示】**

（1）检查结果：T 36.2℃，P 106次/分，R 24次/分，BP 120/90mmHg，H 170cm，W 53.5kg，体重指数（BMI）为18.5kg/m$^2$。发育正常，营养欠佳，急性病容，尚神清语利，自主体位，查体合作。全身皮肤巩膜黏膜无黄疸及出血点，无色素沉着，但两颊稍显潮红，皮肤稍显干燥，轻脱水征，周身浅表淋巴结不大，毛发分布正常。双眼睑无水肿，双眼无突出（双眼稍显稍下陷），双侧眼球运动正常，双侧瞳孔等大等圆，对光反射存在。口唇稍呈樱红，伸舌居中。颈软，气管居中，甲状腺不大，无血管杂音。胸廓正常，双侧呼吸对称、较深快，呼气微呈烂苹果气味。语颤正常，叩清音，双肺呼吸音显粗，未闻及干湿啰音及胸膜摩擦音。心界不大，触无震颤，心率106次/分，律齐，各瓣膜听诊区未闻及杂音。腹平软，无压痛及反跳痛，腹部未扪及包块，肝脾肋沿下未扪及，肝颈静脉回流征（–）。墨菲征（–），腹部移动性浊音（–），肠鸣音正常。双肾区无叩痛。脊柱正常，四肢无畸形，下肢无水肿，肌力及肌张力正常。双手平举震颤试验（–）。生理反射正常，各项病理反射未引出。

（2）思维提示：体格检查结果与问诊后初步考虑糖尿病并酮症酸中毒思路一致。进一步做实验室和影像学检查的主要目的是明确病变性质和病情严重程度的评估。

### （四）实验室和影像学检查

**【初步检查内容及目的】**

（1）血、尿、便三大常规，肝肾功能及电解质，血脂，心肌酶谱，凝血功能，乙肝病毒标记，甲状腺功能等项检查不仅可了解患者机体一般情况，更重要的是可为糖尿病及其并发症的诊断和病因，以及继发病因、伴发病情的诊断提供重要信息，如尿糖、尿酮、肝病、肾病、高脂血症等，同时也为治疗用药的禁忌证提供依据。

（2）血糖、血酮、糖化血红蛋白、血清胰岛素、C肽、血气分析、有关免疫学检查等以监测血糖，作为糖尿病的诊断标准、分型依据、病情评估，同时也是并发酮症酸中毒、乳酸酸中毒的诊断和指导用药治疗的依据。

（3）影像学、超声学、心电图的检查主要为了解糖尿病的相关并发症的情况提供客观指征。

（4）肌电图检查为糖尿病周围神经病变诊断提供依据。

【检查结果及思维提示】

（1）结果

1）血常规：HB 162.0g/L，WBC 26.4×$10^9$/L，N 92.3%，PLT 301×$10^9$/L。

2）尿常规：蛋白（++）（总蛋白每 24 小时为 285.94～339.6mg↑），葡萄糖（++++），酮体（+++）；便常规：正常隐血（−）。

3）肝功能：正常；乙肝病毒标记：s 抗体（+），e 抗体（+），c 抗体（+），余均阴性。

4）血清电解质：钾 3.20mmol/L，余项正常，复查均正常。

5）血脂：CHOL 5.15mmol/L，TG 3.37mmol/L↑，HDL 2.44mmol/L，LDL 2.04mmol/L。

6）心肌酶谱：正常；空腹血清胰岛素 19mU/L；空腹血清 C 肽 0.41nmol/L。

7）凝血功能：正常；血沉 21mm/h。

8）甲状腺功能：FT3 3.27pmol/L↓，余各项均正常。

9）空腹血糖 29.17mmol/L↑；糖化血红蛋白 14.5%；血酮 3.3mmol/L；糖尿病自身抗体三项：IAA（−），ICA（−），GAD-Ab（−）。

10）免疫球蛋白：IgG，IgA，IgM 均正常；补体 C3 0.64g/L↓，补体 C4 正常；RF 13.6U/ml（−）；抗链球菌溶血素 O 0.70mg/L（−）；抗核抗体（−）。

11）甲胎蛋白 5.40μg/L；癌胚抗原 4.28ng/ml；类风湿因子（−）；抗结核抗体（−）。

12）血气分析：pH 7.186，$PCO_2$ 14.3mmHg，$PO_2$ 124.0mmHg，$SO_2$ 97.7%，Base（Eef）21.9mmol/L，Base（B）22.7mmol/L，$HCO_3$ 5.20mmol/L；血乳酸 1.40mmol/L。

13）心电图：窦性心动过速，左室面高电压，T 波改变（Ⅱ、Ⅲ、avF 导联相对低平）。频谱心电图示正常。

14）心脏彩超：各房室大小正常，EF 值为 67%；双颈动脉彩超无异常。

15）腹部彩超：肝脾胆胰双肾输尿管膀胱前列腺未见明显异常。

16）肺胸 CT 平扫：无明显异常发现。

17）肌电图示以下几点：①MCV：双侧正中神经及双尺神经及双胫神经、双腓总神经 NCV 正常。②SCV：双侧正中神经、双侧尺神经、双侧腓肠神经 SCV 正常。③F 波：双侧尺神经及双侧胫神经 F 波正常。肌电图/诱发电位：双侧正中神经、尺神经、胫神经、腓总神经 MCV 正常；双侧正中神经、尺神经、腓肠 SCV 正常；双侧正中神经、尺神经、胫神经 F 波正常。

（2）思维提示：本病例"三多症状"明显、伴进行性消瘦，体重减轻 13 公斤。5 天前出现恶心呕吐胃内容物，食欲下降，皮肤稍显干燥，呼吸稍深快，心跳增快，否认"糖尿病史"。经查，尿常规：蛋白（++）（总蛋白每 24 小时 285.94～339.6mg↑），葡萄糖（++++），酮体（+++）；血气分析：pH 7.186，$PCO_2$ 14.3mmHg，$PO_2$ 124.0mmHg，血乳酸 1.40mmol/L，肾功能：BUN 9.58mmol/L，CRE 123.3μmol/L，UA 442.6μmol/L；空腹血糖 29.17mmol/L↑；糖化血红蛋白 14.5%；血酮 3.3mmol/L；空腹血清胰岛素 19mU/L；空腹血清 C 肽 0.41nmol/L；糖尿病自身抗体三项：IAA（−），ICA（−），GAD-Ab（−）。

综合分析：符合 2 型糖尿病（初诊初治）并酮症酸中毒（酮症倾向性 2 型糖尿病）；糖尿病肾病诊断。

以往认为以自发糖尿病酮症（DK）或酮症酸中毒（DKA）起病被认为是 1 型糖尿病的

基本特征。本病例从年龄和起病方式，入院诊断曾考虑为"1 型糖尿病"。然而经过后续诊查给予了否定。而诊断为"2 型糖尿病并发酮症酸中毒"（酮症倾向的 2 型糖尿病）。这一类糖尿病只在特定阶段发生酮症酸中毒，可不需长期胰岛素治疗。其病因与发病与 1 型糖尿病存在较大差异，而更类似于 2 型糖尿病。目前，酮症倾向糖尿病（KPD）不仅指经典的 1 型糖尿病。还有所有容易发生 DK 或 DKA 的很多其他类型的糖尿病，包括临床上酮症倾向的 2 型糖尿病。该型糖尿病患病比例尚不清楚。美国和西班牙为 20%～50%，非洲 42%～64%，亚洲和白人可能不超过 10%。临床上，酮症倾向的 2 型糖尿病其酮症诱因常不明确，多急性起病，明显多尿、多饮和体重下降，持续 4～6 周，约 2/3 为新诊断的糖尿病。入院体查有脱水征，黏膜干燥，心动过速，而很少发生低血压和神志改变。其血糖水平及反映酸中毒参数改变与体型消瘦的糖尿病酮症酸中毒者相似。此类患者血清谷氯酸脱羧酶抗体（GLD-Ab）、胰岛素抗体及蛋白酪氨酸磷酸酶抗体等自身免疫胰岛炎的标记物阳性率与普通 2 型糖尿病相似。显示酮症倾向的 2 型糖尿病患者中既无自身免疫介导的胰岛 B 细胞破坏的确切证据，也未发现存在 1 型糖尿病的易感基因。酮症倾向的 2 型糖尿病患者在急性起病期体内存在严重但短暂的胰岛 B 细胞功能不足和严重的胰岛素抵抗状态，在经适当的抗高血糖治疗后，随着代谢指标的好转，胰岛素的分泌效应和胰岛素敏感性均可得到显著改善。有研究显示：在有效的控制后，在脱离胰岛素治疗后可获得较长时间血糖缓解，尽管胰岛素分泌功能已明显改善，但其肝脏、骨骼肌、脂肪组织中胰岛素抵抗现象依然明显存在，提示胰岛素抵抗可能为主要病理生理机制。据观察在新诊断的酮症倾向的 2 型糖尿病患者，在有效的胰岛素治疗 9 周后，有 70%的患者可中断胰岛素治疗，给予小剂量口服降糖药可延长血糖缓解时间，预防酮症发生。但比较应用小剂量胰岛素与应用小剂量磺脲类药的患者，经 10 年观察，应用胰岛素后不久，约 80%患者体内胰岛细胞抗体转为阴性，而用磺脲类药的患者无一例转为阴性。分别在 6 个月和 12 个月进行胰高糖素刺激试验，发现刺激后胰岛素组 C 肽水平显著改善，而磺脲类药组却渐进性降低。因此，在此类患者经有效的胰岛素控制后，应根据 GAD-Ab 和 β 细胞功能（空腹 C 肽，胰高糖素刺激后 C 肽测定结果），决定是否可以中止胰岛素治疗。总之，目前对酮症倾向的 2 型糖尿病的诊断、分型、治疗、预后评估等，尚存在争议和困惑，有待进一步的研究和探讨。

临床上值得提示的是本病例糖尿病自身抗体三项：胰岛素自身抗体、胰岛细胞抗体、谷氨酸脱羧酶抗体，均为阴性。如果均为阳性，则在排除线粒体基因突变糖尿病及年轻的成年发病型糖尿病（MODY）的情况下，可以确诊为成人迟发性自身免疫糖尿病，即现今俗称的"1.5 型糖尿病"。该型糖尿病相对于"1 型糖尿病"来讲，由于其胰岛细胞破坏缓慢而延至成人 25～34 岁才发病；相对于"2 型糖尿病"，该患者比较消瘦、低体重、体重指数（BMI）<21，发病半年后自发酮症酸中毒。"磺脲类"口服降糖药继发性失效，空腹血 C 肽为 0.3nmol/L，餐后 2 小时<0.6nmol/L。这种糖尿病多于应激情况下，如严重感染、创伤后被迅速暴露出来，且易并发酮症酸中毒。一旦确定即应用胰岛素，加用免疫抑制剂，如小剂量的环孢素 A 或者雷公藤多甙片，以阻止自身免疫介导的胰岛 β 细胞的损伤，促进胰岛修复，延缓胰岛素依赖阶段的出现，达到良好的代谢控制，减少慢性并发症。否则若再用刺激胰岛素分泌的磺脲类药物如格列齐特、格列吡嗪等会使可能残剩的部分胰岛细胞遭到彻底破坏，造成更严重的损害。

**（五）初步诊断**

1. 2 型糖尿病并酮症酸中毒[酮症倾向的 2 型糖尿病（初诊初治）并酮症酸中毒]。

2. 糖尿病肾病。

3. 高三酰甘油血症。

### （六）治疗方案及理由

**【方案】** 将胰岛素浓度恒定在 100～200μU/ml。适时酌情补碱（碳酸氢钠液稀释至 5%，2～3ml/kg 静滴，速、量根据血浆 pH 酌定）。在严密观察病情演变情况下，酌情及时调整方案，纠正水电解质失衡等内环境紊乱。在病情好转后给苯扎贝特片 0.2g/次，1 天 3 次。

**【理由】** 采取小剂量速效胰岛素每小时滴注胰岛素 0.1U/kg，使血清胰岛素浓度恒定在 100～200μU/ml，降控血糖，并抑制脂肪分解及酮体生成，而对钾离子转运的作用较弱。当血糖下降至 13.9mmol/L 时，胰岛素减至每小时 1.0～2.0U，维持 12 小时左右，血糖渐有下降，而不再升高，神志、血压、酮症均有改善。改皮下常规注射胰岛素治疗。同时注意纠正酸中毒（血 pH 大于 7.1，无明显酸中毒深大呼吸，暂不补碱。不适当的过早、过快、过多补碱，因二氧化碳透过血脑屏障的弥散度快于碳酸氢根，使脑脊液 pH 反常降低。血 pH 骤升使血红蛋白与氧亲和力增加，而红细胞 2，3-DPG（2，3-二磷酸甘油酸）升高和 HbAlc（糖化血红蛋白）含量下降则较慢，而加重组织缺氧，有诱发或加重脑水肿的危险。同时注意纠正水电解质失衡等内环境紊乱及对症支持治疗，在病情好转后给苯扎贝特片 0.2g/d，一天 3 次，以期降控高三酰甘油血症。住院 16 天，病情好转稳定出院，继续门诊治疗并随访追踪。

（谌梦奇）

# 病　例　3

〔嗜铬细胞瘤〕（肾上腺外）

患者：潘某，男，34 岁，2016 年 7 月 5 日住院。

### （一）主诉

发作性头痛、胸闷、心悸反复 1 年。

### （二）病史询问

**【诊断思路和问诊目的】** 患者主诉为发作性头痛、胸闷、心悸反复 1 年。发作时检查血压升高，最高达 260/160mmHg，诊断思路应遵循优先考虑常见病、多发病的原则，应该首先考虑嗜铬细胞瘤可能。因此，问诊主要围绕嗜铬细胞瘤的诱因病因、发病时主要症状及特点，以及伴随症状、是否曾接受过有关嗜铬细胞瘤的药物治疗及效果如何等问题展开，并兼顾重要鉴别疾病的临床表现，寻找符合嗜铬细胞瘤诊断的证据。

**【问诊主要内容及目的】**

（1）发病前是否有劳累等诱因：患者可在精神创伤、激动、劳累等应激或体位急、大改变和肿瘤多发部位的挤压后急性发作，但有的亦可查不出明显诱因。

（2）发病时主要症状及特点为发作性头痛、胸闷、心悸、血压骤升、心跳加快、紧张烦躁，以儿茶酚胺过量分泌所致所谓 "6H 表现"，即 hypertension（高血压）、headache（头痛）、heart consciousness（心悸）、hypermetabolism（高代谢状态）、hyperglycemia（高血糖）、hyperhidrosis（多汗）。

（3）入院前曾做过哪些检查：若检查过尿中儿茶酚胺（CA）、香草基杏仁酸、3-甲氧基肾上腺素（MN）和甲氧基去甲肾上腺素（NMN）及其总和（TMN）等，以及腹部、腹膜后的影像学、超声学等检查，对嗜铬细胞瘤的诊断和鉴别诊断具有重要价值。

（4）既往有何种疾病，是否伴有其他内分泌疾病，自身免疫性疾病病史或肝炎、结核史，是否存在家族遗传病史，应特别注意。对年龄较大者还需注意合并其他慢性疾病的存在，有利于对患者采取综合治疗（含手术治疗）。

**【问诊结果及思维提示】**

（1）结果：患者男性，34岁，既往否认"糖尿病"史（平时多次查血糖正常，但高血压发作时曾检查有血糖升高至9～10mmol/L，血压复常，血糖也恢复正常），否认其他内分泌疾病，自身免疫性疾病，以及肝炎、结核病和家族遗传病史；否认食物、药物过敏史。1年前发作性头痛、胸闷、心悸。发作时检查血压升高，最高达260/160mmHg，伴胸闷、出汗、心前区和上腹部紧迫感、恶心、偶有呕吐，伴腹痛、焦虑、恐惧、皮肤苍白、视力模糊等，多于情绪激动、劳累、负重或体位急而大的改变时发作。曾于发作时到县区医院就诊，未经详细检查，初步诊断为"高血压"、"冠心病"，服"降压药和心脏病药"，效果不明显。因平时未发作时血压恢复正常，一般情况尚好，未予重视，近月余来发作频增，特来本院求治而收入院。自发病以来，神清、精神可，食欲欠佳，小便正常，大便每天1次，成形，体重如常。

（2）思维提示：通过问诊可明确，患者为中年男性，病史1年。主要临床表现为反复发作性头痛、胸闷、心悸，发作时检查血压升高，最高达260/160mmHg，并有血糖升高，呈现所谓"6H表现"，即hypertension（高血压）、headache（头痛）、heart consciousness（心悸）、hypermetabolism（高代谢状态）、hyperglycemia（高血糖）、hyperhidrosis（多汗），符合儿茶酚胺过量分泌所致；多于情绪激动、劳累、负重或体位急而大的改变时发作，符合嗜铬细胞瘤的临床特点。应在体格检查时重点注意体温、脉搏、呼吸、血压的准确检测，并注意动态监测，结合观察监测出现异常时患者的反应和可能的相关诱因。注意心脏的视诊、触诊、叩诊、听诊，尤须注意腹部检查时的阳性体征，特别是深按压时患者的反应，并做好相应和必要的应对准备。

## （三）体格检查

**【重点检查内容及目的】**　考虑患者为嗜铬细胞瘤，因此在对患者进行系统地、全面地检查的同时，应重点注意准确测量脉搏、呼吸、血压，并注意动态监测，结合观察监测出现异常时患者的反应和可能的相关诱因。注意心脏的视诊、触诊、叩诊、听诊。尤须注意腹部检查时的阳性体征，有无包块及其性质，特别是深按压时（尽可能触及腹膜后情况）患者的反应，并做好相应和必要的应对准备。进一步明确诊断并评估病情。

**【检查结果及思维提示】**

（1）检查结果：T 36.5℃，P 80次/分，R 18次/分，BP 128/88mmHg，H 172cm，W 66.5kg，体重指数（BMI）22.4kg/m$^2$。患者发育正常，营养中等，神清语利，自主体位，查体合作；全身皮肤黏膜无黄染，无色素沉着、周身浅表淋巴结无肿大，毛发分布正常；双眼睑无水肿，双眼无突出，双侧眼球运动正常，双侧瞳孔等大等圆，对光反射存在；口唇无发绀，伸舌居中；颈软，颈静脉无怒张，甲状腺无肿大，无血管杂音，气管居中；胸廓正常，双肺呼吸清晰，未闻及干湿啰音；心界不大，心尖冲动处位于左前第5肋间锁骨中线内0.5cm，心率80次/分，律齐，未闻及病理性杂音；腹平软，轻按无按压痛，未及包块，肝脾未触及。肝颈静脉回流征（－），墨菲征（－）。值得注意的是在做腹部较深扣按检查时，患者突诉头痛，心悸、心慌、腹痛、汗出、面色潮红，情绪激动、排尿，急测血压为 250/160mmHg，脉搏增至 118/次分，速测血糖 11.8mmol/L，呈 "6H 表现"。经静脉注射酚妥拉明 5mg 后 2～3 分钟内血压较用药前下降 60/50mmHg，血压降低至 190/110mmHg，持续 5 分钟后又经加用哌唑嗪（prazosin）2mg，口服，经 1 小时观察，血压逐降至 130/90mmHg。头痛、心悸等症状缓解。脊柱未见异常。双下肢无凹陷性水肿，双手平举震颤试验（－），四肢肌力、肌张力正常，生理反射存在，病理反射未引出。

（2）思维提示：体格检查结果，特别是腹部按压时，患者出现典型的 "6H 表现" 与问诊后初步考虑嗜铬细胞瘤思路一致。进一步做实验室和影像学检查的主要目的是明确病变部位和性质。

### （四）实验室和影像学检查

**【初步检查内容及目的】**

（1）血、尿、便三大常规，肝肾功能及电解质，凝血功能、血脂、心肌酶谱等检测是为了了解患者一般情况和内环境情况，以及原发疾病可能造成的继发性损害和并发症，并为了了解下一步综合治疗用药是否有禁忌。

（2）甲状腺功能和甲状旁腺功能测定，C 肽、胰岛素、全血皮质醇等的测定，是为了了解患者是否还合并有其他常见内分泌疾病。

（3）血浆 CA、尿 CA 测定，是作为诊断嗜铬细胞瘤的金指标。动态监测血糖对诊断有重要意义。

（4）影像学、超声学、心电图检查为嗜铬细胞瘤的定性及定位诊断提供重要依据。

**【检查结果及思维提示】**

（1）结果

1）血常规：HB 165g/L，WBC $8.0×10^9$/L，N 68.94%，PLT $190×10^9$/L；尿常规：尿糖（++）（腹部按压查体出现血压骤升后 3 小时标本）；便常规：正常。

2）肝功能：正常；肾功能：正常；血清电解质：正常；凝血功能：正常；血脂：CHOL 5.56mmol/L，TG 4.13mmol/L，HDL 2.36mmol/L，LDL 2.37mmol/L。

3）空腹血糖 7.61mmol/L（查体按压腹部血压骤升时速测血糖 11.8mmol/L）；HbA1c 4.1%；C 肽 0.82～3.37nmol/L；胰岛素 138.52～1056.96pmol/L。

4）甲状腺功能测定：TT3 4.57pmol/L，FT4 16.64pmol/L，TT3 2.28nmol/L，TT4 98.3nmol/L，超敏 TSH 2.64mU/L。

5）全血皮质醇：537.86nmol/L（7AM）。

6）血浆 CA 15.7nmol/L；入院检查深按压腹部当患者血压骤升时测尿 CA 明显增高，大于 1500nmol/d（250μg）。

7）心电图：窦性心律，左心室肥大，窦性心律，v6T 波倒置。

心脏、动脉彩超：左房稍大、二尖瓣轻度反流、左室顺应性减退、收缩功能测值减低（EF 值为 46%）；双侧颈动脉，椎动脉未见明显异常。腹部彩超：脂肪肝，胆、胰、双肾、膀胱、前列腺未见明显异常。

8）胸片：心肺未见异常；颅脑 CT：无异常发现。

9）肾上腺、肾动脉 CT 增强扫描加 CTA：双侧肾上腺 CT 增强未见明显占位病变；肾动脉 CTA 未见明显异常。

10）磁共振（MRI）扫描：于腹部腹膜外、腹主动脉旁腰椎旁右间隙显示直径小于 5cm

瘤体，与周围组织无粘连关系，考虑嗜铬细胞瘤可能。经磁共振增强扫描见：腹部腹膜外、腹主动脉旁腰椎旁右间隙显示直径小于 5cm 瘤体，所见符合嗜铬细胞瘤诊断。

（2）思维提示

1）空腹血糖为 7.61mmol/L（查体按压腹部血压骤升时速测血糖为 11.8mmol/L）。

2）血浆 CA 为 15.7nmol/L；入院检查深按压腹部当患者血压骤升时测尿 CA 明显增高，大于 1500nmol/d（250μg）。

3）心电图：窦性心律，左心室肥大；窦性心律，$V_6T$ 波倒置。心脏、动脉彩超示：左房稍大、二尖瓣轻度反流、左室顺应性减退、收缩功能测值减低（EF 值为 46%）。

4）磁共振（MRI）扫描：于腹部腹膜外、腹主动脉旁腰椎旁右间隙显示直径小于 5cm 瘤体，与周围组织无粘连关系，考虑嗜铬细胞瘤可能。经磁共振增强扫描见：腹部腹膜外、腹主动脉旁腰椎旁右间隙显示直径小于 5cm 瘤体，所见符合嗜铬细胞瘤诊断。

嗜铬细胞瘤（pheochromocytoma，PHEO）是由嗜铬细胞所形成的肿瘤，肿瘤细胞大多来源于肾上腺髓质，少数来源于肾上腺外的嗜铬细胞。由于肿瘤或增生细胞阵发或持续性分泌过量的 CA 及其他激素（如血清素、血管活性肠肽、肾上腺髓质素和神经肽 Y 等），而导致血压异常，常表现为高血压，以及代谢紊乱症候群。某些患者可因长期高血压致严重的心、脑、肾损害或因突发严重高血压而导致危象，危及生命，但如能及时、早期获得诊断和治疗，又是一种可治愈的继发性高血压，可呈间歇性或持续性发作。阵发性发作可由情绪激动、体位改变、创伤、灌肠、大小便、腹部触诊、术前麻醉或某些药物（如组胺、胍乙啶、胰高糖素、多巴胺拮抗剂、安非他命、儿茶酚胺再摄取阻断剂和单胺氧化酶抑制剂等）促发。短至数秒或长至数小时以上。发作频率不一，多者 1 天数次，少者数月 1 次。随病程进展发作渐频渐长，一般对常用的降压药效果不佳，但对 α-肾上腺能受体拮抗剂、$Ca^{2+}$ 通道阻滞剂有效。若高血压同时伴上述交感神经过度兴奋、高代谢、头痛、焦虑、烦躁、直立性低血压或血压波动大等症状，尤其发生于儿童或青年时，应高度怀疑为本病。嗜铬细胞瘤位于肾上腺者占 80%～90%，且多为一侧性；肾上腺外的瘤主要位于腹膜外、腹主动脉旁（占 10%～15%），少数位于肾门、肝门、膀胱、直肠后等特殊部位，多为良性，恶性者占 10%。

实验室检查：①尿中 CA、香草基杏仁酸、3-甲氧基肾上腺素（MN）和甲氧基去甲肾上腺素（NMN）及其总和（TMN）均可升高，常在正常高限的两倍以上；②血浆 CA 和 DHPG 测定：血浆 CA 值在本病持续或阵发性发作时明显高于正常。诊断试验一般为酚妥拉明（regitine）试验，酚妥拉明为短效的 α-肾上腺素能受体阻断剂，可用以判断高血压是否因高水平 CA 所致。如注射酚妥拉明后 2～3 分钟血压较用药前降低 35/25mmHg 以上，且持续 3～5 分钟或更长，则为阳性，高度提示嗜铬细胞瘤的可能。若同时测定血 CA 改变，如与血压改变一致，则更有利于疾病诊断的确立。影像超声学：肾上腺 CT 扫描、磁共振显像（MRI）可显示肿瘤与周围组织的解剖关系及结构特征，有较高的诊断价值。B 超方便、易行、价低，但灵敏度不如 CT 和 MRI，可用作为初步筛查、定位的手段。

**（五）初步诊断**

1. 嗜铬细胞瘤（肾上腺外）。

2. 继发性高血压。

**（六）治疗方案及理由**

【方案】 ①哌唑嗪 1～2mg/次，1 天 2 次；②美托洛尔片 12.5mg/次，1 天 2 次。

【理由】　根据患者病史、症状、体征和辅助检查，可以明确诊断。即用药物控制，主要用药为长效 α 受体阻滞药，如哌唑嗪（或酚苄明）。合并高血压急症时可静脉给以酚妥拉明。如疗效不好可静脉输注硝普钠。如合并窦性心动过速和（或）室上性心动过速心绞痛，可口服选择性 β₁ 受体阻滞药，如美托洛尔、阿替洛尔等，但在应用该药时，必须与 α 受体阻滞药合用，否则单独应用 β 受体阻滞药可能由于抑制了血管扩张作用而使血压明显升高，如用普萘洛尔等非选择性 β 受体阻滞药则升高血压的不良反应更为明显。如合并室性心动过速则静脉输注利多卡因。嗜铬细胞瘤一旦确诊并定位，应及时切除肿瘤。因此，患者住院，1 周，急性症状控制后，动员患者转上级医院手术治疗。

肾上腺外嗜铬细胞瘤（或称副神经节瘤）占散发型嗜铬细胞瘤的 15%～20%，肾上腺外的肿瘤直径常小于 5cm，重量在 20～40g。肿瘤可在交感神经节内或节外，与肾上腺外嗜铬组织的解剖分布一致；大部分在腹部，可位于腹膜后腹主动脉前、左右腰椎旁间隙、肠系膜下动脉开口处、主动脉旁的嗜铬体（Zuckerkandl 器），还可见于颈动脉体、颈静脉窦、肾上肾、肾门、肝门、肝及下腔静脉之间、腹腔神经丛、近胰头处、髂窝或近髂窝血管处、卵巢内、膀胱内、直肠后等处；胸部的肿瘤常位于纵隔后交感神经干上，也可位于心包或心脏，马尾及其他部位的肿瘤罕见，约 20% 肾上腺外嗜铬细胞瘤是多发的。

（谌梦奇）

# 第七节　风湿免疫系统疾病

## 病　例　1

〔系统性红斑狼疮（SLE）〕并〔狼疮性肾炎〕

患者：韩某，女，41 岁，2015 年 10 月 14 日住院。

### （一）主诉

反复四肢关节疼痛、发热、双下肢水肿 10 余年，食欲缺乏、乏力月余。

### （二）病史询问

【诊断思路和问诊目的】　患者主诉为反复四肢关节疼痛、发热、双下肢水肿 10 余年，食欲缺乏、乏力月余。诊断思路应遵循优先考虑常见病、多发病的原则，风湿性疾病应该首先考虑，且反复发热、水肿、食欲缺乏、乏力，病程长达 10 余年，病症涉及关节、肾、消化系等两个以上多器官损害，系统性红斑狼疮可列为第一疑诊对象。因此，问诊主要围绕 SLE 的诱因病因、发病时主要症状及特点，以及伴随症状、是否接受过"肾上腺皮质醇类激素"治疗及其效果如何等问题展开，并兼顾重要鉴别疾病的临床表现，寻找符合 SLE 的诊断的证据。

【问诊主要内容及目的】

（1）发病前是否有劳累等诱因：患者可在感冒、劳累或感染等应激后急性起病，但亦可无明显诱因而反复发作。

（2）发病时主要症状及特点：发烧、四肢关节肿胀疼痛、并有肌肉疼痛、脱发、阳光过敏等。

（3）是否存在有两侧颧颊部蝶形红斑。

（4）入院前曾做过哪些检查：包括风湿免疫学方面的检查。各种抗核提取物抗体的检查。

（5）既往有何种疾病，是否伴有其他自身免疫性疾病病史或肝炎、结核史，是否存在风湿性疾病的家族史。SLE 常可以同其他风湿性疾病或自身免疫性疾病同时存在，如类风湿病、干燥综合征、风湿性疾病等，故应特别注意。对年龄较大者还需注意合并其他老年性慢性疾病的存在，有利于对患者采取综合治疗。风湿性疾病病因较复杂，复发率较高，因此，询问既往病史很重要。

**【问诊结果及思维提示】**

（1）结果：患者，女性，45 岁，反复四肢关节疼痛、发热、双下肢水肿 10 余年，既往否认"糖尿病"、"心脑血管病"、"肝炎"、"结核"及其他重要病史，否认药食过敏史，否认家族遗传病史。10 余年前因双下肢水肿、全身关节疼痛伴持续发热，无脱发但有阳光过敏，晒太阳则皮肤红疹，两侧颧颊部蝶形红斑。曾在某医院诊断为"系统性红斑狼疮"，坚持服泼尼松，经复查后改为维持量，还曾改服过雷公藤多甙 1 月余。治疗期间无发热及关节痛，仅双下肢仍反复水肿。近 2 个月来自停服"泼尼松"和"雷公藤多甙"。1 月余前发现"高血压"，最高达 180/100mmHg，伴有食欲缺乏、乏力。恶心、呕吐胃内容物，尿量明显减少，日尿量仅约 250ml，无膀胱刺激症状。原有发热及关节痛等仍如前，双下肢水肿有加重，精神睡眠差，大便正常。

（2）思维提示：通过问诊可明确，患者为中年女性，病史超 10 年，无明显诱因，主要表现为风湿性疾病且涉及多系统器官损害的症状，如发热、关节肿痛、光过敏、蝶形红斑，以及浮肿、少尿、食欲缺乏、乏力、恶心、呕吐胃内容物、高血压等心血管及肾脏和消化道症状，均符合 SLE 的临床特点。且 10 年前外院曾诊断过"系统性红斑狼疮"，应在体格检查时重点注意体温、脉搏、呼吸、血压、皮损，以及水肿、心肺腹部等体征。寻找诊断依据，并对病情做出全面评估。

## （三）体格检查

**【重点检查内容及目的】**　考虑患者为系统性红斑狼疮，因此在对患者进行系统地、全面地检查的同时，应重点注意准确测量脉搏、呼吸、血压，注意有无蝶形红斑，皮损。注意心、肺的视诊、触诊、叩诊、听诊和腹部体征、有无左心衰及右心衰体征如肝大、腹水、肝颈静脉回流征，以及面部、双下肢水肿等肾衰的常见体征和大小关节的肿胀畸形，进一步明确诊断并评估病情。

**【检查结果及思维提示】**

（1）检查结果：T 为 36.5℃，P 为 106 次/分，R 为 20 次/分，BP 为 134/94mmHg，H 为 161cm，W 为 60.5kg，体重指数（BMI）为 23.3kg/m$^2$。患者发育正常，营养中等，慢性病容，神清语利，自主体位，查体合作；全身皮肤黏膜无黄染及出血点，乳晕变黑，头颅正常，两侧颧颊部皮肤略显红色，稍呈蝶形红斑改变。浅表淋巴结无肿大，毛发分布正常。双眼睑轻度水肿，双眼无突出，双侧眼球运动正常，双侧瞳孔等大等圆，对光反射存在；口唇无发绀，伸舌居中；颈软，颈静脉无充盈，气管居中，甲状腺不大，无血管杂音；胸廓无畸形，双侧呼吸运动对称，语颤正常，叩诊清音，双肺呼吸音稍粗尚清晰，未闻及干湿啰音及胸膜摩擦音。心尖冲动在左前第 5 肋间左锁骨中线内 0.5cm 处，心界不大，心率为 106 次/分，律齐，各瓣膜听诊区未及病理性杂音。腹平软，无压痛及反跳痛，未见腹壁静脉曲张，腹部未触及包块，墨菲征（－），肝脾肋沿下未扪及，肝颈静脉回流征（－），腹部移动性触音（－），肠鸣正常，双肾区无叩痛，脊柱未见异常，四肢关节轻微红肿，无畸形，活动可。双下肢呈凹陷性水肿，双下肢肌肉触痛，双手平举震颤正常，四肢肌力、肌张力正常，生理反射存在，病理反射未引出。

（2）思维提示：体格检查结果与问诊后初步考虑 SLE 思路一致。进一步做实验室和影像学检查的主要目的是查证诊断的确切证据，并有利于病情和预后的评估及治疗方案的制订。

### （四）实验室和影像学检查

【初步检查内容及目的】

（1）血、尿、便三大常规，肝、肾功能、电解质：凝血功能、心肌酶谱、淀粉酶、糖化血红蛋白、血糖、血脂、甲胎蛋白、癌胚抗原、甲状腺形态和功能等的检查，可了解患者的机体基本情况和内环境的平衡情况，SLE 是可波及多器官器质和功能损害的疾病，全面了解不仅是诊断的需要，也是病情评估的要求，还是治疗方案的制订和用药禁忌、用量和疗程安排的需要。

（2）免疫全套、类风湿因子、血沉、抗核提取物抗体、血管炎四项、抗心磷脂抗体：IgM、抗心磷脂抗体 IgG、血管炎三项、抗肾小球基底膜抗体、间接抗人球蛋白试验、直接抗人球蛋白实验、直接抗人球蛋白实验（IgG）等有关风湿免疫方面的各项检查结果将为 SLE 诊断与鉴别诊断提供重要的依据。

（3）影像超声、心电图等检查可了解心肺肝肾等多器官的器质和功能的一般情况。

【检查结果及思维提示】

（1）结果

1）血常规：HB 70g/L↓，WBC 5.7×10⁹/L，N 76.16%↑，P 183×10⁹/L；便常规：基本正常，隐血（－）；尿常规：RBC 320.8/μl↑，WBC 151.3/μl↑，管型 11.04/μl↑，蛋白（+++）↑（总蛋白每 24 小时为 3015.0～3777.1mg↑）。

2）乙肝病毒标记：HBsAB（+），余均正常；甲胎蛋白 5.00μg/L；癌胚抗原 0.11ng/ml。

3）肝功能：黄疸（－），ALT 55.0U/L，AST 74.7 U/L，总蛋白 42.5～52.9g/L↓，白蛋白 13.2～18g/L↓，球蛋白 34.5～39.7g/L↑。

4）肾功能：BUN 11.28～12.37mmol/L↑，CRE 218.3～239.0μmol/L↑，UA 461.3～485.4μmol/L↑。

5）电解质：钾 3.20mmol/L↓，钠 137.1mmol/L，氯 112.6mmol/L↑，总钙 1.81mmol/L↓；甲状旁腺激素 75.30pg/ml↑。

6）血脂：正常范围；糖化血红蛋白 5.3%；空腹血糖 4.0～7.0mmol/L，餐后 2 小时血糖 5.5～8.5mmol/L。

7）心肌酶谱：CK 71U/L，CKMB 18 U/L，LDH 250U/L↑，MYO 3.74mg/L；淀粉酶 67.0 U/L↑；凝血功能：正常；肌钙蛋白 3.24ng/ml↑。

8）血沉：132mm/h↑；类风湿因子：25.20U/ml↑。

9）免疫全套：IgG 21.50g/L↑，IgM 0.70g/L，IgA 3.09g/L，补体 C3 0.31g/L↓，补体 C4 0.13g/L↓，CRP 36.16mg/L↑。

10）抗核提取物抗体：抗 Ds-DNA 抗体（+）；抗 SmD1 抗体（+）；抗 U1RNP 抗体（+）；抗 SS-A/Ro60KD 抗体（+）；抗 SS-Ro52KD 抗体（+）；抗 SS-B/La 抗体（+）；抗 Sel 70 抗体（－）；抗 CENP-B 抗体（+）；抗 Jo-1 抗体（－）； 抗核抗体（+）。

11）血管炎四项：ANCA-PR3（－），ANCA-MPO（－），抗心磷脂抗体 IgM（（＋），抗心磷脂抗体 IgG（＋）；血管炎三项：ANCA-PR3（－），ANCA-MPO（－），抗肾小球基底膜抗体（－）。

12）间接抗人球蛋白试验阴性（－）；直接抗人球蛋白实验（C3）（－）；直接抗人球蛋白实验（IgG）（－）。

13）胸部 CT 平扫：肺部 CT 平扫未见明显渗出及占位性病变，双下背侧胸膜增厚，少量腹水。

14）腹部彩超：肝内稍高回声结节，考虑肝血管瘤可能，双肾实质回声增强，腹腔及盆腔积液；腹腔彩超：腹腔及盆腔少量积液。

心脏彩超：各房室大小正常，三尖瓣轻度反流，左室顺应性减退，EF 值为 72%。

15）心电图：窦性心动过速，T 波改变（$V_3$～$V_4$ 相对低平）。

（2）思维提示

1）抗核提取物抗体：抗 Ds-DNA 抗体（＋）；抗 SmD1 抗体（＋）；抗 URNP 抗体（＋）；抗 SSA/Ro60KD 抗体（＋）；抗 SSA/Ro52KD 抗体（＋）；抗 SSB/La 抗体（＋）；

抗 CENP–B 抗体（＋）；抗核抗体（＋）。

2）抗心磷脂抗体 IgM（＋）；抗心磷脂抗体 IgG（＋）；血沉 132mm/h↑；类风湿因子 25.20U/ml↑；

3）双肾实质回声增强，腹腔及盆腔积液；尿常规：RBC 320.8/μl↑，WBC 151.3/ul↑，管型为 11.04/μl↑，蛋白（＋＋＋）（总蛋白每 24 小时 3015.0～3777.1mg）↑。

4）肾功能：BUN 11.28～12.37mmol/L↑，CRE 218.3～239.0μmol/L↑，UA 461.3～485.4μmol/L↑。

5）免疫全套：IgG 21.50g/L↑，IgM 0.70g/L，IgA 3.09g/L，补体 C3 0.31g/L↓，补体 C4 0.13g/L↓。

以上均支持风湿性自身免疫性疾病"系统性红斑狼疮并狼疮性肾炎"的诊断。

### （五）初步诊断

系统性红斑狼疮并狼疮性肾炎并慢性肾功能不全。

### （六）治疗方案及理由

【方案】 ①泼尼松（强的松）每天 60mg 口服，病情缓解后逐减量至 15～20mg/d 维持；②羟氯唑 0.2g，1 天 2～3 次；③呋塞咪片 20mg/d，水肿基本消退后停药；④同时给予补钙、护肾、对症支持处理。

【理由】 根据患者病史，症状，体征和辅助检查，可以明确诊断。目前患者机体情况对计划安排的药物治疗无明显禁忌。可以首选糖皮质激素，该类药物是治疗系统性红斑狼疮的主要药物，在其他药物疗效不佳或机体重要器官（如心、脑、肾等）受损的情况下更为首选，主要适用于急性活动期病人，特别是急性暴发性狼疮、急性狼疮性肾炎、急性中枢神经系统狼疮及合并急性自身免疫性贫血和血小板减少性紫癜，糖皮质激素应用的剂量和方法必须根据患者的具体情况确定，目前患者情况当前剂量较为适宜，酌情配合应用氯喹 0.25g/d 口服，因该药物有抗光敏和稳定溶酶体膜的作用，所以对系统性红斑狼疮引起的皮肤损害及肌肉关节症状十分有效，也是治疗盘状狼疮的主要药物之一，其主要的不良反应包括视网膜病变，心肌损害，故在用药期间注意查眼部及监测心电图。如有毒副反应出现，应即停药并酌情处理。

同时要教育患者懂得合理用药及定期随访的重要性，以便及时调整治疗方案。还有注意去除日常生活中能够诱发或加重系统性红斑狼疮的各种因素，如避免日光曝晒、避免接触致敏的药物（染发剂和杀虫剂）和食物、减少刺激性食物的摄入、尽量避免手术和美容、不宜口服避孕药等。还需要注意休息和锻炼，劳逸结合，动静结合。避免精神刺激，消除各种消极心理因素，患者既要充分认识到本病的长期性、复杂性和顽固性，又不要对前途和命运担忧，教育患者尽量防止感染，因为 SLE 本身就存在免疫功能低下，再加上长期接受免疫抑制剂治疗，其抵抗力进一步下降，故易继发感染，一旦感染后应及时去医院就诊，及时控制感染，以免病情反复，应教育患者平时适当使用提高免疫力的药物，如转移因子、胸腺素等。

患者住院 21 天，经予泼尼松、羟氯喹、利尿（呋塞米）、补钙、护肾等药物，以对症支持处理，临床症状明显好转，带药出院，回当地观察治疗。

临床讨论：根据该例病史、临床表现和多项检查结果均支持"系统性红斑狼疮并狼疮性肾炎并慢性肾功能不全"的诊断。尚有几点可供讨论的意见：其一，该例有"中~重度贫血"本属 SLE 所致血液系统损害的表现，当然也是自身免疫损害所致，经查间接抗人球蛋白试验（－）；直接抗人球蛋实验（－）；直接抗人球蛋白实验（－），无充分根据也没必要再做出"自身免疫性溶血性贫血"的诊断。其二，该病例抗心磷脂抗体 IgM（＋）、抗心磷脂抗体 IgG（＋）。系统性红斑狼疮常见的血小板减少与抗磷脂抗体的存在有关。约 40% 的抗磷脂抗体阳性的系统性红斑狼疮患者可出现血小板减少，但只有 10% 的抗磷脂抗体阴性的系统性红斑狼疮有血小板减少症。反之，70%~80% 的有血小板减少的系统性红斑狼疮患者为抗磷脂抗体阳性。本病例没有明确的进行性血小板减少及凝血功能异常表现。一般而言当 SLE 仅有抗磷脂抗体阳性，但不伴有血栓症、血管内凝血、周围血出现破碎红细胞、血小板明显减少、习惯性流产，血清梅毒反应呈假阳性，则不需诊断为"抗磷脂抗体综合征"。其三，该病例有抗 URNP 抗体（＋），抗 SSA/Ro60KD 抗体（＋），抗 SSB/La 抗体（＋），抗 SSA/Ro52KD 抗体（＋），抗 CENP-B 抗体（＋）等，在各种自身免疫性结缔组织病均可出现，但在"系统性硬化"、"干燥综合征""混合性结缔组织病"等出现频率较高，然目前尚未发现此类疾病的临床表现，故仍以 SLE 解释，可进一步随访观察。

（谌梦奇）

# 病　例　2

〔类风湿肺〕（类风湿关节炎的关节外表现——慢性间质性肺疾病）

患者：廖某，男，58 岁，2016 年 2 月 15 日住院。

## （一）主诉

咳嗽 1 月余，畏寒发热半个月。

## （二）病史询问

【诊断思路和问诊目的】　患者主诉为轻咳 1 月余，畏寒发热半个月。诊断思路应遵循优先考虑常见病、多发病的原则，呼吸道疾病当该首先考虑。在询问有关上呼吸道进而涉及气管、支气管、肺部疾病相关情况时，未能获取特征性临床信息。而在查询既往病史时得知患者 2 年前因四肢关节肿痛，某医院诊断为"类风湿关节炎"，目前仍四肢关节僵痛、以双手小关节为主伴早起时关节僵痛，活动后好转，常服布洛芬、风痛宁等药物。从而引起对类风湿关节炎的关节外表现——"类风湿肺"的关注。因此，问诊主要围绕"类风湿肺"的诱因、病因、发病时主要症状及特点，以及伴随症状、是否曾接受抗风湿药物治疗及效果如何等问题展开，并兼顾鉴别重要疾病的临床表现，寻找符合"类风湿肺"诊断的证据。

【问诊主要内容及目的】

（1）发病前是否有劳累、受风寒等诱因：患者可在感冒、湿冷、劳累或感染等应激后急性起病，但亦可无明显诱因。

（2）发病时主要症状及特点：详细查询有关"类风湿关节炎"病史的临床、诊断、治疗情况，呼吸道症状发作与关节病症发作的相关性和内在联系。

（3）是否存在类风湿关节炎特征性的关节表征，以及其他风湿性疾病的相关疾病的线索。

（4）入院前曾做过哪些检查：类风湿关节炎的辅助检查，如心肺、关节影像学和生化免疫学查等，对"类风湿肺"的诊断和鉴别诊断具有重要价值。

（5）既往有何种疾病，是否伴有其他风湿性疾病和自身免疫性疾病病史或肝炎、结核史，是否存在风湿性疾病和自身免疫性疾病的家族史，如糖尿病、干燥综合征、红斑狼疮等，故应特别注意。对年龄较大者还需注意合并其他老年性慢性疾病的存在，有利于对患者采取综合治疗。风湿性疾病病因复杂，复发率高，因此，询问既往病史就显得尤为重要。

【问诊结果及思维提示】

（1）结果：患者，男性，58 岁，2 年前因四肢关节肿痛，某医院诊断为"类风湿关节炎"，目前仍四肢关节僵痛，以双手小关节为主，伴早起时关节僵痛，活动后好转，常服布洛芬、风痛宁等药物。否认其他自身免疫性疾病史，无病毒性肝炎及结核病史，否认"高血压"、"心脑血管病"、"糖尿病"、"伤寒"及其他重要病史，无药物及食物过敏史，有长达 5 年的烟（15 支/天）酒（100～150g/d）嗜好。否认家族遗传病史，无食、药过敏史。1 月余前无明显诱因开始咳嗽，无痰。半个月前开始发热，测体温 38～39℃，多为晚上发作，伴畏寒、头痛、热退出汗。当地拍胸片无异常，治疗欠效。无咯血、胸痛、盗汗，偶有上腹隐痛，无嗳气返酸，精神、食欲较差，体重减轻约 3kg，二便如常。

（2）思维提示：通过问诊可明确，患者为中年男性，2 年前因四肢关节肿痛，某医院诊断为"类风湿关节炎"，目前仍四肢关节僵痛、以双手小关节为主，伴"晨僵"。1 月余前无明显诱因，开始咳嗽、无痰，伴发热，测体温 38～39℃，多为晚上发作，伴畏寒、头痛、热退出汗。当地拍胸片无异常，抗菌对症治疗欠效，支持类风湿关节炎的关节外表现——"类风湿肺"的诊断。应在体格检查时重点注意该病的特征性体征，如四肢关节主要是小关节的肿胀畸形和肺胸体征，以及类风湿病关节外体征在心脏方面的表现。

## （三）体格检查

【重点检查内容及目的】 考虑患者为类风湿关节炎的关节外表现——"类风湿肺"，因此在对患者进行系统地、全面地检查的同时，应重点注意准确测量脉搏、呼吸、血压，注意有四肢关节主要是小关节的肿胀畸形和肺胸体征，以及类风湿病关节外体征在心脏方面的表现。以利进一步有助明确诊断并评估病情。

【检查结果及思维提示】

（1）检查结果：T 37.7℃，P 100 次/分、R 22 次/分，BP 130/79mmHg，H 172cm，W 65.5kg，体重指数（BMI）22.1kg/m$^2$。患者发育正常，营养中等，慢性病容，神清语灵，

自主体位，查体合作；全身皮肤黏膜无黄染，皮疹及出血点、无色素沉着；浅表淋巴结无肿大，毛发分布正常；双眼睑无水肿，双眼无突出，双侧眼球运动正常，双侧瞳孔等大等圆，对光反射存在；口唇无发绀，伸舌居中，颈软，颈静脉无怒张，甲状腺不大，无血管杂音，气管居中；胸廓无畸形，双侧呼吸对称，语颤正常，叩清音，双肺呼吸音尚清晰，可闻及小许干啰音，未闻及胸膜摩擦音；心前区无隆起，心尖冲动位左前第 5 肋间左锁骨中线内 0.5cm 处，心界不大，心率为 100 次/分，律齐，各瓣膜区未闻及病理性杂音。腹平软无压痛及反跳痛，未触及包块，肝脾肋沿下未扪及，肝颈静脉回流征（－），墨菲征（－），腹部移动性触音（－），肠鸣正常。脊柱基本正常，双手指关节呈梭状畸形稍僵硬改变，双下肢无凹陷性水肿，四肢肌力、肌张力正常，双手平举震颤试验（＋），生理反射存在，各项病理反射未引出。

（2）思维提示：体格检查结果与问诊后初步考虑类风湿关节炎的关节外表现——"类风湿肺"思路一致。进一步做实验室和影像学检查的主要目的是明确病变部位和性质。

### （四）实验室和影像学检查

【初步检查内容及目的】

（1）血、尿、便三大常规，肝肾功能、电解质、空腹血糖、降钙素原、细菌内毒素、空腹血糖、心肌酶谱、皮质醇、HCV、HIV、TP 抗体、肺炎支原体抗体、伤寒、副伤寒试验、涂片查真菌、革兰氏试验、G 试验（真菌）、 CRP 等是为了解患者机一般情况、内环境情况、主要脏器的器质和功能情况，排除肺部感染性疾病因素和其他疾病和并发症，并为有解相应药物治疗是否存在禁忌证。

（2）抗结核抗体、 PCR-TB-DNA、结核 γ-干扰素排除肺结核疾病。

（3）类风湿因子：类风湿关节炎相关抗体三项：抗环瓜氨酸肽抗体（CCP）、抗核周因子（APF）、抗角蛋白抗体（AKA）为诊断类风湿关节炎及其关节外表现的重要诊断依据。

（4）抗核提取物抗体：为风湿性疾病的重要诊断依据，也为排除其他风湿性疾病提供依据。

（5）影像、超声、心电图检查为诊断类风湿关节炎及其关节外表现的诊断和排除其他疾病提供重要依据。

【检查结果及思维提示】

（1）血常规：HB 90g/L，WBC $8.9\times10^9$/L，N 56.64%，单核 9.14%，PLT $519\times10^9$/L；尿常规正常；便常规正常。肝功能：总蛋白 53.1g/L↓，白蛋白 27.9g/L↓，球蛋白 25.2g/L，余项正常；电解质：正常；空腹血糖 5.0mmol/L；血沉 112mm/h；肾功能：正常范围；心肌酶谱：LDH 410U/L↑，余项正常；降钙素原＜0.05ng/ml；细菌内毒素 67.16pg/ml↑；HCV（0.24S/CO）、HIV（0.23S/CO）、TP 抗体（0.00S/CO）均为阴性；伤寒、副伤寒均阴性（＜1∶40）；涂片查真菌未查见；皮质醇 692nmol/L；革兰氏试验未见细菌；G 试验（真菌）51.40pg/ml，呈阴性；CRP 18.50mg/L↑。

（2）抗结核抗体（－）；PCR–TB–DNA 阴性；结核 γ-干扰素正常范围；肺炎支原体抗体（－）。

（3）类风湿因子 59.10U/ml↑（正常值 0～20）；抗链球菌溶血素 "O" 试验（－）。

类风湿关节炎相关抗体三项：抗环瓜氨酸肽抗体（CCP）30RU/ml（正常值为 0～25）；抗核周因子（APF）（＋）；抗角蛋白抗体（AKA）（＋）；抗核提取物抗体仅抗 SSB/La 抗体（＋），抗双链 DNA 抗体（－）；其余项均（－）。

（4）双手腕指关节 X 片：可见关节间隙变狭窄，骨端边缘腐蚀或软骨下骨质中囊性改变。手指扣眼畸形、鹅颈畸形。腕关节示腕骨骨质疏松及软组织肿胀，各腕骨之间关节间隙狭窄。符合类风湿关节炎。

（5）胸部 CT 平扫：两肺纹理紊乱，肺野透亮度不均匀增高，两肺上叶及右肺下叶可见磨玻璃样、条索状密影，边界不清，以两肺上叶为甚，两肺门不增大，气管支气管通畅，纵隔未见淋巴结肿大，胸膜、肋骨及胸壁软组织无异常。右肺中叶及两肺下叶呈纤维化病灶及部分间质性纤维化病灶。

（6）胸腰椎 X 线片：腰椎退行性病变，腰椎 $L_4 \sim L_5$、$L_5 \sim S_1$ 椎间盘病变。

（7）腹部彩超：肝内强回声，考虑钙化灶，前列腺稍大，余胆脾胰双肾输尿管膀胱均未见异常；

（8）心电图：窦性心动过速。

## （五）初步诊断

1. 类风湿肺（类风湿关节炎的关节外表现——慢性间质性肺疾病）。
2. 类风湿关节炎。
3. 腰椎退行性病变并腰椎间盘病。

## （六）治疗方案及理由

【方案】　①泼尼松每天 60mg 口服，病情缓解后逐减量至 15～20mg/d 维持；②复方甘草合剂片 2 片/次，1 天 3 次；③同时酌给对症支持处理，如酌情补充人体白蛋白。

【理由】　根据患者病史、症状、体征和辅助检查，可以明确诊断。患者入院初期曾短时间应用过抗生素治疗 3 天，明确诊断后停用。经查患者对预定治疗无禁忌证，糖皮质激素为首选，激素的剂量和减量速度类似于特发性肺纤维化（IPF），强调治疗个体化。常用泼尼松口服，开始剂量为 40～60mg/d，连续治疗 3 个月后观察治疗反应。如果患者显示有治疗好转的客观指标，则继续激素治疗，但须逐渐减量。如果病情无改善，糖皮质激素应该减量和停用。同时注意观察"糖皮质激素"的不良反应，如消化道出血、继发感染，甚至精神症状，则应及时停药并酌情处理。对于糖皮质激素治疗无效或因不良反应不能耐受者，可以考虑使用环磷酰胺或硫唑嘌呤。与此同时酌情给予止咳祛痰和其他对症支持处理，如酌情补充人体白蛋白。

临床讨论：该例各项辅助检查结果符合类风湿关节炎诊断。其关节外表现为发烧、咳嗽等症状，经查无证据支持其他肺部疾患，而其肺部 CT 符合慢性间质性肺疾病（CILD），支持类风湿关节炎的关节外表现——"类风湿肺"诊断。经应用"激素"治疗敏感，很快热退、病情控制，好转出院。

类风湿性关节炎的关节外表现——慢性间质性肺疾病（CILD）称为"类风湿肺"，见于 10%～50% 的类风湿关节炎（RA）患者，经常伴有 RA 的其他胸肺表现，如胸水、肺血管炎、闭塞性细支气管炎、渐进性坏死性（类风湿）结节和卡普兰综合征（Caplan's syndrome）。

类风湿关节并发 CILD 的危险因素包括男性、年龄多大于 60 岁、有吸烟史、α1-抗胰蛋白酶缺陷或异型、类风湿因子的异常增高和明显的关节外表现。①类风湿性关节炎的特征性表现：血液中的类风湿因子阳性。②呼吸系统的症状和体征：类似于特发性肺间质纤维化，但是较特发性肺间质纤维化进展缓慢。常见的症状是活动时呼吸困难和干咳。胸痛、发热、和咯血少见。常见体征是两肺基底部罗音或爆裂音和杵状指。晚期有发绀、肺动脉高压和右心功能不全征象。③X 线胸片/HRCT：影像学特征与特发性肺间质纤维化相似，以两肺基底部的网状或网结节状渗出影常见，偶见灶性磨玻璃样变。但是类风湿性 CILD 常有胸膜增厚。胸部 HRCT 较 X 线胸片敏感，可早期发现 X 线胸片未显示的异常改变。④肺功能：肺容量降低、弥散量降低和静息或运动时的低氧血症。⑤BAL：可能显示中性粒细胞和淋巴细胞增加，或伴嗜酸细胞增加。

CILD 与 RA 的程度与时间长短无关，与关节或全身症状或血沉的快慢无关。

（谌梦奇）

# 病 例 3

〔雷诺病〕〔混合性结缔组织病〕

患者：黄某，女，32 岁，2016 年 3 月 18 日住院。

## （一）主诉

双手指遇冷即苍白发紫继而呈紫红色，遇热又转红，反复 4 年。

## （二）病史询问

【诊断思路和问诊目的】 患者主诉为双手指遇冷即苍白发紫继而呈紫红色，遇热又转红，反复 4 年。诊断思路应遵循优先考虑常见病、多发病的原则，应该首先考虑雷诺病。因此，问诊主要围绕"雷诺病"的诱因病因、发病时主要症状及特点，以及伴随症状、是否曾接受何种药物治疗及其效果如何等问题展开，并兼顾重要鉴别疾病的临床表现，寻找符合雷诺病的诊断的证据。

【问诊主要内容及目的】

（1）发病前是否有劳累、风寒等诱因：患者可在精神创伤、情绪激动、劳累或受风寒、感染等应激后急性起病，但亦可无明显诱因。

（2）发病时主要症状及特点：双手十指自指尖至掌指关节处，遇冷即呈苍白，伴有局部发凉、麻木、针刺感和感觉减退，继而发紫，数分钟后渐转为潮红（或遇暖后），肢端皮肤颜色间歇性苍白、发绀和潮红的改变的雷诺病的典型表现。

（3）是否伴有指（趾）肿胀，每次发作持续 1 个小时以上，环境温度稍降低，情绪略激动即可诱发，严重的即使在温暖季节症状也不消失，指（趾）端出现营养性改变，如指甲畸形脆裂、批垫萎缩、皮肤光薄、皱纹消失、甲指尖溃疡偶或坏疽，但桡动脉始终未见减弱等。

（4）入院前曾做过哪些检查，是否做过有关风湿免疫性疾病的检查等，有无提示全身结缔组织病的体征，如皮肤变薄、发紧、毛细血管扩张、皮疹、口唇干燥；关节滑膜增厚，渗液或提示关节炎的其他证据。

（5）既往有何种疾病，有无全身结缔组织疾病和动脉硬化、脉管炎等血管疾患的病史，有无血管外伤史；有无麦角胺、β 受体阻滞药和避孕药物用药史；有无长期应用震动性工具的职业史、是否有自身免疫性疾病病史或肝炎、结核史，是否存在相关的家族遗传病史。还需注意了解合并其他慢性疾病的存在，有利于对患者采取综合治疗。

**【问诊结果及思维提示】**

（1）结果：患者，女性，32 岁，既往否认"高血压"、"糖尿病"、"心脑血管及周围血管病"、"肝炎"、"结核"、"风湿性或自身免疫性疾病"及其他重要病史。否认血管外伤史、无麦角胺、β-受体阻滞药和避孕药物用药史；无长期应用震动性工具的职业史、无长时间在寒冷环境下工作史、无麦角胺、β-受体阻滞药和避孕药物用药史；无药物及食物过敏史，无吸烟及饮酒史。否认家族遗传病史。4 年来双手指自指尖至掌指关节处，遇冷即呈苍白，伴有局部发凉，麻木，针刺感和感觉减退，继而发紫，数分钟后渐转为潮红（或遇暖后），皮肤转暖，伴有烧胀样感觉，最后皮肤颜色恢复正常，无疼痛，稍呈僵硬感，反复发作。外院曾拟诊"雷诺氏病"。未予细查。另曾在外院眼科诊有"眼干燥症"（少泪），有鼻炎史，鼻涕稍少、有上腹部饱胀、隐痛、打呃症状。无明显唾液干少感觉，无全身关节肿痛、变形、无慢性咳喘，无光过敏、无肌痛、无皮肤僵硬症征等。患者自发病以来，食欲差，精神欠好，小便正常，大便每天 1～2 次，成形，体重如前。

（2）思维提示：通过问诊可明确，患者为中年女性，病史 4 年，无明显诱因，主要表现为十指端动脉阵发性痉挛，常于寒冷刺激或情绪激动等因素影响下发作，表现为肢端皮肤颜色间歇性苍白、紫绀和潮红的改变，符合雷诺病的临床特点。且外院曾拟诊为"雷诺病"，但未详查。应在体格检查时注意风湿性疾病可能波及多器官的发病特征，其中尤应注意眼、鼻、口腔、皮肤、四肢关节，特别是双手十指及心肺的病理体征。查证或排除常见风湿性疾病如干燥综合征、类风湿关节炎、皮肌炎等，进一步明确诊断并评估病情。

## （三）体格检查

**【重点检查内容及目的】**　考虑患者为雷诺病，因此在对患者进行系统地、全面地检查的同时，应重点注意准确测量脉搏、血压，注意风湿性疾病可能波及多系统器官的发病特征，其中尤应注意眼、鼻、口腔、皮肤、四肢关节以及心肺的病理体征。以利进一步明确诊断并评估病情。

**【检查结果及思维提示】**

（1）检查结果：T 36.5℃，P 78 次/分，R 20 次/分，BP 120/80mmHg；H 168cm，W 66.5kg，体重指数（BMI）23.6kg/m$^2$。患者发育正常，营养中等，一般情况好；神清语利，自主体位，查体合作；全身皮肤黏膜无黄染及出血点，乳晕褐色，双手指皮色略显苍白，无皮肤变薄、发紧、毛细血管扩张、皮疹，手指皮肤无溃疡或已愈溃疡的角化过度区；浅表淋巴结无肿大，毛发分布正常；头颅正常，双眼睑无水肿，双眼无突出，双侧眼球运动正常，双侧瞳孔等大等圆，对光反射存在，双眼稍显少泪干涩，鼻前庭干涩少涕；口唇无发绀，伸舌居中，口腔未见明显异常；颈软，颈静脉无充盈，甲状腺不大，无血管杂音，气管居中；胸廓无畸形，双侧呼吸运动对称，语颤正常，叩诊清音，双肺呼吸音清晰，未闻及干湿啰音及胸膜摩擦音；周围动脉搏动正常，心尖冲动在左前第 5 肋间左锁骨中线内 0.5cm 处，心界不大，心率 78 次/分，律齐，各瓣膜听诊区未及病理性杂音；腹平软，未见腹壁静脉曲张，腹部未触及包块，无压痛、反跳痛，肝脾肋沿下未扪及，墨菲征正常，肝颈静脉回流征（－），腹部移动性触音（－），肠鸣正常，双肾区无叩痛；脊柱（－），四肢关节无红肿、畸形，活动可，双下肢无凹陷性水肿，双手平举震颤（－），四肢肌力、肌张力正常；生理反射存在，病理反射未引出。

（2）思维提示：体格检查结果与问诊后初步考虑雷诺病思路大致相符，进一步做实验室和影像学检查的主要目的是明确病变部位和性质。

### （四）实验室和影像学检查

**【初步检查内容及目的】**

（1）血、尿、便三大常规，肝肾功能及电解质，血脂、血糖等项检查，为了解患者一般情况，同时风湿免疫性疾病往往可涉及多器官器质和功能损害，可提供相应的诊断线索。此类检查亦可为相应治疗药物的禁忌提示注意。

（2）雷诺病与免疫、风湿性（结缔组织）疾病有一定关联性，因此较多项进行此类检查很有必要，如免疫全套、类风湿因子（RF）、抗链球菌溶血素"O"试验、血沉、自身免疫抗体等。

（3）本症与内分泌疾病，如"甲亢"、"甲减"等，也可能存在一定关联性，因此为排除此类疾病有必要检测甲状腺功能。有学者发现有些雷诺病病例的病情常在月经期加重、在妊娠期减轻，认为本症可能与性腺功能有关。因此，酌情筛查性激素，如卵泡生成激素，性激素（FSH）、黄体生成激素（LH）、雌二醇（$E_2$）、孕酮（P）、睾酮（T）、催乳激素（PRL）六项，以求寻找某些诊断线索。

（4）影像、超声、心电图检查，可了解这些脏器的器质和功能的基本情况，可为诊断提供线索和依据。

（5）该例有上腹部饱胀、隐痛、打呃症状。部分雷诺病和干燥综合征、系统性硬化等患者可伴有食道功能障碍等消化道疾患，故给予电子胃食管镜检查。

**【检查结果及思维提示】**

（1）结果

1）血、尿、粪常规检查均为正常范围；肝、肾功能均为正常范围。

2）血脂、血糖正常范围。

3）甲状腺功能检测结果为正常范围；筛查性激素六项，即卵泡生成激素性激素六项（FSH）、黄体生成激素（LH）、雌二醇（E2）、孕酮（P）、睾酮（T）、催乳激素（PRL）（按患者接受检查时的性激素生理时段）结果均在正常范围。

4）免疫全套（Ig、补体）结果均在正常范围；类风湿因子（RF）正常范围，抗链球菌溶血素"O"6.04mg/L，示增高（参考值0～1.16）；血沉36mm/h。

5）自身免疫抗体：斑点型抗核抗体（ANA）阳性、抗 U1RNP 抗体阳性、抗 Sc1-70抗体阳性、抗 SSA/Ro60KD 抗体弱阳性、抗 SSA/Ro52KD 抗体弱阳性，抗心磷脂抗体 IgM阴性、抗心磷脂抗体 IgG 阴性。

6）血管炎四项：ANCA-PR3 阴性、ANCA-MPO 阴性。

7）心电图：正常。

8）心脏彩超：各房室大小正常，左心功能测值正常范围。

9）X 线胸片：双肺未见主质病变。双手部 X 线平片：未见异常。

10）双上肢动脉介入 X 线造影：未见异常。

11）电子胃镜：反流性食管炎，慢性浅表性胃炎伴糜烂，胃多发性息肉。

12）冷激发试验：试验时，嘱患者安静地坐在室内，室温（26±2）℃，30 分钟，用 PPG描记指端循环波形后，将两手浸入冰水中 1 分钟，立即擦干，然后再每分钟描记手指循环共 5 分钟，指端循环恢复到正常所需时间要明显延长（超过 5 分钟），动脉波呈单向形，波峰低钝平坦（正常人指端循环在 0～2 分钟内恢复到基线，指端动脉波呈双向形，即具有主峰波和重波）。支持雷诺病诊断。

（2）思维提示重要结果如下：①经冷激发试验：指端循环恢复到正常所需时间明显延长（超过 5 分钟），动脉波呈单向形，波峰低钝平坦，正常人指端循环在 0～2 分钟内恢复到基线，指端动脉波呈双向形，具有主峰波和重波）。②双手部 X 线平片：未见异常。③上肢动脉造影：未见异常，可排除手指骨关节及手指动脉器质性疾病，均支持雷诺病诊断。雷诺病的病因目前仍不完全明确，寒冷刺激、情绪激素或精神紧张是主要的激发因素，其他诱因如感染、疲劳等。由于病情常在月经期加重，在妊娠期减轻，因此，有人认为本症可能与性腺功能有关。目前认为寒冷刺激（20%），免疫与结缔组织疾病（15%），内分泌紊乱（15%），动脉阻塞性疾病（15%），特殊的生活工作环境（10%），药源性因素（10%）（如麦角、β 肾上腺素阻滞药、口服避孕药等均可引起或加重雷诺病），神经兴奋（10%）。

本病例实验室检查有：斑点型抗核抗体（ANA）阳性、抗 U1RNP 抗体阳性、抗 Scl-70 抗体阳性、抗 SSA/Ro60KD 抗体弱阳性、抗 SSA/Ro52KD 抗体弱阳性，提示该症与自身免疫性"结缔组织病"关系密切。本病例主要表现为"雷诺病"，并曾拟诊为"眼干燥症"、"慢性鼻炎"（鼻涕有轻减少现象），以及食管功能异常的表现（食管镜示"反流性食道炎"），其余临床症状不多。抗 U1RNP 抗体呈阳性，该抗体在多种结缔组织病中均可出现，单独高效价见于混合结缔组织病（MCTD）。抗 Scl-70 抗体阳性，主要为"系统性硬化病"的标记抗体 44%。抗 SSA/Ro60KD 抗体弱阳性、抗 SSA/Ro52 抗体亦呈弱阳性（干燥综合征为 78% 阳性，SLE 为 49%，系统性硬化病为 23%）。但目前尚无"干燥综合征"、"系统性硬化病"等更多的临床证据。鉴于 MCTD，其特点为临床上具有两种以上结缔组织病的临床表现，但又不符合其中一种疾病的诊断，且在血清中有高效价抗核糖核蛋白（RNP）抗体的一种自身性免疫性疾病。目前许多学者认为，MCTD 只不过是某种风湿性疾病的中间过程或亚型。随访结果发现 MCTD 可发展成系统性红斑狼疮或硬皮病或其他风湿性疾病。因此，MCTD 可以认为是一种有特色的未分化的风湿性疾病。结合本病例情况，尤其是血清中有很高滴度的斑点型抗核抗体（ANA）和抗 U1RNP 抗体，是其突出的特点，支持"混合性结缔组织病"诊断。尚于有待于进一步追踪观察病情发展的演变情况。

### （五）初步诊断

1. 特发性雷诺氏综合征。
2. 混合性结缔组织病（有待临床进一步追踪随访确诊）。
3. 反流性食管炎、慢性浅表性胃炎伴糜烂、多发性胃息肉。

### （六）治疗方案及理由

【方案】　①利血平（reserpine），1mg/d，口服，疗程为 1～3 年；②雷公藤多甙，每天每千克体重 1～1.5mg，分 3 次饭后口服，一般首次应给足量，控制症状后减量；③胃苏冲剂，一次 1 袋，口服，1 天 3 次，15 天为 1 个疗程。

【理由】　根据患者病史、症状、体征和辅助检查，可以基本明确诊断。患者对预定治疗方案尚无明确禁忌证。利血平具有去儿茶酚胺和去血清素作用，是治疗雷诺病历史较久、疗效较好的药物，口服剂量相差很大，可使症状发作次数减少；程度减轻，疗程一般为 1～3 年。应在较严密医学观察随访下服用，根据疗效和可能产生的不良反应，酌情及时调整治疗方案。雷公藤多甙具有较强的抗炎及免疫抑制作用。在抗炎作用方面，它能拮抗和抑制炎症介质的释放及实验性炎症及关节炎的反应程度；在抑制免疫作用方面，它能抑制 T 细胞功能，抑制延迟型变态反应，抑制白介素-1 的分泌，抑制分裂源及抗原刺激的 T 细胞分裂与繁殖。雷公藤多甙可用于类风湿关节炎、狼疮肾炎、红斑狼疮等风湿免疫性疾病，本例拟诊"混合性结缔组织病"，可在严密临床观察下应用，酌情疗效和毒副作用，调整方案或停药。本例尚有慢性浅表性胃炎伴糜烂、多发性胃息肉，故查采用胃苏冲剂，为中成药制剂，可抑制胃液分泌，降低胃液酸度，抑制胃蛋白酶活性，减少溃疡面积，减轻溃疡程度具有理气消胀，和胃止痛的功效，应用较为安全有效。雷诺病的治疗，首先注意保暖，避免手指外伤，避免使用振动性工具工作、忌烟酒等。本宜加用抗血小板聚集药物如阿司匹林，但患者有较明显的食管和胃炎等病症，故暂不应用。患者住院20天，经上述治疗，症状明显缓解，带药出院，预约门诊随访复查追踪。

（肖湘云　谌梦奇）

# 第八节　血液系统疾病

## 病　例　1

〔再生障碍性贫血〕

患者：谭某，女，34岁，2015年4月15日住院。

### （一）主诉

乏力、头晕、心悸、鼻腔、牙龈出血3月余。

### （二）病史询问

【诊断思路和问诊目的】　患者主诉为乏力、头晕、心悸、鼻腔、牙龈出血3月余。诊断思路应遵循优先考虑常见病、多发病的原则，"重症贫血"应首先考虑，而无明显大量失血原因且继发鼻、齿自发性出血的重症贫血，则应该重点考虑骨髓生血不良的贫血，较常见的是"再障"。因此，问诊主要围绕"重症贫血"的诱因、病因、"再障"的主要症状及特点，以及伴随症状、是否曾接受何种药物治疗及其效果如何等问题展开，并兼顾重要鉴别疾病的临床表现，寻找符合再生障碍性贫血诊断的证据。

【问诊主要内容及目的】

（1）发病前是否有劳累、受风寒等诱因：患者可在劳累或受风寒感冒、病毒性肝炎或其他病毒感染、妊娠等后起病，但亦可无明显诱因。

（2）发病时主要症状及特点：进行性、难治性贫血，皮肤黏膜（如鼻、龈、口腔、阴道等）出血，以及继发于贫血的头昏、乏力、心悸等和继发感染（如口腔、呼吸道、泌尿系等感染）都是"再障"的临床表现，而尤以急性"再障"为著。

（3）入院前曾做过哪些检查：若检查过血常规（有周围血象三系减少），肝、脾彩超（肝脾肿大）等，对"再障"的诊断和鉴别诊断具有重要价值。

（4）既往有何种疾病，是否伴有风湿免疫性疾病（如 RA、SLE）、病毒性肝炎（如丙肝、乙肝）、结核、伤寒等病史，是否存在家族遗传病病史及妊娠情况。"再障"可以同上述某种疾病或妊娠同时存在，故应特别注意。还需注意合并其他慢性疾病，有利于对患者采取综合治疗。"再障"病因复杂，询问既往病史就显得尤为重要。注意查询有无接触化学毒物、放射性物质和滥用药物史。

【问诊结果及思维提示】

（1）结果：患者，女性，34岁，4个月前曾患"肝炎病"，经在某医院住院半个月，诊断为"丙型肝炎"，经治疗好转，已进入恢复期。目前患者正值妊娠3个月。否认"风湿免疫疾病"、"结核"、"伤寒"、"心脑血管病"、"高血压"、"糖尿病"及其他"病毒感染性疾病"、"血液病"病史；否认相关"放射性物质"、"相关毒物"接触史；否认滥用如氯霉素、保泰松、磺胺类、抗癫痫药、抗甲状腺药等药物史；否认食物、药物过敏史。3个多月来逐感乏力、头晕、心悸、鼻腔、牙龈出血，且进行性加重。同时很容易感冒，咽喉发炎和尿频、尿急、尿痛、等尿路感染。因4个月前患"丙肝"经住院治疗基本治愈，目前仍在服用适量护肝药物，加之怀孕（二胎），也不敢随便用药，曾在门诊化验血常规说是有"红细胞、白细胞、血小板三项减少性贫血"。故要求住院查治。起病以来，纳食减少、二便如常，体重增加2公斤。

（2）思维提示：通过问诊可明确，患者为中年女性，病史3月余。患者于患"丙肝"后，继之妊娠，而逐渐出现乏力、头晕、心悸、鼻腔、牙龈出血，且进行性加重。同时很容易感冒，咽喉发炎和尿频、尿急、尿痛等尿路感染等临床表现。且曾在门诊化验血常规说是有"红细胞、白细胞、血小板三项减少性贫血"，支持"再障"的临床特征。应在体格检查时，除全面查体外，应重点注意"贫血"表现和相关皮肤、黏膜出血征象，以及口腔、呼吸道等的感染征象和胸骨叩痛，腹部阳性体征和有无肝脾肿大及妊娠检查等。

### （三）体格检查

【重点检查内容及目的】　考虑患者为"再障"合并丙肝后妊娠等，因此在对患者进行系统地、全面地检查的同时，应重点注意准确测量脉搏、呼吸、血压，注意"贫血"征象特点和相关皮肤、黏膜出血情况，口腔、呼吸道感染征象，注意心肺的视诊、触诊、叩诊、听诊及胸骨叩痛，腹部阳性体征和有无肝脾肿大及妊娠检查等，进一步明确诊断并评估病情。

【检查结果及思维提示】

（1）检查结果：T 37.5℃，P 90次/分，R 20次/分，BP 120/70mmHg，H 164cm，W 67.7kg，体重指数（BMI）25.2kg/m²。患者发育正常，营养中等，精神稍差，面色显苍白，呈贫血面容，神志清楚，对话明晰，自主体位，查体合作；全身皮肤无黄染，胸背腹部皮肤偶见少许瘀点，无成块紫斑；皮肤无色素沉着，乳晕呈褐黄色，浅表淋巴结无肿大，毛发分布正常。双眼睑无水肿，双眼无突出，双眼球结膜黄染（±），双侧眼球运动正常，双侧瞳孔等大等圆，对光反射存在；双侧鼻腔有少许血迹，口唇无发绀，部分上下牙龈、齿隙可见血丝痕迹，伸舌居中，咽部发红，扁桃体Ⅱ度肿大，无脓性分泌物；颈软，颈静脉无充盈，甲状腺无肿大，无血管杂音，气管居中；胸廓正常，语颤正常，叩诊清音；双肺呼吸音尚清晰，未闻及干湿啰音；心率90次/分，律齐，各瓣膜听诊区未闻及杂音；腹部略膨隆，腹壁有妊娠纹，腹部大小呈约3个月，无阴道溢血，全腹尚软，无压痛及反跳痛，肝脏可于右肋下2cm处扪及，质软，边锐，无触痛，脾于肋沿下未扪及；墨菲征（－），肝颈静脉回流征（－），腹部移动性浊音（－），双肾区无叩击痛。双下肢无凹陷性水肿，双手平举震颤（－），四肢肌力、肌张力正常；生理反射存在，病理反射未引出。

（2）思维提示：体格检查结果与问诊后初步考虑"丙肝恢复期"、"妊娠3个月"并"再障"思路一致。进一步做实验室和影像学检查的主要目的是明确病变部位和性质并评估病情。

### （四）实验室和影像学检查

【初步检查内容及目的】

（1）血常规检查是筛查"再障"和动态评估病情的重要指标。红细胞、白细胞、血小板三项减小是诊断"再障"的基本条件。

（2）尿常规、便常规，对诊断、评估"再障"的尿路、胃肠出血、感染等表现和并发症有重要意义。

（3）肝、肾功能、电解质、血糖、凝血功能及相关的风湿免疫项目检查，对探讨"再障"的病因诊断、并发出血、感染及患者内环境失衡，以及相关的并发症的评估有重要意义（患风湿免疫性病如 RA、SLE 者患"再障"的增多）。

（4）骨髓象和骨髓活检为"再障"诊断、鉴别诊断、病情评估提供不可缺少的依据。

（5）乙肝病毒标记和丙肝抗体检测，有利于"再障"的病因探讨，丙肝病毒感染引起"再障"较常见，乙肝亦可见到。

（6）MRI、超声、心电图检查（妊娠期忌放射性影像学检查）主要为了解"再障"的出血感染等并发症情况，为评估病情提供依据。

【检查结果及思维提示】

（1）结果

1）血常规：HB 80g/L、PLT 35×10⁹/L、NE 1.2×10⁹/L、N 32.8%。网织红细胞（红细胞压积纠正值）<1。凝血功能：大致正常。

2）尿常规、便常规：正常。

3）肝功能：TP 85g/L，ALB 46g/L，ALT 110U/L，AST 70U/L，TBIL 28.9μmol/L，DBIL 13.7μmol/L。

4）血电解质：Na 145mmol/L，K 4.42mmol/L，CI 109mmol/L，CA 2.15mmol/L，P 1.20mmol/L，Mg 2.77mmol/L。

5）甲状腺功能：正常；空腹血糖 5.9mmol/L；糖化血红蛋白 5.3%。

6）免疫全项：IgE 98.40U/ml（<165），CRP 1.45mg/dl（<0.8），补体 C3 153 ng/dl（正常值为 79～152ng/dl），IgM 59U/ml，IgG 897U/ml，IgA 158U/ml。

7）抗核抗体及其他各项抗核提取物抗体均为阴性。

8）骨髓检查结果：骨髓多部位增生中度减低（<正常的 40%），造血细胞减少，三系造血细胞均较明显减少，淋巴细胞相对增多，非造血细胞比例增高，找不到巨核细胞，脂肪增多，骨髓小粒空虚，骨髓活检示造血组织减少，红髓脂肪变，呈向心性损害。

9）乙肝病毒标记：仅核心抗体阳性，余项均为阴性；丙肝抗体阳性。

10）RF（-）；抗链球菌溶血素"O"（-）；ESR 40mm/h。

11）心电图：Ⅱ、Ⅲ、V₁～V₂ 导联轻度压低；超声心动图：二尖瓣、三尖瓣轻度反流；头颅、胸部 MRI 平扫：大致正常。

12）腹部彩超：肝胆胰脾未见明显异常声像，可见约 3 个月活胎正常声像。

（2）思维提示

1）血常规：HB 80g/L、PLT 35×10⁹/L、NE 1.2×10⁹/L、N 32.8%，示三系贫血征。

2）骨髓检查结果：骨髓多部位增生中度减低（<正常的 40%），造血细胞减少，三系造血细胞均较明显减少，淋巴细胞相对增多，非造血细胞比例增高，找不到巨核细胞，脂肪增多，骨髓小粒空虚，骨髓活检示造血组织减少，红髓脂肪变，呈向心性损害。

3）腹部彩超：肝胆胰脾未见明显异常声像，可见约 3 个月活胎正常声像。

4）乙肝病毒标记：仅核心抗体阳性，余项均呈阴性；丙肝抗体阳性。

结合病史和临床所见符合再生障碍性贫血诊断。其致病原因应考虑患者在患病毒性丙型肝炎，当肝炎进入恢复期时并发"再障"，目前称为"肝炎后再障"。此时又恰逢妊娠，从而更起到对"再障"的促发和加重作用。

再生障碍性贫血，是指骨髓未能生产足够或新的细胞来补充血液细胞。患者存在红细胞、白细胞及血小板三种血液细胞均低于正常的情况。"再障"可分先天性和获得性两大类，以获得性居绝大多数，先天性再障甚罕见，其主要类型为范科尼贫血，获得性再障可分原发和继发性两型，前者系原因不明者，约占获得性再障的 50%；又可按临床表现，血象和骨髓象不同综合分型，分为急性和慢性两型。导致继发性再障的病因有以下几点①化学因素：滥用药物，与剂量和患者敏感性有关，如氯霉素、保泰松、磺胺类、抗癫痫药、抗甲状腺药等；接触化学毒物，如苯、砷、染发剂、长期接触可引起骨髓抑制。②物理因素：如 X 线等各种电辐射、核辐射。③生物因素：严重感染结核、伤寒、白喉、病毒感染、病毒性肝，以丙型肝炎较常见，乙型肝炎也可见到（多发生在肝炎恢复期）。④其他因素：风湿免疫性疾病（如 RA、SLE）并发再障增多，与妊娠有一定关联，并可使原有再障加重。本病例的再障发病当与丙型肝炎恢复期又恰逢妊娠相关。

## （五）初步诊断

1. 再生障碍性贫血。
2. 丙型病毒性肝炎。
3. 妊娠 3 个月。

## （六）治疗方案及理由

【方案】　①输同型新鲜全血 400ml（只在入院后因暂缺浓缩红细胞和浓缩血小板等成分输血，而输全血 1 次，以后改为输注浓缩红细胞和浓缩血小板）；②根据患者和患者家属要求，也适应治疗需要，提前终止妊娠；③头孢噻肟 1.0g 稀释于 100ml 等渗盐水静滴，1天 2 次（使用前须做过敏皮试）；④妥布霉素 120mg 稀释于 100ml 等渗盐水静滴，1 天 2次；⑤丙酸睾酮 50mg 肌肉注射，1 天 1 次；⑥山莨菪碱 10mg 肌肉注射，1 天 1 次；⑦丙种球蛋白 5.0g 静脉注射，1 天 1 次（注意热原反应）。

【理由】　根据患者病史、症状、体征和辅助检查，可以明确诊断。再障患者输注红细胞和血小板对于维持血细胞计数是必需的。输血以能改善患者贫血症状、缓解缺氧状态为宜，无需将血红蛋白水平纠正至正常值。即使再障患者白细胞或（和）血小板数减少，其贫血都应该输浓缩红细胞，而不是输全血。有发生心力衰竭风险者，控制输注速度，2～4小时予以 1 个单位红细胞（最好是浓缩红细胞），可适当予以利尿剂，而且应尽量减少输血，延长输血间期，避免发生输血性血色病。

妊娠与再障有一定关系，可使再障加重，且患者体质也不宜保留妊娠，结束妊娠再障可能好转，因此应患者要求并结合救治需要，提前终止妊娠。患者有低热及上呼吸道感染症状，且有继发感染的危险存在，再障患者发热需要按照中性粒细胞减少发热的治疗原则来处理。因此采取联合应用抗生素、β-内酰胺类抗生素头孢噻肟和氨基糖苷类妥布霉素，有培养结果后，依药敏情况再选择针对性抗生素。药物的选择还应参考既往患者的感染史和抗生素应用情况，并应注意药物的毒副作用和疗效，及时酌情调整治疗方案，包括抗真菌方案。

雄激素可刺激骨髓造血干细胞分化增生，促进肾脏产生红细胞生成素，故用丙酸睾酮50mg 肌内注射，1 天 1 次，疗程不少于 6 个月。山莨菪碱肌内注射为解除血管痉挛，反射性改善骨髓微循环，利于造血细胞生长。小剂量丙种球蛋白静脉注射，利用其抗细菌、真菌和病毒成分，有助抑制消灭病原微生物，控制感染，为免疫调节治疗和免疫支持治疗。

至于免疫抑制治疗，对重症再障应在能够提供必要的安全保障，有 ATG 使用经验的医护人员，包括能够认识和处理 ATG（抗胸腺细胞球蛋白）或 ALG（抗淋巴细胞球蛋白）的不良反应下酌情采用。目前认为泼尼松龙不应用于再障患者的治疗。糖皮质激素治疗效果差，且易诱发细菌、真菌感染。再障患者常有血小板严重减少，糖皮质激素会诱发或加重消化道出血。大量、长期使用糖皮质激素会引起股骨头坏死。

有条件的地区和单位，对重症再障，还可以采用骨髓移植（无关供者骨髓移植）、异基因造血干细胞移植等。本病例经上述治疗处理，病情有所缓解，转上级医院专科进一步治疗。

（谌梦奇）

# 病 例 2

〔多发性骨髓瘤〕

患者：向某，男，72 岁，2016 年 7 月 15 日住院。

## （一）主诉

腰骶及胸肋骨痛、发热、头昏、乏力、水肿、衄血、牙龈出血 1 年。

## （二）病史询问

**【诊断思路和问诊目的】**　患者主诉为腰骶及胸肋骨痛、发热、头昏、乏力、水肿、衄血、龈出血 1 年。其主诉症状不甚集中，然而可分析归纳为骨痛、发热、贫血（头昏、乏力）、出血（鼻、龈）、肾损害（水肿）。按诊断思路应遵循优先考虑常见病、多发病的原则，以及各项临床症状之间可能存在的内在联系，综合思考，认为"多发性骨髓瘤"有较大可能。按此思路则问诊主要围绕"多发性骨髓瘤"的诱因、病因、主要症状及特点，以及伴随症状、是否曾接受何种药物治疗效果如何等问题展开，并兼顾重要鉴别疾病的临床表现，寻找符合"多发性骨髓瘤"诊断的证据。

**【问诊主要内容及目的】**

（1）发病前是否有劳累等诱因：患者可在劳累或受寒感冒等后发病，但多无明显诱因。

（2）发病时主要症状及特点：骨痛、骨质破坏、发热、贫血、出血、反复感染、肾脏损害、神经系病症、高钙、高尿酸等，都是多发性骨髓瘤的典型表现。

（3）入院前曾做过哪些检查：若检查过尿常规有较大量蛋白尿，尿中发现"本周蛋白"，明显的高血钙症，腰椎、胸肋骨放射学检查发现有骨质破坏缺损等，对多发性骨髓瘤的诊断和鉴别诊断具有重要价值。

（4）既往有何种疾病，是否较长时间接触过放射线、化学物质，是否患过某些病毒感染性疾病。有无家族遗传病史。对年龄较大者还需注意合并其他老年性慢性疾病的存在，有利于对患者采取综合治疗。

**【问诊结果及思维提示】**

（1）结果：患者，男性，72 岁，既往大致体健。否认"高血压"、"糖尿病"、"肝炎"、"结核病"、"肾脏病"、"痛风""风湿免疫疾病"等。否认家族遗传病史。否认放射性物质和化学物质长期接触史。无食物、药物过敏史、否认烟酒嗜好。其妻及两子女健在。约 1 年前开始出现无明显诱因腰痛，继而伴发胸肋骨痛，时轻时重，当地医院拟诊为"老年性骨关节病"，曾用中西药物治疗未获明显疗效。继而感体质衰减，容易感冒发烧，曾多次并发肺部感染和尿路感染而住院治疗，并出现水肿、头昏、乏力，住院检查发现有蛋白尿（++～+++），有贫血、血钙增高，肾功能不全和高尿酸血症，而曾诊断为"慢性肾炎"。其间，时常出现鼻腔出血和牙龈出血，近半年多来贫血症状也有加重。近半个月来再次发热，咳嗽，腰骶胸肋骨痛，水肿加重而入住本院。门诊查尿常规发现有蛋白尿、镜下血尿，尿中出现"本周蛋白"。

（2）思维提示：通过问诊可明确，患者为老年男性，病史1年，无明显诱因，主要表现为骨痛、发热、贫血（头昏、乏力）、出血（鼻、龈）、肾损害（水肿）、高血钙、高尿酸、反复继发感染（肺、泌尿道）、尿常规检查发现有蛋白尿及镜下血尿、尿中出现"本周蛋白"，符合多发性骨髓瘤的临床特点。应在体格检查时除全面系统查体外，应重点注意胸胁及腰骶椎骨叩痛、贫血、肝脾肿大、水肿，以及神经系统检查有无阳性体征等情况。

### （三）体格检查

【重点检查内容及目的】　考虑患者为多发性骨髓瘤，因此在对患者进行系统地、全面地检查的同时，应重点注意准确测量脉搏、血压，注意有无胸胁、腰骶椎骨叩痛，贫血情况，水肿情况，注意心肺的视诊、触诊、叩诊、听诊及腹部体征，有无肝脾肿大，以及神经系统检查有无阳性体征等，以求进一步明确诊断并评估病情。

【检查结果及思维提示】

（1）检查结果：T 38.2℃，P 90次/分，R 20次/分，BP 138/70mmHg，H 164cm，W 65.2kg，体重指数（BMI）24.2kg/m$^2$。患者发育正常，营养中等，神志尚清，语言对答一般，自主体位，查体合作；全身皮肤黏膜无黄染，无出血点，无紫斑，无色素沉着；浅表淋巴结无肿大，毛发分布正常；双眼睑水肿，双眼无突出，双侧眼球运动正常，双侧瞳孔等大等圆，对光反射存在；双侧鼻腔有血迹，口唇无发绀，伸舌居中，上下齿龈有血迹；颈软，颈静脉无充盈，甲状腺无肿大，无血管杂音；胸廓正常，胸骨上中下段均有叩痛（＋），气管居中，双肺呼吸音增粗，两侧下肺可闻及少量干湿性啰音；心界不大，心率为90次/分，律齐，二尖瓣听诊区可闻及2级收缩期吹风性杂音；腹平软，无压痛及反跳痛，肝脏于右肋沿下3cm处可触及，质尚软，无触痛，脾脏于左肋沿下2cm处可触及，质软无触痛；双肾区无明显叩痛；腰骶椎骨有叩击痛（＋～＋＋）；四肢关节无明显异常，双下肢凹陷性水肿（＋＋），双手平伸震颤试验（－），神经系统检查无阳性体征，各项生理反射存在，各项病理反射均呈阴性。

（2）思维提示：体格检查结果与问诊后初步考虑多发性骨髓瘤思路一致，进一步做实验室和影像学检查的主要目的是明确病变部位和性质。

### （四）实验室和影像学检查

【初步检查内容及目的】

（1）血、尿、便三大常规：血常规可提供贫血性质程度的初筛结果和多发性骨髓瘤在周围血中的特征性改变征象，尿常规提供尿蛋白的性质程度、泌尿系出血情况、肾损害情况，便常规提供消化道出血情况，血、尿、便三大常规检查均十分重要。

（2）肝、肾功能、电解质：了解肝、肾功能和电解质对多发性骨髓瘤的诊断和病情判断十分重要

（3）骨髓象：骨髓瘤细胞的出现是多发性骨髓瘤的主要特征和主要的诊断依据。

（4）免疫学检查：血清异常，有单克隆免疫球蛋白。异常单克隆免疫球蛋白增多引起的高球蛋白血症是本病的重要特征之一。根据免疫电泳结果可以确定单克隆免疫球蛋白类型，从而对多发性骨髓瘤进行分型。

（5）甲状腺功能、凝血功能、空腹血糖、糖化血红蛋白、血沉、类风湿因子、抗链球菌溶血素"O"、C反应蛋白、自身免疫抗体等检查为探讨病因、并发症、伴发病等提供相关信息。

（6）X射线及其他影像学检查：X射线检查在本病诊断上具有重要意义。

（7）B超：肾功能损害，泌尿结石、心肌肥厚者可提示。

**【检查结果及思维提示】**

（1）结果

1）血常规：HB 68g/L，WBC 3.8×10⁹/L，N 44%，L 55%，PLT 92×10⁹/L（呈正细胞正色素性贫血）；偶可见到个别浆（瘤）细胞。

2）尿常规：蛋白尿（＋＋），镜下血尿（＋），尿中出现本周蛋白（即凝溶蛋白，经酸化的尿液中加热至50～60℃时发生凝固，进一步加热则又溶解。本周蛋白就是自肾脏排出的免疫球蛋白轻链）。

3）大便常规：大致正常，隐血（＋）。

4）肝功能：TP 72g/L，ALB 38g/L，ALT 48U/L，AST 56U/L，TBIL 11.7μmol/L，DBIL 3.7μmol/L。

5）血电解质：Na 142mmol/L，K 4.62mmol/L，Cl 109mmol/L，CA 3.25mmol/L↑，P 1.21mmol/L，Mg 2.82mmol/L。

6）肾功能：BUN 15.58mmol/L↑，CRE 285.6μmol/L↑，UA 519.2μmol/L↑；计算内生肌酐清除率 18ml/min（为早期肾功能不全）。

7）空腹血糖 5.8mmol/L；糖化血红蛋白 4.7%。

8）甲状腺功能：正常范围；凝血功能：大致正常；血沉 90mm/h。

9）抗双链 DNA 抗体（－）；抗核抗体（－）；C 反应蛋白 15.6mg/L。

10）类风湿因子（－）；抗链球菌溶血素"O"（－）。

11）骨髓象（胸骨柄穿刺取标本）：骨髓呈增生性骨髓象，浆细胞（瘤细胞）占有核细胞的 21%，巨核细胞数尚在大致正常范围；瘤细胞形态呈多样性。部分分化良好者与正常成熟浆细胞形态相似；部分分化不良者呈典型骨髓瘤细胞形态，多数似幼浆细胞或浆母细胞形态，较成熟浆细胞大，细胞外形不规则，有伪足，胞质蓝染，核旁空晕消失，胞质中可见泡壁含核糖核酸、泡内含中性核蛋白的空泡，少数可见到含本周蛋白的类棒状小体，以及外层含免疫球蛋白，而内含糖蛋白的拉塞尔小体，其核较大，核染色质细致，有 1 个或 2 个核仁。

12）血清蛋白电泳：在 β 区见单克隆免疫球蛋白形成的窄底尖峰（M 蛋白）。

13）免疫电泳：单克隆免疫球蛋白免疫电泳：确定单克隆免疫球蛋白类型为 IgA 异常增高，其他类型免疫球蛋白明显减少，初步确定该例为 IgA 型多发性骨髓瘤。

14）肺胸、颅脑、脊柱、腹部、影像学超声学心电学检查

A. CT 平扫：①脊椎骨（胸腰骶椎）、肋骨、胸骨、盆骨、颅骨呈弥漫性骨质疏松，腰椎见圆形穿凿样溶骨性破坏，第 2 腰椎呈部分破坏性缺损；②颅内基底节旁有腔隙性梗死灶；③两肺下部有斑片状间质性炎性病灶。

B. 心电图：窦性心律，Ⅱ、Ⅲ、V₁～V₂ 导联 ST—T 压低。

C. 心脏彩超：左心增大，二尖瓣中度反流，主动脉办轻度反流，EF 值为 54%。

D. 腹部彩超：肝、脾增大；右肾结石。

（2）思维提示

1）血常规：HB 68g/L，WBC 3.8×10⁹/L，N 44%，L 55%，PLT 92×10⁹/L（呈正细胞正色素性贫血）；偶可见到个别浆（瘤）细胞；血沉 90mm/h。

2）尿常规：蛋白尿（＋＋）、镜下血尿（＋），尿中出现本周蛋白（即凝溶蛋白，经酸化的尿液中加热至50～60℃时发生凝固，进一步加热则又溶解。本周蛋白就是自肾脏排出的免疫球蛋白轻链）；大便隐血（＋）。

3）肾功能：BUN 15.58mmol/L↑，CRE 285.6μmol/L↑，UA 519.2μmol/L↑；计算内生肌

酐清除率 18ml/min（为早期肾功能不全）。血电解质：N 142mmol/L，K 4.62mmol/L，Cl 109mmol/L，CA 3.25mmol/L↑，P 1.21mmol/L，Mg 2.82mmol/L。

4）骨髓象（胸骨柄穿刺取标本）：骨髓呈增生性骨髓象，浆细胞（瘤细胞）占有核细胞的 21%，巨核细胞数尚在大致正常范围；瘤细胞形态呈多样性。部分分化良好者与正常成熟浆细胞形态相似；部分分化不良者呈典型骨髓瘤细胞形态，多数似幼浆细胞或浆母细胞形态，较成熟浆细胞大，细胞外形不规则，有伪足，胞质蓝染，核旁空晕消失，胞质中可见泡壁含核糖核酸、泡内含中性核蛋白的空泡，少数可见到含本周蛋白的类棒状小体及外层含免疫球蛋白，而内含糖蛋白的拉塞尔小体，核较大，核染色质细致，有 1 个或 2 个核仁。

5）血清蛋白电泳：在 β 区见单克隆免疫球蛋白形成的窄底尖峰（M 蛋白）。免疫电泳：为单克隆免疫球蛋白免疫电泳。确定单克隆免疫球蛋白类型为 IgA 异常增高，其他类型免疫球蛋白明显减少，初步确定该例为 IgA 型多发性骨髓瘤。

6）CT 平扫：①脊椎骨（胸腰骶椎）、肋骨、胸骨、盆骨、颅骨呈弥漫性骨质疏松，腰椎有圆形穿凿样溶骨性破坏，第 2 腰椎呈部分破坏性缺损；②颅内基底节旁有腔隙性梗死灶；③两肺下部有斑片状间质性炎性病灶。

7）腹部彩超：肝、脾增大；右肾结石。以上结果支持多发性骨髓瘤（IgA 型）并发右肾结石、慢性肾功能不全、两下肺感染、腔隙性脑梗死。

多发性骨髓瘤的特征是单克隆浆细胞恶性增殖并分泌大量单克隆免疫球蛋白。恶性浆细胞无节制地增生、广泛浸润和大量单克隆免疫球蛋白的出现及沉积，正常多克隆浆细胞增生和多克隆免疫球蛋白分泌受到抑制，从而引起广泛骨质破坏、反复感染、贫血、高钙血症、高黏滞综合征、肾功能不全等一系列临床表现并导致不良后果。

**（五）初步诊断**

1. 多发性骨髓瘤（IgA 型）。
2. 右肾结石。
3. 慢性肾功能不全。
4. 两下肺感染。
5. 腔隙性脑梗死。

**（六）治疗方案及理由**

【方案】 ①左旋苯丙氨酸氮芥 6mg/d，口服，连服 7 天，4～6 周重复 1 次；②泼尼松 60mg/d，口服，连服 7 天，4～6 周重复 1 次；③苯溴马龙片 50mg/d；④碳酸氢钠片 1.0g/次，1 天 3 次；⑤头孢噻肟 1.0g 稀释于 100ml 等渗盐水静脉滴注，1 天 2 次（使用前须做过敏皮试）；⑥α 干扰素 300 万单位，皮下注射，每周 3 次。

【理由】 根据患者病史、症状、体征和辅助检查，可以明确诊断。采用联合化疗 MP 方案，即左旋苯丙氨酸氮芥加泼尼松方案。1 个疗程后有初步效果，加用 α 干扰素 300 万单位，皮下注射，每周 3 次，作为维持治疗，以期延长存活期。应用苯溴马龙片并加用碳酸氢钠意在降低高尿酸血症，苯溴马龙为强有力的利尿酸药，碳酸氢钠为碱化尿液，有利尿酸排除，对于氮质血症和高黏滞血症，酌情给予透析治疗和血浆置换疗法。该例住院 2 周，病情有所缓解，出院，安排门诊随访。

（杨前生）

# 参 考 文 献

陈红，2014. 中国医学生临床技能操作指南：第 2 版. 北京：人民卫生出版社.

德斯顿，2011. 袖珍心电图解读. 刘刚，郭继鸿，译. 北京：人民军医出版社.

桂庆军，尹凯，2017. 临床基本技能学：第 2 版. 北京：科学出版社.

前田如矢，2010. 一学就会心电图：第 5 版. 王宁元，孙文墅，译. 北京：华夏出版社.

孙国民，2014. 混合性结缔组织病诊疗指南（草案）. 中华风湿病学杂志，8（6）：374-377.

万学红，2016. 诊断学. 第 8 版. 北京：人民卫生出版社.

王毅，张秀峰，2015. 临床技能与临床思维. 北京：人民卫生出版社.

杨虎天，2014. 混合性结缔组织病诊治指南（草案）. 中华风湿病学杂志，8（6）：374-377.

余勤，杨永秀，2016. 临床技能与思维. 兰州：兰州大学出版社.

张新民，2007. 临床心电图分析与诊断. 北京：人民卫生出版社.